U0121623

大展好書　好書大展

品嘗好書　冠群可期

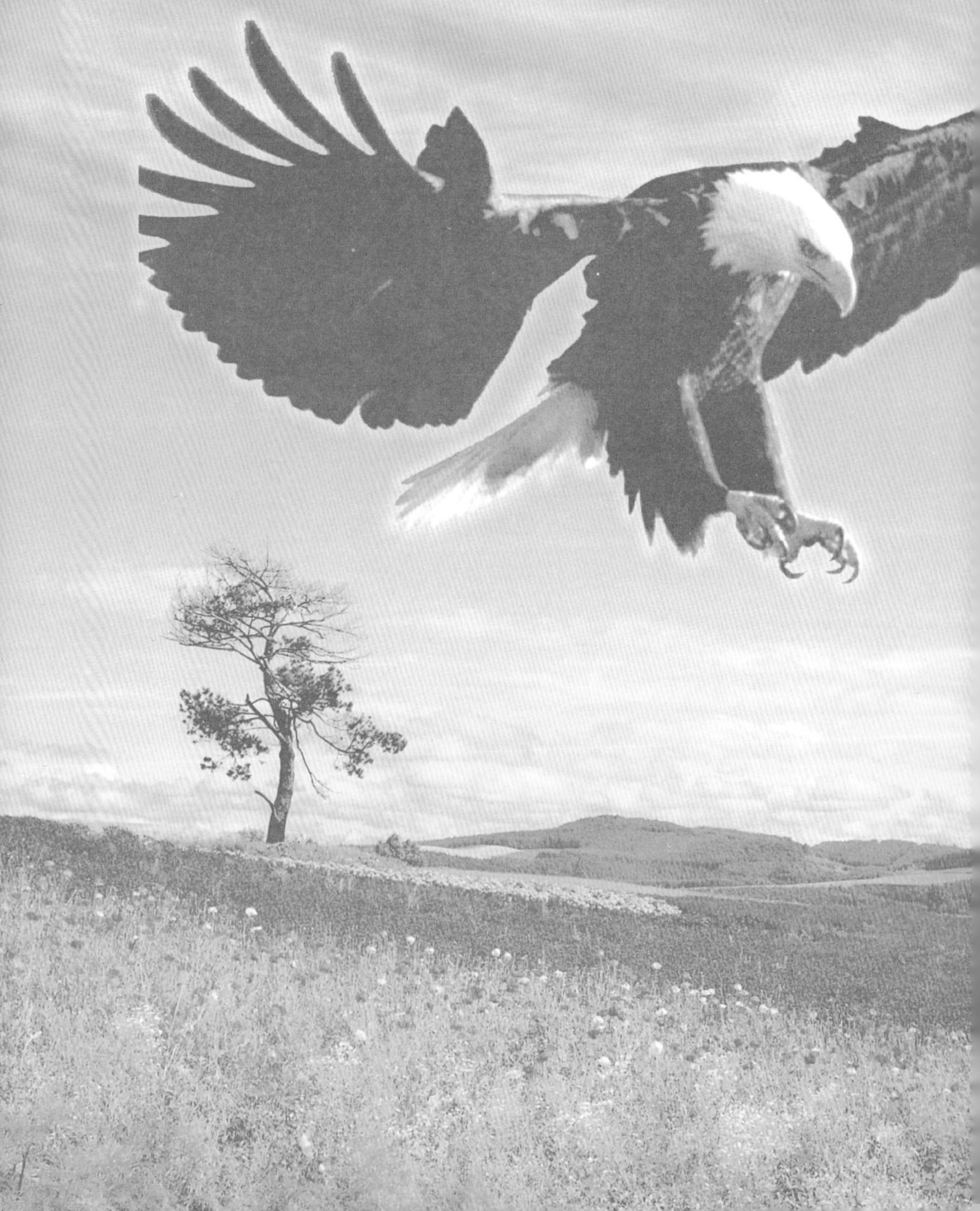

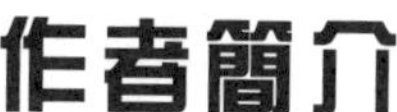

作者簡介

王占偉，瀋陽軍區司令部門診部輔助診療科主任兼職中西醫康復疼痛科主任，副主任醫師。

畢業於第四軍醫大學臨床醫學專業（大學本科），又續讀於遼寧中醫藥大學中西醫結合專業碩士研究生班。多年從事部隊機關及高級首長的醫療保健工作，以及對外醫療門診工作。為近代著名針灸大家承淡安先生第二代傳人，得其心法。多年來，潛心研究了師門的推拿針灸術，結合傳統火針及毫針的各自特點，研創並實踐了微火針的臨床應用，表現出了不凡的治療效果。

作者還致力於老年心腦血管疾病、糖尿病、前列腺疾病等許多慢性病，及各種老年疼痛性疾病的康復與保健，創造了獨特的推拿術、針灸術、微火針術、刺血術等等。曾經為韓國全州VISION大學校長金榮滿先生治癒了患有多年的頸椎病、肩周炎、腰椎間盤突出症，並透過三次治療後疼痛消失，回國後未復發，特意派人送來感謝牌「現代華佗——神醫」。

編著了《承門中醫針經寶典圖譜：綠色指針灸三

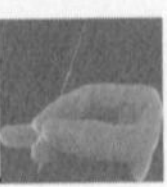

聯法》《承門易經筋推拿療法》、《承門經脈經筋診病及推拿掛圖》。近年還曾主編著作有《常見病藥膳調養叢書》、《中老年疾病調治》，發表論文10餘篇。

前　言

吾著該書，實是想把吾多年來潛心研究的微火針臨床應用經驗傳播於世。

傳統火針之粗暴，毫針之對老年痼疾的無能爲力，都常常讓我深思。偶然的機會，我用毫針替代火針治療了一例頑固性頭痛，獲奇效。讓我茅塞頓開。因此，吾展開了微火針對全身許多疾病的醫治探討與研究，最終發現毫針可用的地方，微火針皆適用，並且療效突出。微火針兼重了毫針和艾灸的雙重作用，並且比傳統火針應用靈活、方便、痛輕。它對許多毫針治療無效之疾病，療效亦非常顯著。承師門教誨，不願將其固爲已有。現將《承門易經筋微火針療法》介紹於世，讓更多的同道有緣人在臨床工作中參考之，濟世於民，服務於衆。

本書共分7章。第一章爲基礎部分，系統介紹微火針的作用機制、適應證、特點、刺法、注意事項以及與經脈相關聯的筋結穴的設定等。第二至第七章介紹了臨床各種疾病的微火針療法，對臨床上常見的77種病症及疑難雜症的病因、辨證、微火針療法、名家驗案、各種療法進行了詳細的介紹。附錄中介紹筆者幾年來的一些病例。

王占偉

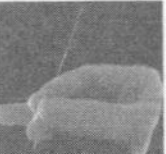

目錄

第四章　軟傷外科病症／211

第五章　皮膚科病症／287

第六章　婦科、男科病症／351

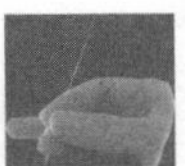

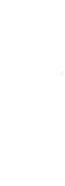

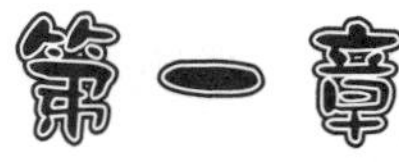

第一章

基礎部分

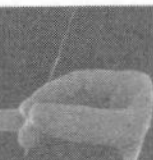

微火針的作用機理

一、溫經通脈

人體之氣血得熱則行，遇寒則凝。微火針的火熱之性，可以透過溫助人體陽氣，鼓動氣血運行，而達到疏通經絡之效。中醫認為經絡「不通則痛」、「通則不痛」，故而微火針善於治療各種氣滯血瘀的痛證。

人體經絡阻滯，氣血運行不暢，筋肉肌膚失於濡養，則易出現麻木、抽筋、瘙癢諸症。

微火針以「溫熱之力」溫煦機體，疏通經絡，促進氣血運行，筋肌得以濡養，故而微火針亦善於解痙、除麻、止癢之能。

二、扶正溫陽

火針能溫壯陽氣也。火針療法乃是經腧穴將微火針「火熱之力」直接輸入人體經絡，可以直接激發經氣，促進氣血運行，溫補臟腑陽氣，起到固本防病、祛邪治病的作用。

人之機體離不開陽氣的激發臟腑功能，溫煦四肢百骸經筋、防病禦邪等多種功用。微火針的火熱之性，既可以增強經氣的溫熱作用。治療經氣虛損、陽氣衰弱的各種疾病，又可以驅寒除濕，化痰降濁，治療寒、濕、痰、濁所致的各種頑疾。

三、開塞引邪

《針灸聚英》云：「蓋火針大開其孔，不塞其門，風邪從此而出。」火針借助火熱之力，灼烙病邪聚結之灶，出針後搖大針孔，則痢膿、瘀血、痰濁、水濕等有形之邪，以及風、寒、暑濕、燥、火等外邪均可從針孔直接排出體外，使頑疾得以祛除。

火針透過其獨特的開塞引邪之法，在借火助陽，激發臟腑經脈功能、直接祛除有形之病邪的同時又可扶正固本，抑制疾病的惡性循環，使許多頑疾得以緩解或治癒。

四、以火泄毒

中醫曰：「以熱引熱。」火針，對於火熱毒邪亦有奇效。「熱病得火而解者，猶如暑極反涼，乃火鬱發之義也」。人體局部氣血壅滯，火鬱而毒生，易出現紅腫熱痛等多種病症。微火針借火熱之力強開外門，使壅結的火毒直接外泄；同時火針溫通經脈，助氣血運行。氣血行，火毒散。例如，痄腮（腮腺炎）、蛇串瘡（帶狀疱疹）等症皆屬熱毒內蘊，火針溫通經絡，行氣活血，引泄火熱毒邪外出，則使毒解熱清。

微火針的治療作用及其適應證

火針療法常常用於溫壯陽氣（溫脾腎，益肺氣，激發經氣、衛氣等）、祛腐排膿、生肌斂瘡、散寒除濕、祛風

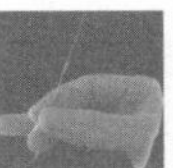

止癢、散結消腫、止痛緩急、消除麻木以及清熱解毒等，可治療的病種涉及到內、婦、兒、外、皮膚、五官等臨床各科疾病近百種。微火針療法因其用針微細，毫針針刺之處大多可以臨床應用。治療範圍比傳統火針（粗、中、細）大得多，應用亦靈活、安全。

一、溫壯陽氣

其能直接溫補脾腎以及命門之火、補益肺心宗氣、激發經氣、衛氣。對肢體逆冷、腰膝酸軟、陽痿遺精、水腫尿頻、頭暈腦遲以及婦女宮寒冷痛等病症，效果明顯；脾胃為中土，得陽氣的溫煦才能正常運化水穀精微，若脾陽不足，不但胃脘易痛，而且還可出現水濕內停之腹脹瀉泄以及痰濁內聚的各種證候。

若肺氣虛弱，則肺失宣降，出現咳嗽、哮喘等；若胸陽不振，則胸悶、氣短、心痛，火針的陽熱可助宗氣盈，血脈行、呼吸暢，使上述病症得以緩解。

二、生肌斂瘡

火針溫熱之性可以激發人體的陽氣，助脾化生氣血，促進新肉組織生長，治療各種皮膚潰瘍、肢體痿證以及瘡口不閉合者。

三、散寒除濕

火針具有針與灸的雙重作用，既可開瀉腠理，使外感寒濕之邪從表而去，又可直接溫助體內陽氣，驅散內寒，使「陰霾四散」，痰濕之陰邪，得火熱而自化。所以火針善治「風寒濕三氣雜而為痹」之徵（各種痹證都可用火針治之），尤其是寒痰瘀血凝滯而成的痼疾，火針常有奇效。

四、祛風止癢

中醫認為「風動則癢」。而引起癢的風既可源於外風，亦可源於體內的血虛風燥。火針因其善於開塞引邪，能直接疏泄腠理，使風邪從表而出，又可借其溫熱之性，使血得熱而行，血行如常，體表腠理得養，而燥除風熄癢止。火針可用於治療各種以癢為主症的皮膚病。這種效果多在針後1～2小時產生，持續2～3天，臨床常用於治老年性皮膚瘙癢、牛皮癬、白癜風、濕疹等。

五、祛腐排膿

瘀血、癰膿、腐肉乃是致病根源，如果不及時祛除，則直接影響疾病的恢復。火針有開塞引邪之功，可以很容易將其祛除。

臨床上常常用於乳癰、癤腫、血栓性靜脈炎、靜脈曲張、臁瘡腿、關節腔積液、扭傷腫痛、瘀血頭痛以及痔瘡、竇道、褥瘡等病症的治療。

六、散結消腫

微火針的這一作用可廣泛應用於人體各個部位、各種性質的腫塊治療，無論是生於體表，還是生在體內，無論是由於痰濁凝聚，水濕內停，氣鬱而結，還是瘀血內停，都可用火針加以清散排除。

所以可用治療膠瘤，癭瘤，痰核，乳癖，血管瘤，纖

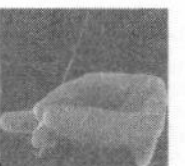

維瘤，子宮肌瘤，前列腺肥大，卵巢囊腫等。

七、止痛除麻

中醫認為「不通則痛」或「失養而痛」，引起不通的原因，有外邪所致氣滯不行，如痰濁，瘀血，寒凝等；引起失養的原因，有血虛、陰虧、陽虛內寒等，火針善於化痰、祛瘀、溫陽、散寒，故而可以用於治療各種痛證，尤其那些「久病入絡」之寒痰瘀血凝滯的頑固性疼痛。

另外，攣急、麻術均由血不養筋或血不能潤養肌膚或陽氣不能溫煦所致。

火針扶正溫陽，能直接溫煦局部，還可以間接促血運行，使筋脈肌膚得養，麻木得除。臨床上常用於治療各種肌膚麻木、手足拘攣等症。

八、清熱解毒

火熱之邪均可導致血氣壅滯，而火毒內生，傷血成膿腐肉。火針「以熱引熱」，善於清瀉火熱之邪，解除局部熱毒壅滯。

臨床上常用於治療各種紅、腫、熱、痛之證，如熱痹、痄腮、蛇串瘡、丹毒、乳癰，癤腫等病。

微火針療法的選穴方法

微火針療法借助火力，用其獨特的針具，以達防治疾病的目的，其在臨床辨證、選穴、配方上與針灸其他方法既有相同之處，又有不同之處。

一、以病取穴法

（一）實質、囊性、膿性腫物

在體表者，以腫物基底部為穴，根據腫物大小，分別取腫物中心一穴及基底上、下、左、右各4穴。在體內者，以其在體表的投影區取周邊穴與中心穴。如果在體表可以觸及者，則直接選腫塊部位（儘量選投影區的穴位）。如子宮肌瘤、卵巢囊腫、前列腺肥大者常選下腹部關元、歸來、中極、子宮及腰部的相近穴位。

體表的囊性腫物則選囊腫低垂處為穴，用較粗火針速刺入囊腔，使囊液排出，如腱鞘囊腫選其基底部。

早期未成膿者微火針散刺腫物。已成膿者，則選膿腫低垂處為穴，較粗火針點刺，如乳腺炎、癤腫等。

（二）皮膚疾病

1. 局灶瘙癢類疾病

首選局部病灶皮損處為阿是穴，用微火針淺而散刺。

如帶狀疱疹早期選擇疱疹為阿是穴；銀屑病、神經性皮炎選擇皮損處為阿是穴；其他皮炎以皮損瘙癢處為阿是穴。配合祛風涼血活血，選用風池、曲池、合谷、列缺、脾俞、神闕、中脘、氣海、血海、風門、風市、足三里、三陰交、委中等，辨證取穴。

2. 潰瘍類疾病

早期潰瘍首選潰瘍周邊為穴，微火針圍刺。如潰瘍周

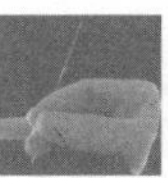

邊疼痛減輕，其中肌肉紅活，則選潰瘍面上用微火針散刺。

3. 皮膚腫脹

皮膚腫脹彌散，可散在選擇有關經穴、奇穴，如中風後手足腫脹，可選擇阿是穴及八邪、八風等。

4. 瘡口、竇道疾病

選擇其孔口為穴，刺入其中，並選擇孔口周邊若干點，向孔口中心刺。如肛瘺，以瘺道外口為主穴，再於外口旁選2～4點為配穴。

（三）臟腑疾病

臟腑疾病常在相關經脈經筋循行線上有所反映，出現一些陽性反應物（結節點、線狀物、條索狀物、顆粒狀物、板結狀物等），並伴有壓痛點。

選穴以相關臟腑的背俞、腹募以及相應夾脊穴和背部的壓痛點為主穴（主筋結穴）（阿是穴），而經脈經筋循行線上的筋結點及井、滎、輸、原、絡、合穴處亦常見壓痛點，為配穴（次筋結穴）。

如胃脘痛常選中脘、梁門為主穴，此處又常見筋結穴；脾、胃俞以及腹部的壓痛點及足三里、公孫、內關為配穴，又是次筋結穴。

（四）五官疾病

首選各官竅周圍穴（或壓痛敏感處為主筋結穴），相應所過經脈的遠端穴為配穴（次筋結穴）。

二、阿是取穴法

（1）以局部病灶處壓痛點定阿是穴（為主筋結穴）。

（2）關節疾病。以局部病灶痹痛處為阿是穴（主筋結穴），配合遠端取穴。

（3）端壓痛點。許多病變局部壓痛點，遠端也有反映其病變的壓痛點，為次筋結穴。這些壓痛點往往是緩解病變的有效點。

如肩關節病變反映在陰陵泉穴下1寸左右的壓痛點、手三里附近的壓痛點次阿是穴（次筋結穴）；闌尾炎反應在足三里下的壓痛點等次阿是穴（次筋結穴）。

（4）健側對應點。局部病灶處壓痛點在上下肢、左右肢經脈經筋相對應的健側部位，常可找到止痛穴。

（5）局部筋結點。在病變局部或背部尋找皮下結節、痣點、條索狀物等做為筋結穴刺激點。如胃病時尋找中脘附近、胃俞、肝俞、膈俞附近皮下條索狀、結節樣物為阿是穴。

三、循經取穴法

選取經過病灶的有關經脈的遠端穴。如頸椎病取少陽經之絕骨等穴。此是微火針療法選取遠端穴位的主要方法。

四、辨證取穴法

（1）以病取穴：如全身瘙癢症，據病取曲池、中脘、膈俞、風市、血海等穴。

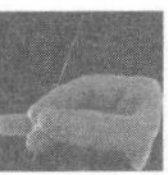

（2）以因取穴：如行痹關節竄痛，其因為風邪盛，取祛風之風府、風市為穴。

微火針選穴之法，是根據火針的作用原理與毫針的治療特點總結而來。

以病定腧、以痛定腧、以經定腧，在臨床上常常三法合參應用之，相得益彰。療效明顯優於普通毫針及灸法，並且還減少了傳統火針的負面作用。

微火針的特點

由於社會文明的進步，醫療方法人性化的發展，又由於慢性病和老年病的增多，毫針治療力度頗顯不足，傳統火針治療方法又頗顯粗暴。因此，毫針代替傳統火針使用是火針的發展趨勢，不但保證了針具質量，而且解決了火針的取材方便，適合普及推廣應用。

透過多年的臨床實踐應用，筆者總結微火針有如下特點：

（1）用1寸毫針，針體短，握針穩，刺穴準確，進針深淺易把握。

（2）由於毫針針體短細，減輕了病人的恐懼心理。

（3）毫針遺留針孔小，不易皮膚感染。

（4）毫針針體細，對皮膚損傷小，患者痛感輕。

（5）毫針一次性使用，避免傳統火針一針反覆使用，突出文明醫療的特點。

（6）毫針用作火針，價廉，取材容易，方便應用。

微火針的定名與選材

由於考慮到與傳統火針的粗火針、中火針、細火針的名稱統一排列，筆者把用來充當火針、代替傳統火針應用的毫針自命名為微火針。

選材使用最多的是華佗牌一次性使用的不銹鋼0.3mm、0.35mm的1寸毫針，偶爾也用0.25mm、0.40mm的1寸毫針。鋼質韌性好，不易折針。

微火針的刺法

1. 點刺法

針刺經穴時，多採用此法。此法激發經氣、疏導經氣快，能迅速緩解疼痛。

2. 散刺法

針刺病灶時，多採用此法。多3針以上，針刺不宜太深。此法能疏散局部氣血，能迅速除麻、止痛、止癢、定痙。

3. 圍刺法

圍繞病灶針刺。此法能改善局部血液循環，主要用於皮外科疾病。

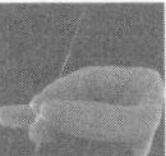

微火針的施術要點及注意事項

（1）術前要皮膚消毒。

（2）術中燒針快，以燒紅針尖為度。

（3）刺穴準，把握深淺自如。

（4）針畢消毒覆蓋，可以拔火罐。如果針刺後出血，一般待自止。

（5）術後交代儘量2日內不沾水，若發紅、搔癢，不要直接撓抓。

（6）一般隔1日以上施術1次

（7）皮下神經處，針刺要小心謹慎。

經脈與經筋的關係

（1）手足十二經脈在體表的循行部位與手足十二經筋分佈線路基本一致，名稱互相對應。

（2）經脈著床於經筋之中，運輸氣血滲灌五臟六腑及周身經筋、肢節。 經筋是十二經脈連屬的筋肉體系，其功能活動有賴於經絡氣血的濡養，並受十二經脈的調節，經脈淤阻，經筋失養而易病，反過來，經筋傷損，亦必出現經脈不暢，經氣難行。

（3）經筋的皮部，分佈著經脈的分支，即絡脈、浮脈，構成「膚脈一體」，異存「衛氣」。皮膚循行「衛氣」。皮膚中的絡脈，「實則必見」，「虛則必下」，為臨床診治病疾提供一定依據。

（4）經筋與經脈，在病疾表現方面密切相關。

經筋病與經脈病疾常常並存。經脈、臟腑疾病證候常在相關經筋循行線上有所反映，出現一些陽性反應物（結節點、線狀物、條索狀物、顆粒狀物、板結狀物等），許多有壓痛點。

經筋之筋肉、筋膜勞損或外感風寒、濕邪及外傷等多可累及經脈傳變臟腑。經筋附著於四肢軀幹，運動不當、過勞必將傷筋，在臨床上常出現一系統因筋傷而致肌肉、肌腱、筋膜、韌帶、脊柱、關節方面疾病。

筋結穴的設定

（1）經筋之筋肉、筋膜勞損或外感風寒、濕邪及外傷等所致諸病病灶處，設定為筋結穴。

（2）許多疾病在經皮及經筋裏可見陽性反應物，有在經脈腧穴處的，且區域偏大，即設定為筋結穴。

（3）還見經筋病態結節點及條索狀物（多伴有壓痛點）不在經脈俞穴上，而在循行經筋線上，也設定為筋結穴（阿是穴）。

這樣，在筋結穴位上施行獨特的推拿手法、毫針散刺法、微火針散刺法、散刺拔火罐法、微衝刺血法，對許多疾病都可產生立竿見影的功效。

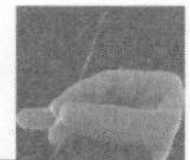

十二經脈經筋的主、次筋結穴

主筋結穴為病位敏感陽性穴位，可以是經脈的腧穴，也可以是阿是穴。

次筋結穴為有較敏感陽性反應的經脈腧穴，也可以是經筋上的敏感壓痛筋結點。

一、手太陰經脈經筋的主、次筋結穴

例如，咳嗽。**主穴**（主筋結穴）：肺俞。**配穴**（次穴）：中府、尺澤、列缺、魚際，均為次筋結穴。

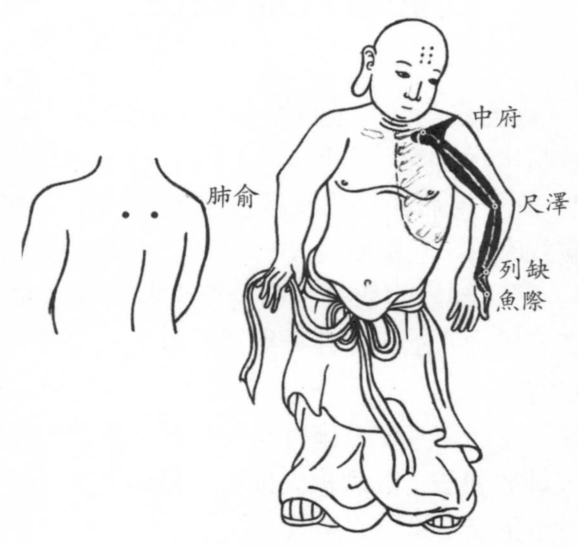

手太陰經脈經筋

二、手陽明經脈經筋的主、次筋結穴

例如，肩峰下滑囊炎。**主穴**（主筋結穴）：肩髃。**配穴**（次穴）：臂臑、曲池、手三里，均為次筋結穴。

三、足太陰經脈經筋的主、次筋結穴

例如，痛經。**主穴**（主筋結穴）：主阿是穴。**配穴**（次穴）：三陰交、公孫、內踝後下，均為次筋結穴。

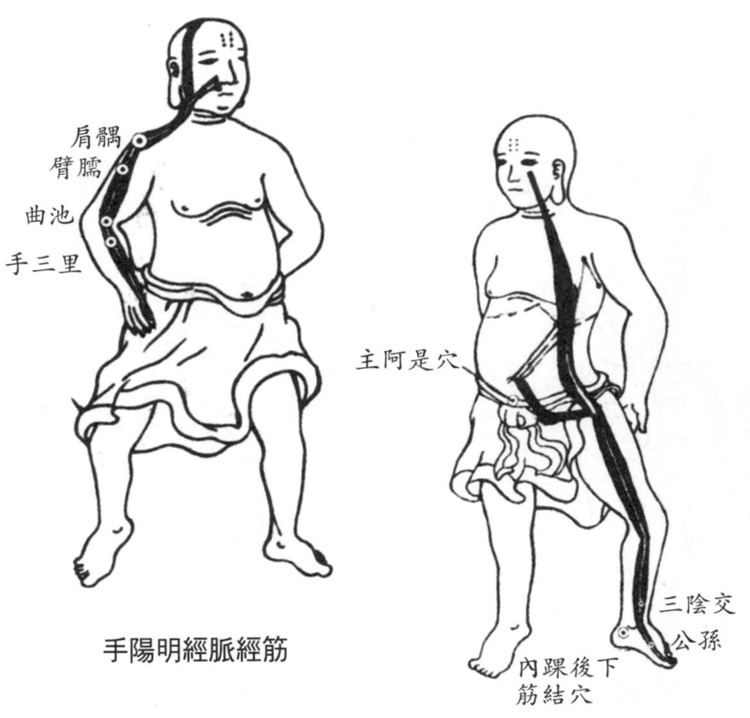

手陽明經脈經筋

足太陰經脈經筋

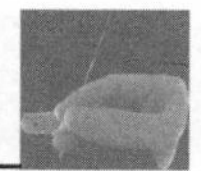

四、足陽明經脈經筋的主、次筋結穴

例如，慢性結腸炎。**主穴**（主筋結穴）：主阿是穴、天樞、大腸俞。**配穴**（次穴）：足三里、上巨虛、均為次筋結穴。

五、手少陰經脈經筋的主、次筋結穴

例如，胸脅痛。**主穴**（主筋結穴）：主阿是穴。**配穴**（次穴）：少海、少府、陰郄，均為次筋結穴。

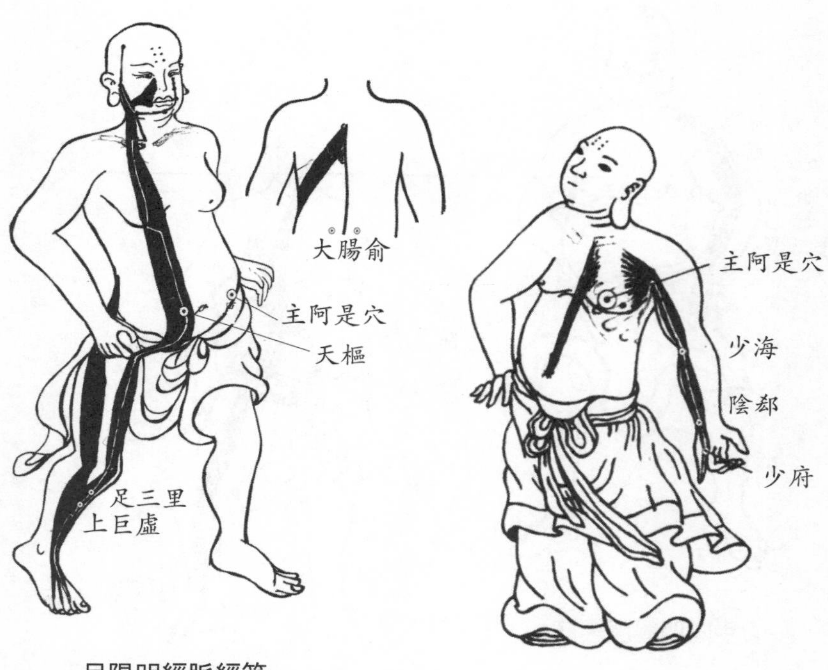

足陽明經脈經筋

手少陰經脈經筋

六、手太陽經脈經筋主、次筋結穴

例如，肩臂疼痛。**主穴**（主筋結穴）：主阿是穴、天宗。**配穴**（次穴）：肩中俞、陽谷、後谿，均為次筋結穴。

七、足太陽經脈經筋的主、次筋結穴

例如，慢性腰痛。**主穴**（主筋結穴）：主阿是穴、腎俞。**配穴**（次穴）：攢竹、大杼、委中、崑崙，均為次筋結穴。

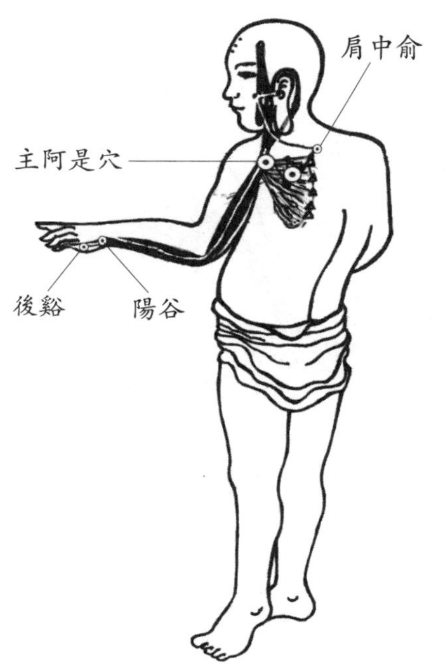

手太陽經脈經筋

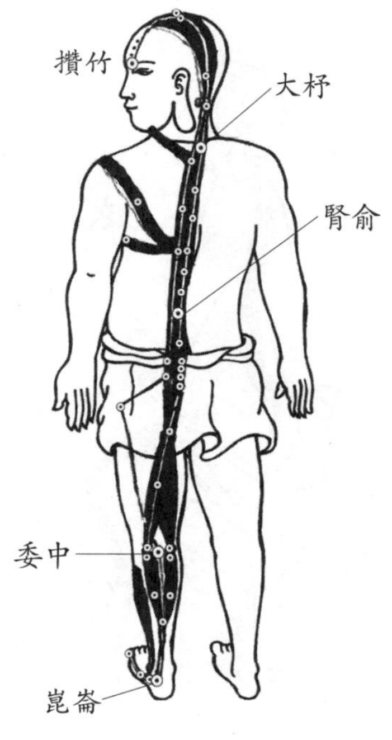

足太陽經脈經筋

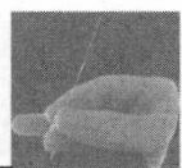

八、足少陰經脈經筋的主、次筋結穴

例如，遺精。**主穴**（主筋結穴）：關元、中極。**配穴**（次穴）：然谷、照海、內踝後下，均為次筋結穴。

九、手厥陰陰經脈經筋的主、次筋結穴

例如，冠心病（心絞痛）。**主穴**（主筋結穴）：主阿是穴、膻中。**配穴**（次穴）：曲澤、內關、勞宮，均為次筋結穴。

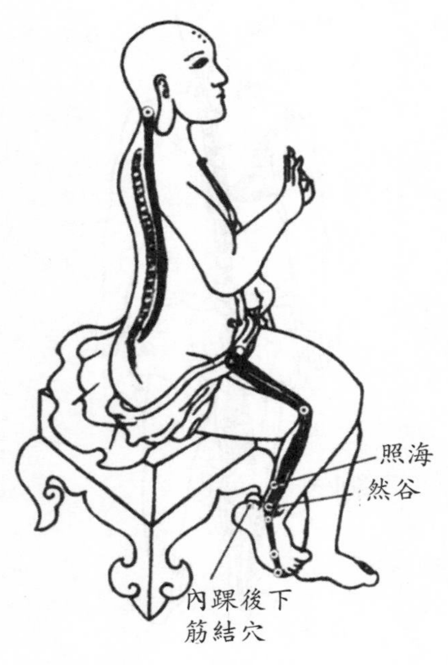

足少陰經脈經筋

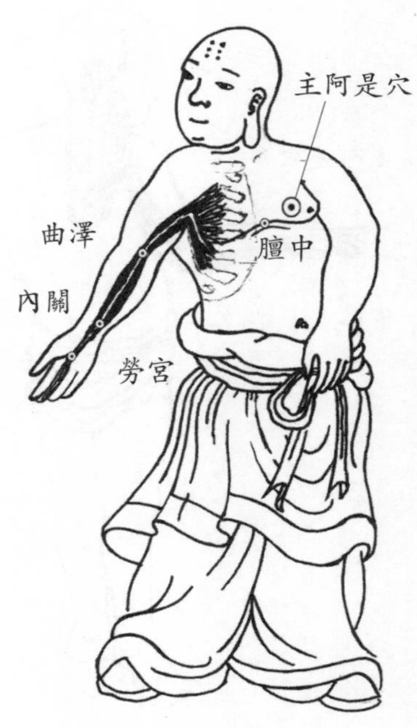

手厥陰經脈經筋

十、手少陽經脈經筋的主、次筋結穴

例如，中耳炎。**主穴**（主筋結穴）：翳風、聽宮。**配穴**（次穴）：外關、陽池、中渚，均為次筋結穴。

十一、足少陽經脈經筋的主、次筋結穴

例如，慢性膽囊炎。**主穴**（主筋結穴）：膽區阿是穴、膽俞。**配穴**（次穴）：膽囊穴、丘墟，均為次筋結穴。

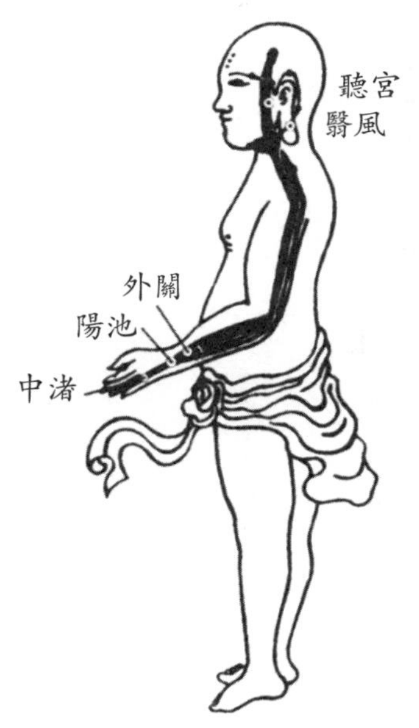

手少陽經脈經筋

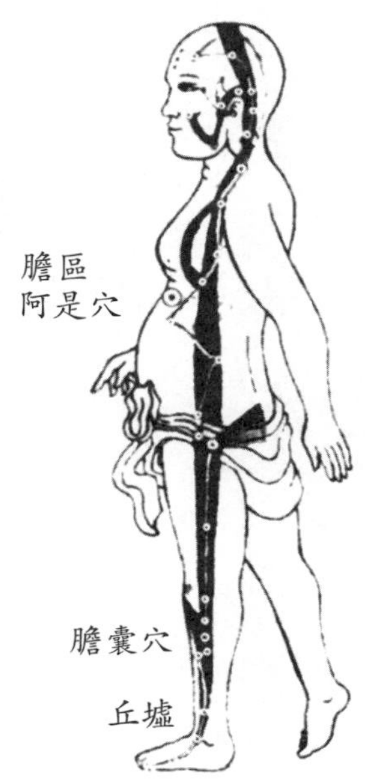

足少陽經脈經筋

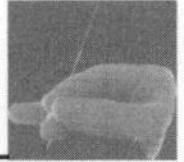

十二、足厥陰經脈經筋的主、次筋結穴

例如，腹股溝斜疝。**主穴**（主筋結穴）：斜疝腫痛處。**配穴**（次穴）：曲泉、蠡溝、太衝，均為次筋結穴。

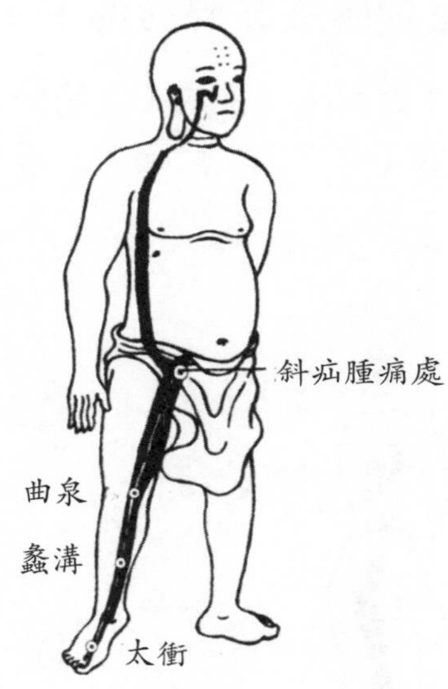

足厥陰經脈經筋

第二章
內科病症

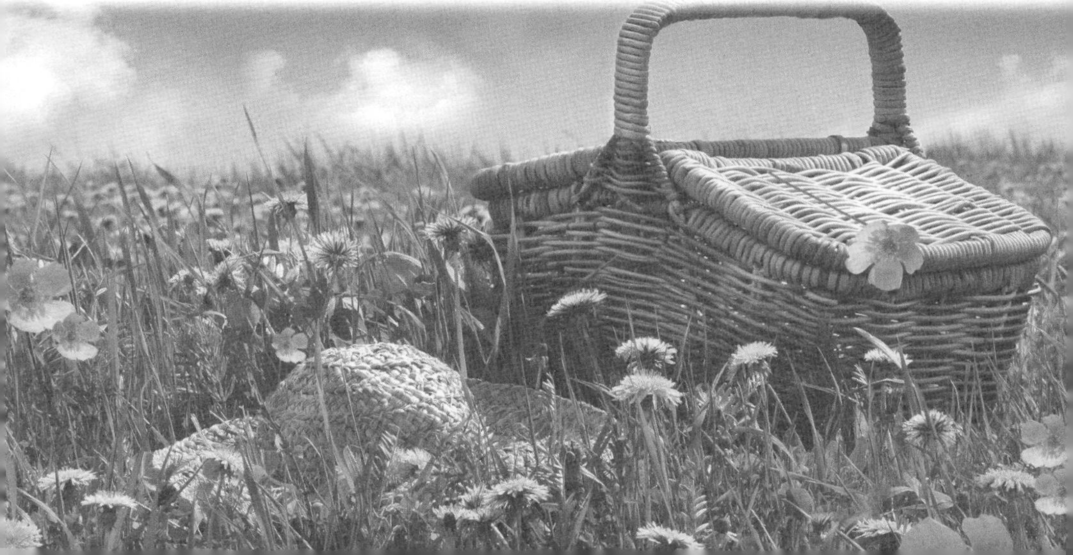

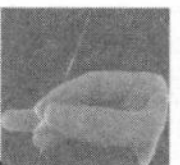

支氣管哮喘

概　述

支氣管哮喘（以下簡稱哮喘）是一種很常見的發作性肺部過敏性疾病。臨床表現為突然發作、呼吸困難、呼氣延長費力，胸部緊壓感，患者端坐，兩手前撐，雙肩高聳，出汗，煩躁不安，並有喘鳴咳痰等。其中以呼吸困難最為明顯。哮喘多反覆發作，每次發作可達數小時以上。

病因病機

該病多因外感風寒引起衛陽鬱閉，風熱傷肺或痰熱內盛引起肺氣壅塞，怒氣傷肝，肝氣逆乘於肺，均可導致肺失宣降，肺氣上逆則發哮喘。

飲食不當引起脾失健運，痰濁內生，上干於肺；脾胃虛弱，化生不足引起肺氣虧虛，氣難自主；腎虛引起納氣不足，均可導致肺失宣降，肺氣上逆則發哮喘。

辨證分型

實證　咳嗽氣短，稀痰，伴無汗，形寒，口不渴，苔薄白，脈浮緊；或咳喘，有黃痰，伴身熱，頭痛，口渴，便秘。

虛證　呼吸困難，動則氣喘、汗出，伴神疲乏力，肢冷，舌淡，脈沉細無力。

辨證施治

【治則】

祛邪宣肺，降逆化痰，補肺益腎。

【取穴】

主穴：大杼、風門、肺俞。**配穴**：實證加列缺、合谷；虛證加太淵、照海、腎俞，均取雙側 ；哮喘嚴重者加定喘、膻中。

【操作】

用微火針快速點刺上述主穴，每穴2～3針，深度0.3～0.5寸，不留針，再拔火罐，用閃罐法拔其上面10分

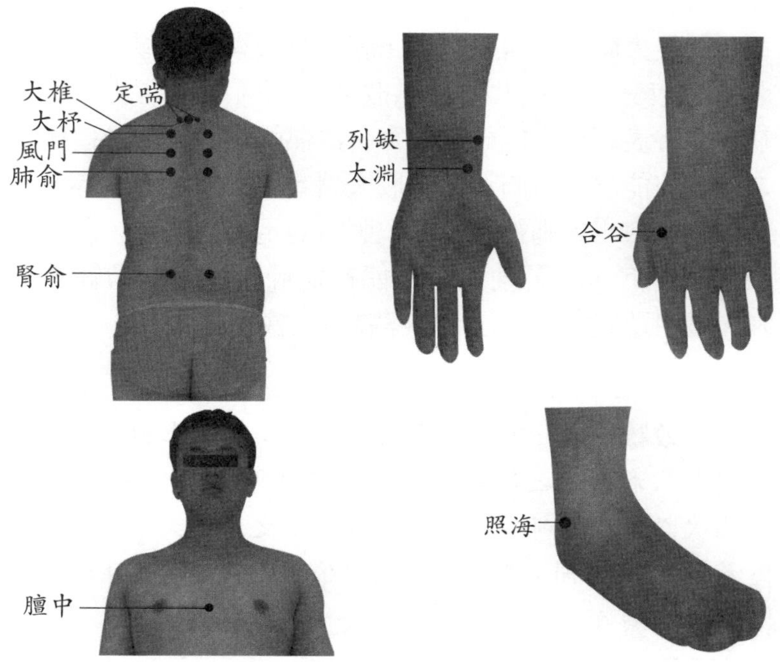

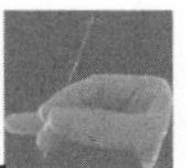

鐘。列缺、合谷、太淵穴可以用微火針點刺或用毫針捻轉瀉法，留針30分鐘。腎俞、照海用微火針點刺2～3針，照海穴點刺深度0.1～0.2寸即可，腎俞穴針刺法同主穴。定喘、膻中穴用微火針點刺2～3針，膻中穴點刺深度0.1～0.2寸，定喘穴針刺同主穴。

另外，哮喘嚴重者還可以重灸關元、中脘穴，或微火針點刺華佗夾脊穴。

【按語】

用微化之火針點刺諸穴，以溫熱之火力，激發經氣，促進氣血運行，祛風散寒，較毫針具有功倍之效。虛證以火補之，實證以火發之。主穴皆屬足太陽膀胱經，足太陽經主周身之表，大杼為手足經之交會穴，風門為風之門戶，為足太陽經、督脈之會，肺俞為肺臟之氣輸注之所，因此，取三穴可以共濟祛風散寒，宣肺平喘之功。取列缺、合谷表裏配穴能祛風散寒、清熱解表，列缺乃通任脈之交會穴能滋陰清肺止咳；取太淵為手太陰肺經原穴，亦為本經母穴「虛則補其母」，照海乃足少陰經穴，通陰維脈之交會穴，和腎俞穴合用能補益肝腎。定喘乃經外奇穴，膻中乃氣會穴，是治療哮喘的經驗用穴。

效驗法：「定喘七靈術」之一：督脈上腰俞至腰陽關穴和兩穴之間的腰骶椎棘突間所組成，共7穴，微火針依次點刺。「定喘七靈術」之二：大椎旁至胸椎棘突7、8間夾脊穴，微火針依次點刺。對老年哮喘有滿意療效。

中醫百家

（一）熱針療法

1. 取穴　主穴：定喘、風門、肺俞。配穴：外感風寒加合谷、列缺；喘促加天突、孔最；痰多加足三里、豐隆；咳嗽加尺澤、太淵。

2. 治法　主穴必取，配穴據症選用。用GZH型熱針儀治療，熱針長度1.5～2寸，溫度調節至40～70℃。熱針用於主穴，其中風門透肺俞。配穴則用普通毫針，得氣後施提插撚轉之平補平瀉法。留針20分鐘，每日治療1次。

（二）穴位敷貼療法

1. 取穴　主穴：分兩組。①大杼、肺俞、心俞、天突。②風門、厥陰俞、督俞、膻中。

2. 治法　藥物配製：①消喘膏。白芥子30%、甘遂30%、細辛10%、乾薑10%、麻黃10%、元胡10%，上藥共研細末，以鮮薑汁調成糊狀，攤於圓形硫酸紙上。硫酸紙面積約為10mm × 10mm。②毛茛、天文草（均為鮮葉），各取3～5葉，搗爛成泥，加鮮薑汁調勻，做成直徑2.5mm的藥餅。

3. 操作　一般應用消喘膏，如取材方便亦可用後者。首次貼敷第1組穴，取準穴後，貼上藥餅，周圍敷以棉花，上蓋消毒紗布，以膠布黏住。貼後2～3小時，待有灼熱或微痛感，除去藥餅，出現水疱時，塗以龍膽紫防止感染。隔9天後再貼第2組。本法主要用作哮喘急性發作治

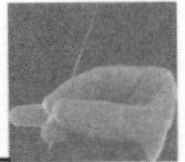

療，貼敷3次為1療程，每年貼1療程。冬季喘者貼於三伏，每伏貼1次；夏季喘者，貼於三九，每九貼1次。貼處囑患者不要搔破，以防感染，禁用凡士林紗布。

（三）穴位注射療法

1. 取穴　主穴：肺俞。

2. 治法　藥液：魚腥草注射液。

抽取魚腥草注射液4mL，每穴注射2mL。快速將針刺入穴內皮下組織，緩慢向脊柱方向斜刺，探得酸脹等得氣針感後回抽無回血，即可將藥液推入。隔日1次。10次為1個療程，共治療3個療程。

（四）耳針療法

1. 取穴　主穴：肺、氣管、對屏尖、腎上腺、風谿。配穴：脾、腎、大腸、耳迷根、神門。

2. 治法　每次取主穴3～4個，酌加配穴。用耳毫針迅速刺入，用捻轉法施強刺激，留針30～60分鐘。雙耳均取亦可單耳交替，穴位輪用。每日1次，10次為1療程。亦可採用耳穴壓丸法，即以王不留行子置於0.7mm × 0.7mm之傷濕止痛膏上（如無可用膠布或其他橡皮膏代替），貼壓上穴，每次1耳，每週換貼2次，左右交替取穴。每天至少按壓穴位3～4次，每次5～10分鐘。哮喘發作嚴重者可按壓半小時。每日1次，5次為1療程。

（五）體針療法

1. 取穴　主穴：魚際、肺俞、大椎、定喘、列缺。配穴：風門、膻中、內關、過敏點。定喘位置：在第七頸椎棘突旁0.5～1.0寸處。過敏點位置：指按壓有明顯脹痛點。主要分佈於軀幹部，上肢次之，下肢較少，多位於經脈線上，但不一定在穴位上。

2. 治法　每次取主穴為主，酌加配穴。先針魚際，繼針其他穴位。魚際，每次取一側，進針1寸，刺時針尖向掌心斜刺，瀉法，用強刺激，留針20～30分鐘，每隔5分鐘運針一次。肺俞，直刺5分。大椎直刺1.0～1.3寸，施以提插捻轉平補平瀉法，留針15分鐘後取針，予以艾捲溫灸或拔罐。餘穴均用瀉法，中強刺激，留針情況同魚際（過敏點針法與體穴相同）。發作期每日1～2次，喘平後每日或隔日1次以鞏固療效。

（六）穴位割治療法

1. 取穴　主穴：膻中、肺俞、定喘。

2. 治法　每次取一穴，輪換進行。操作：取準穴位後作常規消毒，局部浸潤麻醉。用手術刀作縱形切口，長0.5～0.8mm，深達皮下（不宜過深）。以直血管鉗分離切口，暴露脂肪組織，並摘去黃豆至蠶豆大皮下脂肪。之後，血管鉗深入切口略施刺激，至患者有明顯的痛脹或沉重感後取出，不做縫合，以消毒紗布覆蓋。兩次割治間隔在7～10天左右，3次為1療程。

（七）化膿灸療法

1. 取穴　主穴：分為三組。①天突、靈台、肺俞。②風門、大椎。③大杼、膻中。配穴：身柱、膏肓、氣海。

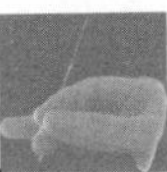

2. 治法　本法目的在於預防哮喘發作，故一般於每年夏冬季節灸治1療程。一般僅取主穴，體質虛弱者酌加配穴。治療時，囑患者正坐低頭，暴露背部。取穴需正確（按同身寸取），將預先製備好的黃豆大艾炷（係陳艾絨加入少量麝香壓製而成）置於穴上點燃。

施灸過程中，當艾炷燒及皮膚開始灼痛時，術者需以兩手在該穴區附近輕輕拍打，以減輕疼痛。約4～5分鐘待火熄後，用紗布蘸無菌蒸餾水拭淨艾灰，再灸第二壯。施灸壯數：腹背部穴各9壯，胸部穴各7壯，頸部穴各5壯。灸畢貼以灸瘡膏或膠布。每日更換1次。一般病例每日灸1穴，4～5天為1療程。

（八）拔罐療法

1. 取穴　主穴：定喘、風門、肺俞。配穴：膻中、中脘、腎俞、膏肓。

2. 治法　一般僅取主穴，病程久或療效欠好者，酌加備用之穴。先針刺，將針速刺至皮下，輕輕捻轉進針，成人背俞穴進針5～7分，小兒2～3分。刺定喘穴時，針尖可向脊柱方向斜刺。待獲得針感後，可用架火法拔罐，即在針尾上縛一含95%酒精之棉球，點燃後將罐扣上，或用真空拔罐器吸拔，留罐15分鐘。亦可先留針20分鐘，中間行針1～2次，以捻轉手法平補平瀉。取針後再以閃火法，在風門穴與肺俞穴之間拔罐，留罐10～15分鐘。注意，小兒不可留針拔罐，一般僅採取點刺不留針，再拔以中號或小號罐，留罐時間以局部皮膚潮紅為度。上述治法，每日1次，穴位可輪換。10次為1療程。

慢性支氣管炎

概　述

慢性支氣管炎是指感受風寒、風熱、燥邪或臟腑功能失調致使肺失清肅，氣逆於上而引起的以咳嗽為主證的一類疾病。

現代醫學

現代醫學中上呼吸道感染、慢性支氣管炎（簡稱慢支）、支氣管擴張、肺部感染等疾病，以咳嗽為主症時，可辨證施治。

古籍摘錄

《醫宗必讀・咳嗽》篇：「咳雖肺病，五臟六腑皆能致之。總其綱領，不過內傷外感而已。風寒暑濕傷其外，則先中於皮毛，皮毛為肺之合，肺邪不解，其經亦病，此自肺而後傳於諸藏也；勞役情志傷其內，則藏氣受傷，先由陰分而病及上焦，此自諸藏而後傳於肺也。」

病因病機

本病病因有外感、內傷兩類。

外感風、寒、暑、濕、燥、火皆能內侵傷肺，而令人咳嗽。肺為五臟之華蓋，上連咽喉，開竅於鼻，而司呼

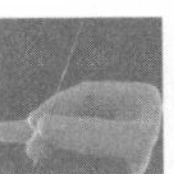

吸，外合皮毛，故一旦正氣不足，六淫或從口鼻而入，肺衛受感，肺氣壅阻，清肅失宣，肺氣上逆則發咳嗽。但因四時主氣不同，人體陰陽盛衰之異，故感受外邪就有風寒、風熱、燥熱等不同咳嗽。

內傷臟腑功能失調、內邪傷於肺所致。內熱導致肺臟陰傷氣虛，肺失清潤，肅降失職，肺氣上逆而發生咳嗽；飲食不當或勞倦過度，損傷脾臟，脾失健運，水濕不化，聚成痰濁，內阻於肺，肺失肅降，肺氣上逆而發生咳嗽；抑鬱惱怒，肝鬱化火，肝火循經犯肺，肺失肅降，肺氣上逆而發生咳嗽。

辨證分型

1. 風寒證　咳嗽氣促，咽癢痰稀，舌淡苔白脈浮。

2. 風熱證　咳嗽急劇，咽痛痰稠，舌紅苔黃脈浮數。

3. 痰濕證　咳嗽痰多，痰稠而白，胸脘痞悶，舌淡苔白膩脈濡滑。

4. 肝火證　氣逆咳嗽，咽乾痰少，胸脅引痛，舌苔少津薄黃，脈弦數。

辨證施治

（一）風寒證

【治則】

祛風除寒，宣肺止咳。

【取穴】

主穴：大杼、風門、肺俞。**配穴：**風池、合谷，皆取

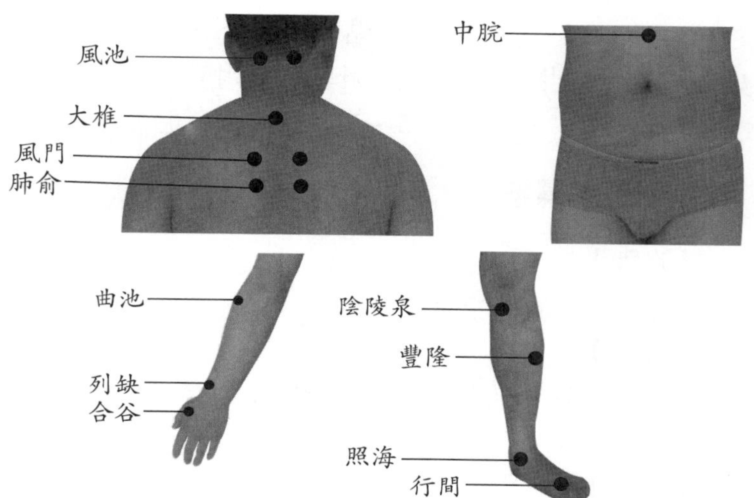

雙側穴位。

【操作】

皮膚常規消毒。用微火針快速點刺上述主穴，針刺深度約在0.2～0.5寸左右，每穴點刺2～3下，然後可用火罐拔之。風池、合谷穴，用微火針點刺或用1寸0.25mm毫針針刺，捻轉瀉法，可留針15～30分鐘。創可貼覆蓋。

（二）風熱證

【治則】

祛風清熱，清肺止咳。

【取穴】

主穴：大杼、風門、肺俞。**配穴：**曲池、列缺取雙側穴位。

【操作】

皮膚常規消毒。用微火針快速點刺上述主穴，針刺深

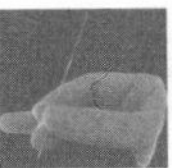

度約在0.2～0.5寸左右，每穴點刺2～3下，然後可用火罐拔之。曲池、列缺穴，用微火針點刺或用1寸0.25mm毫針針刺，捻轉瀉法，可留針15～30分鐘。創可貼覆蓋。

（三）痰濕證

【治則】

祛濕化痰，宣肺止咳。

【取穴】

主穴：大杼、風門、肺俞。**配穴：**中脘、陰陵泉、豐隆取雙側穴位。

【操作】

皮膚常規消毒。用微火針快速點刺上述主穴，針刺深度0.2～0.5寸，每穴點刺2～3下，然後可用火罐拔之。中脘、豐隆、陰陵泉穴，用微火針點刺或用1寸0.25mm毫針針刺，捻轉瀉法，可留針15～30分鐘，或用微火針快速點刺，如主穴方法施治。創可貼覆蓋。

（四）肝火證

【治則】

疏肝解鬱，宣肺止咳。

【取穴】

主穴：大杼、風門、肺俞。**配穴：**陽陵泉、行間、照海，皆取雙側穴位。

【操作】

皮膚常規消毒。用微火針快速點刺上述主穴，針刺深度0.2～0.5寸，每穴點刺2～3下，然後可用火罐拔之。陽陵泉、行間、照海穴，用微火針點刺或用1寸0.25mm毫針針刺，捻轉瀉法，可留針15～30分鐘。創可貼覆蓋。

【按語】

主穴皆屬足太陽膀胱經，足太陽經主周身之表，大杼為手足經之交會穴，風門為風之門戶，為足太陽經、督脈之會，肺俞為肺臟之氣輸注之所，因此，取三穴可以共濟祛風散寒，宣肺平喘之功。

微化之火針點刺之，以溫熱之火力，激發經氣，促進氣血運行，祛風散寒，較毫針具有功倍之效。虛證以火補之，實證以火發之。取風池、合谷祛風散寒，取大椎、曲池清熱散風，取通任脈之交會穴列缺滋陰清肺止咳，取中脘、豐隆健脾利濕，化濁祛痰，取陽陵泉、行間或肝俞清瀉肝火，取通陰維脈之交會穴照海補肝腎滋陰降火。

其他措施

（1）注意體育鍛鍊，尤其是防寒訓練，增強體質，以預防呼吸感染。

（2）有全身症狀時，要適當休息，注意保暖，多飲水等。

名家驗案

舍弟登山，為雨所持，一夕氣悶而不救，見昆季必泣，有欲別之意，予疑其心悲，為刺百會不效，按其肺俞，云其痛如錐刺，以火針微刺之，即癒，因此與人治療哮喘只繆肺俞，不繆他穴。（摘自《針灸資生經》）

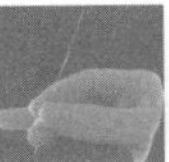

中醫百家

（一）綜合療法

1. 取穴　主穴：璇璣、經渠、尺澤、足三里、豐隆。

配穴：分兩組。①肺俞、脾俞。②肺、支氣管、緣中、神門、脾（均為耳穴）。

2. 治法　主穴針刺。每次選3～4穴。取28號毫針，璇璣穴，沿胸骨柄向下平刺1.5寸；經渠穴向上斜刺1寸；餘穴常規針法。均於得氣後施瀉法，留針30分鐘。配穴①用閃火法拔罐，留罐10～20分鐘，以局部出現紅斑為度。配穴②每次選3～4穴（一側），用磁珠貼壓，左右側交替。上述方法，每日1次，不計療程。

（二）針刺療法

1. 取穴　主穴：豐隆。配穴：肺俞、列缺。

2. 治法　囑患者正坐，面迎陽光。先針肺俞穴，進針1寸，局部有脹、重、沉感後起針，用開合瀉法。列缺穴，進針1.5寸，至前臂有麻脹感，留針；豐隆穴，進針1.5～2.0寸，至小腿有麻脹感傳導至足，留針。一般可留2小時左右，每隔20分鐘施徐疾捻轉的瀉法1～2分鐘。在行針間隔時間，可囑患者上下屈曲足趾，以保持較強的得氣感。每日1次，3次為1療程，療程間隔1天。

（三）火針療法

1. 取穴　主穴：大椎。配穴：止喘或風門、肺俞、心俞。

2. 治法　畫上標記，局部消毒後在酒精燈上將火針燒紅，迅速刺入，立即出針，深0.3～0.6cm，只針1次，少數百日咳或有哮喘史者5～7天後可針第二次鞏固療效。輔助治療：咽喉紅腫者點刺少商、商陽出血；發熱者毫針刺曲池、合谷；腹瀉者毫針刺足三里；點刺隱白、厲兌出血2～3滴；便秘者梅花針叩刺八髎穴、百日咳或小兒疳疾點刺四縫穴後，擠出黏液或血。2日後仍有咳喘或肺部囉音者，在背部頸椎6～7、胸椎1～6，督脈線上避開火針刺激點，叩梅花針，繼用手捏擠或拔火罐至微出血。隔日1次至癒為止。

（四）拔罐加穴位注射療法

1. 取穴　主穴：大椎、肺俞、腎俞。

2. 治法　三穴均取。先以閃火法拔罐，留罐10～15分鐘。取罐後，以10mL注射器配5號齒科針頭，抽入核酪注射液4mL。肺俞、腎俞每次取一側穴，兩側交替。刺入得氣後注入藥液，每側穴2mL。隔日1次，10次為1個療程。

（五）電針療法

1. 取穴　主穴：大椎、陶道。

2. 治法　選用28號毫針，令患者取正坐位，頭稍低下，針尖約呈45°度角，斜向頭部方向刺入，深度一般在1.8～2.0寸左右，以有酸脹等得氣感為度，但不要求出現向軀體放射的針感。當接通電針儀後，患者須感到前胸部有電麻樣感，如未達胸部，應適當調整針刺的角度與深度。電針頻率為80次／分，電流強度3～20mA，以患者能耐受為宜，用可調波。均留針20分鐘，隔日1次。10次為1療程，間隔3～5天，繼續下1療程。孕婦及有出血傾向者，忌用此法。

（六）穴位敷貼療法

1. 取穴　主穴：風門、肺俞、膏肓。配穴：定喘、心俞、腎俞、天突、膻中、足三里。

2. 治法　敷藥配製：①白芥子、細辛、甘遂、洋金花各等分，麝香按0.6%對入。②白芥子2g，延胡索2g，生甘遂1g，生川烏1g，牙皂1g，桂枝1g，公丁香0.2g。焙乾，研細末過篩。上述兩藥任選其一。使用時將藥粉用生薑汁（或麻油）調成泥狀。

在每年夏天初、中、末三伏的第一天貼敷。每次選2～4對穴位，治療時取坐位，對選定的穴位常規消毒後，先用毫針直刺穴位，背俞穴向內斜刺，使局部產生酸麻、脹感，不留針。然後用製備的藥膏2～3g，置於橡皮膏中央，貼在穴位上。也可不經針刺直接貼敷，2小時後局部有燒灼感或蟻走感時揭去藥膏，以局部微紅或微微起水疱為佳，若貼敷局部反應不明顯，可適當延長貼敷時間，但一般不超過24小時。

（七）隔薑灸法

1. 取穴　主穴：分4組。①大椎、肺俞、天突。②陶道、定喘、璇璣。③身柱、華蓋、風門。④神道、厥陰俞、膻中。配穴：尺澤、豐隆、足三里。

2. 治法　主穴採用隔薑灸法，每次取一組穴，4組穴輪換：配穴用艾條灸法，據症酌選。可先在主穴拔罐（天突不拔）5～10分鐘，以鮮老生薑切0.2cm厚薄片，上置麥粒大艾炷，點燃後放在穴位上。待艾火燃盡另換1炷，灸4～5壯。配穴，用艾條灸，每穴雀啄灸10～15分鐘，至局部有紅暈為度。隔2天灸治1次，4次1療程，間隔5～7天續灸。

慢性胃炎

概　述

慢性胃炎是指不同病因引起的各種慢性胃黏膜炎性病變。係常見病，其發病率居各種胃病之首。且年齡越大，其發病率越高。

臨床上分慢性淺表性胃炎、慢性萎縮性胃炎、慢性肥厚性胃炎及慢性糜爛性胃炎，針灸主要治療前面兩種。慢性胃炎的症狀有腹部疼痛不適，飯後飽脹噯氣等。

中醫將其歸為「胃脘痛」範疇。

病因病機

該病多因寒邪客胃，致使胃氣不和而發病；飲食不節，胃失和降而發病；情志不暢，肝氣犯胃而發病。飲食失常，勞累過度，或久病體弱，均可導致脾陽不足，中焦虛寒，胃陰受損，失其濡養而發病。

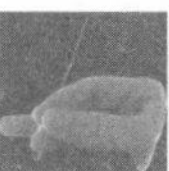

辨證分型

1. 寒邪犯胃　胃痛急劇，得熨則減，口不渴、喜熱飲，苔白，脈弦緊。

2. 飲食積滯　胃脹噯腐，吐後痛減，大便不爽，苔厚膩，脈滑。

3. 肝氣犯胃　胃痛引脅，頻繁噯氣，遇怒則胃痛加劇，苔薄白，脈沉弦。

4. 虛證　胃痛隱隱，咽乾口燥，大便乾結，舌紅少苔，脈細數；胃脘隱痛，泛吐清水，喜溫喜按，納差便溏，神疲乏力，舌淡，脈弱。

辨證施治

【治則】

健脾益胃，疏肝和胃，導滯清胃，散寒溫胃。

【取穴】

主穴：中脘、胃俞。**配穴：**實證寒邪犯胃加足三里，肝氣犯胃加太衝，飲食積滯加天樞、豐隆，虛證加內關、公孫。

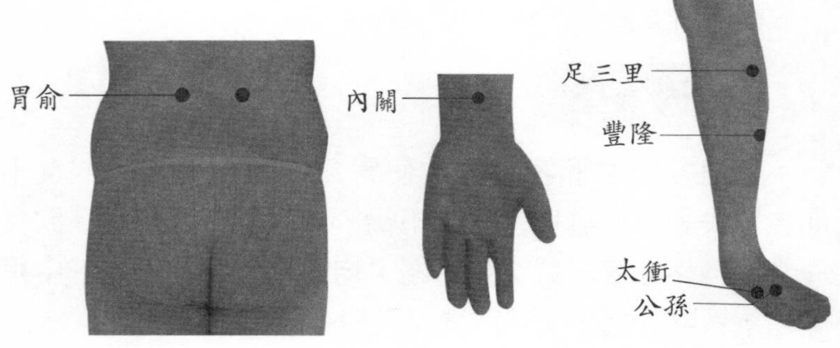

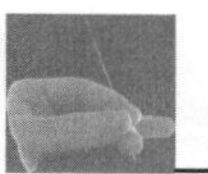

主筋結穴在中脘、胃俞附近，次筋結穴多在內關、公孫、足三里等處。

【操作】

皮膚常規消毒。用微火針快速點刺中脘穴，針刺深度0.4～0.8寸，點刺2～3下，然後可在中脘處拔火罐。在足三里穴區按壓得敏感點後微火針點刺或用毫針刺入，施以「氣至病所」法引導針感向上，如能入腹最佳；胃俞、太衝、天樞、豐隆穴用微火針點刺之；內關、公孫穴可以用1寸0.25mm毫針針刺，捻轉補法，可留針15～30分鐘。創可貼覆蓋。

【按語】

借溫熱之火力，以熱驅寒溫胃，活血散結，疏通病灶經氣，調暢中焦氣機脈。

中脘胃之募穴中脘及胃之背俞穴，俞募相合，溫中腑，理氣機，止胃痛；足三里胃之合穴，是治胃腑病症之要穴，針此能消散陰寒，通降胃氣；太衝穴理氣行血，疏肝解鬱；天樞穴能調胃腸氣機，豐隆穴能消積祛濁降逆；內關、公孫穴是補脾胃、益氣血的最佳配穴。

火針是針與灸的巧妙結合，有良性雙相調整作用，臨床上寒熱虛實證皆可用之，以虛寒證更適宜。火針有較強的溫通作用，能溫通經絡，調和氣血，活血化瘀，治療該病效果顯著。

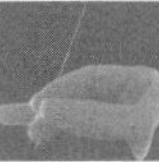

名家驗案

【案1】

荊婦舊侍親疾，累日不食，因得心脾病，發則攻心腹，後心痛亦應之，至不可忍，與女兒別。以藥攻之，痛反甚。若灸則遍身不勝灸矣。不免令女兒各以火針微刺之，不拘心腹，須與痛定，即欲起矣，神哉。（摘自《針灸資生經》）

【案2】

李某，女，35歲，工人，1989年6月20日初診。上腹部隱痛、飽脹8年，加重半年。1985年曾作胃鏡檢查，診斷為淺表萎縮性胃炎。服有關藥物，感覺當初有效，而後無效，要求火針治療。就診時症狀：上腹部隱痛、飽脹、食後尤甚，喜溫喜按，納呆乏力，舌淡暗、質胖、苔白，脈緩。

證屬脾胃虛弱。胃鏡結果為慢性萎縮性胃炎，病理檢查還伴有輕度不典型增生和腸上皮化生。

治法以溫通健脾化瘀。

取火針按上法治療，1個療程後，症狀消失；2個療程後體重增加；3個療程後（約3個多月），復查胃鏡結果為慢性淺表性胃炎，病理結果為胃竇部輕度慢性淺表性胃炎。而後改為5日治療1次，自述無復發（吳軍・火針、毫針與藥物治療慢性萎縮性胃炎420例療效分析　中國針灸1990，5〔J〕）。

胃痛時中脘、梁門穴附近常有筋結壓痛反應，用火針點刺之，疼痛立止。

中醫百家

（一）體針療法

1. 取穴　主穴：足三里。配穴：脾胃不和型加期門、內關。脾胃虛弱型加脾俞、胃俞。胃陰不足型加幽門、三陰交、章門。另有脾胃虛寒，症情與脾胃虛弱大致相同，惟得熱痛減，喜暖畏寒，取穴亦同。

2. 治法　主穴每次必取，配穴據型選用。脾胃不和者，用捻轉提插平補平瀉法，留針15～20分鐘。脾胃虛弱，先施以緊按慢提補法，然後在針柄上插以2mm長之艾條溫針，留針約30分鐘；脾胃虛寒，行燒山火補法（即三進一退，徐進疾出，反覆多次，直至產生熱感，要求插針時重而快，提針時輕而慢），留針15分鐘，再隔薑灸3～7壯；胃陰不足，施以平補平瀉法，留針30分鐘。每日或隔日1次，10次為1療程，療程間隔5～7天。

（二）火針療法

1. 取穴　主穴：分兩組：①膈俞、脾俞、上脘、建里、足三里。②肝俞、胃俞、中脘、下脘、足三里。

配穴：脾胃虛弱加章門，肝胃不和加期門，胃陰不足加三陰交，胸悶噁心加內關。

以上兩組主穴交替使用，背俞穴可和相應夾脊穴交替使用，其他穴位兩側交替使用。

2. 治法　囑患者取坐或臥位，選定穴位，常規消毒。術者以右手拇指、食指持細火針針柄，左手持酒精燈，將

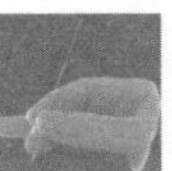

酒精燈靠近取穴部位，將針於燈火上燒紅至白亮，同時注視穴位，迅速將針刺入穴內，並立即而敏捷地出針（進出針靠腕力控制，時間約半秒鐘），隨後用消毒乾棉球按壓針孔。一般要根據部位、胖瘦定角度和深度，靈活採用直刺、斜刺和點刺法，深度略淺於毫針（約0.3～1.0寸），以不刺傷臟腑和血管為原則。隔日治療1次，10次為1療程，療程間隔10天。

（三）穴位注射療法

1. 取穴　主穴：肝俞、胃俞、足三里。配穴：膽囊穴。膽囊穴位置：陽陵泉穴下1～2寸，有壓痛處。

2. 治法　藥液：黃蓍注射液，複方當歸注射液，胎盤組織液，維生素B_{12}。上述藥液，任選一種，或交替應用。每次一般選2對穴位，以主穴為主，合併膽囊炎者加膽囊穴。用5mL注射器及5號齒科針頭，吸入藥液後，肝俞、胃俞直刺或向脊柱方向斜刺，足三里，膽囊穴直刺，至得氣後，略作提插，使針感強後，推入藥液。其中黃蓍注射液、當歸注射液，均為每穴1.0～1.5ml；維生素B_{12}（含量50mg）每穴1mL。可隔日1次，3個月為1療程，療程間隔7天左右。

（四）拔罐療法

1. 取穴　主穴：中脘、胃俞。配穴：足三里、脾俞。

2. 治法　每次取2穴，以主穴為主，效不顯時改用配穴。先根據穴位、患者的胖瘦選取合適的帶雙孔抽氣玻璃罐。將罐扣於穴位上，用注射器吸取上述藥液20～40mL，從注入孔中灌注於罐內。在排氣孔覆蓋橡皮帽，再以注射器抽去空氣30～50mL。留罐20～40分鐘。每日治療1次，10次為1療程。

（五）耳穴壓丸療法

1. 取穴　主穴：胃、脾、皮質下、十二指腸、交感。配穴：肝、神門。

2. 治法　主穴每次取3穴，配穴酌加1～2穴。治療時先在所選穴區探尋到敏感點，做好標記並清潔耳廓，然後把粘有王不留行之膠布準確貼於敏感點上。囑患者每天每穴按壓5次，每次2～3分鐘。隔日換貼1次，每次一耳，雙耳輪換。10次為1療程，療程間隔5天。

（六）穴位埋植療法

1. 取穴　主穴：阿是穴。配穴：中脘透上脘、梁門左透右、脾俞透胃俞、足三里、上巨虛。阿是穴位置：以拇指在腰脊部督脈、膀胱經，上腹部之胃經、腎經處，從上到下按壓，壓力要均勻，壓痛最明顯處即阿是穴。一般背部多位於胃俞、脾俞、肝俞、膽俞、至陽、胃倉等穴區；腹部多位於中脘、上脘、巨闕、梁門等穴區。

2. 治法　先找阿是穴，如找不到阿是穴，即改取配穴。每次取腹背穴1～2對，下肢穴1對。腹背部穴施以皮膚縫合針埋植法：常規消毒及局部麻醉後，以穿有1號腸線之大三角皮膚縫合針（腸線雙折，線頭對齊），穿過選定之穴位，並來回牽拉腸線，使局部產生酸麻脹感，再緊貼針眼，剪去表皮外兩線頭。下肢穴用12號腰穿針注入

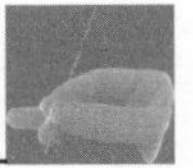

2mm左右長之腸線。針孔均蓋以消毒敷料。一般為20～30天左右埋植1次，5次為1療程，療程間隔1個月。

（七）電熱針療法

1. 取穴　主穴：足三里、內關。配穴：三陰交、合谷。

2. 治法　以主穴為主，酌加配穴，雙側均取。選定穴位，常規消毒後，以6號電熱針直刺足三里1.0～1.5寸，內關0.5～1.0寸，然後接通電熱針儀，電流量為60～80mA，以患者有舒適的溫熱和酸脹感為度。配穴以毫針行常規刺法，並施提插補法，每隔10分鐘行針1次。均留針40分鐘。每日治療1次，30次為1療程，共3個療程，療程間休息3～5天。

消化性潰瘍

概　述

消化性潰瘍是指僅見於胃腸道與胃液接觸部位的慢性潰瘍。由於潰瘍主要發生在胃及十二指腸，所以又稱胃、十二指腸潰瘍。臨床上以週期性發作，節律性上腹部疼痛，並常伴有反酸噯氣、噁心嘔吐等症狀為特點。其形成與胃液中的胃酸和胃蛋白酶的消化作用有關。

本病任何年齡皆有，但多見於青壯年。潰瘍病如防治不當，可發生嚴重的併發症，如幽門梗阻，大出血、胃穿孔等。現代醫學主要用胃鏡明確診斷。治療上以制酸、保護胃粘膜、殺滅幽門螺旋桿菌為治療原則。

本病屬於中醫的「胃脘痛」範疇。

病因病機

胃脘暴痛，多因外感寒邪，邪犯胃腑，或過食生冷，寒積於中，致胃失通降，氣機阻滯，而生疼痛；或氣滯日久，瘀血內結，不通則痛，久痛傷胃絡，則疼痛出血並現。

辨證分型

1. 寒邪犯胃　胃脘疼痛，病狀急劇，得熨則減，口不渴、喜熱飲，苔白，脈弦緊。

2. 飲食積滯　胃脘脹滿，噯腐吐酸，吐後痛減，大便不爽，苔厚膩，脈滑。

3. 肝氣犯胃　胃脘脹痛引脅，頻繁噯氣，大便不暢，遇怒則胃痛加劇，苔薄白，脈沉弦。

4. 虛　證　胃痛隱隱，喜溫喜按，納差便溏，神疲乏力，舌淡，脈弱。

5. 瘀血停滯（消化性潰瘍出血）　胃脘劇痛，如針刺刀割，痛有定處而拒按，如傷及胃絡，可見突然嘔血或黑便，脈澀，舌質紫暗。

辨證施治

【治則】

健脾益胃，疏肝和胃，導滯清胃，散寒溫胃。

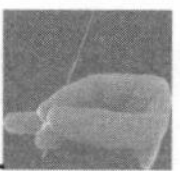

【取穴】

主穴：中脘、梁門。**配穴：**胃俞、足三里。實證寒邪犯胃加梁丘，肝氣犯胃加太衝，飲食積滯加天樞；虛證加內關、公孫。

主筋結穴在中脘及梁門附近，次筋結穴多在胃俞、足三里、公孫處。

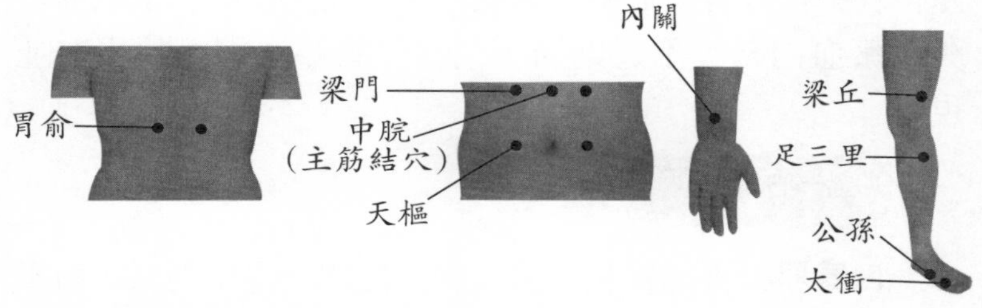

【操作】

皮膚常規消毒。用微火針快速點刺上述主配穴，針刺深度0.2～0.5寸，每穴點刺2～3下，然後可在中脘和胃俞處拔火罐（先背部後中腹部）。

梁丘、太衝、天樞穴，微火針點刺2～3針；內關、公孫穴可以用1寸0.25mm毫針針刺，捻轉補法，可留針15～30分鐘。火針處創可貼覆蓋。

【按語】

借溫熱之火力，以熱驅寒溫胃，活血散結，疏通病灶經氣，調暢中焦氣機脈。中脘胃之募穴中脘及胃之背俞穴，俞募相合，溫中腑，理氣機，止胃痛；足三里胃之合穴，是治胃腑病症之要穴，針此能消散陰寒，通降胃氣；梁丘穴善於驅寒暖胃；太衝穴理氣行血，疏肝解鬱；天樞穴能調胃腸氣機；內關、公孫穴是補脾胃、益氣血的最佳配穴。

若出現嘔血、黑便，乃是消化道出血，應及時送醫院緊急救治。十二指腸潰瘍壓痛點在右梁門，胃潰瘍壓痛點在左梁門，火針散刺之，疼痛即止。

【古籍輯錄】

《神應經・心脾胃門》：「胃脘痛：太淵、魚際、三里、兩乳下（各一寸，各三十壯）、膈俞、胃俞、腎俞（隨年壯）」。

中醫百家

（一）穴位埋植療法

1. 取穴　主穴：中脘透上脘、胃俞透脾俞、足三里。配穴：下脘透鳩尾、胃倉透肝俞、梁門雙透穴。

2. 治法　主穴為主，效不顯時酌加或改用配穴。皮膚做常規消毒，局部麻醉，術者雙手消毒後用1～3號消毒鉻製腸線穿於三角縫合針上，進針透穴後剪斷埋於肌層內，敷蓋無菌紗布3～5天。每次埋線間隔30天。可配合服用痢特靈片（0.1g）、普魯本辛片（15mg），前3天均日服3次，每次3片，後4天，日服3次，每次2片。共服7天。埋線2～3次為1個療程。

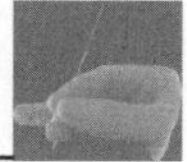

（二）穴位注射療法

1. 取穴　主穴：足三里、中脘、胃倉、脾俞。

配穴：腹脹加陽陵泉、噁心加肩井、嘔吐加內關。

2. 治法　藥液：維生素B_1、維生素B_{12}。每次選3～5穴，以主穴為主，酌加配穴。用5mL注射器抽吸維生素B_1 100mg、維生素B_{12} 250mmg，充分混合，以4號針頭刺入所選穴位，待得氣後將藥液緩慢推入，每穴0.5mL，每日1次，10次為1療程，療程間隔1週。

（三）針刺療法

1. 取穴　主穴：中脘、章門、脾俞、胃俞、內關、足三里。配穴：公孫、三陰交、梁丘、期門、陽陵泉。

2. 治法　主穴為主，酌加配穴，每次取4～5穴。針刺得氣後，一般採用提插捻轉之平補平瀉法，留針30分鐘。每日1次，10天為1療程，療程間停針3天。一般需3～6療程。

（四）穴位磁療療法

1. 取穴　主穴：中脘。配穴：足三里。

2. 治法　主穴和配穴同取。中脘施旋磁法（南極脈動磁場），磁場強度750Gs，治療30分鐘，每日1次。足三里貼敷磁片（表面場強為1000～1500Gs，直徑1.5cm），均連續治療10天為1療程，療程間隔3～5天，一般需治療3療程。

慢性結腸炎

概　述

慢性結腸炎是主要發生在結腸黏膜層的炎症性病變。偶見潰瘍糜爛現象。臨床表現為腹脹腹瀉、左下腹疼痛，大便稀薄，個別患者膿血便，常伴有裏急後重，便後腹痛暫時緩解。病程日久，反覆發作，患者可出現貧血、消瘦等症狀。實驗室檢查無病原體發現。以青壯年多見，男稍多於女。

中醫將其歸為「泄瀉」範疇。

病因病機

該病多因飲食常吃生冷不潔，或感受寒濕暑熱，或思慮傷脾，宿食內停而導致。

辨證分型

1. **寒濕證**　便清稀，水穀相雜，胃脘脹悶，納差，腹痛，拒按，苔白膩，脈濡緩。

2. **濕熱證**　便臭色黃，瀉下急迫，或瀉而不爽，肛門灼熱，苔黃膩，脈濡數。

3. **脾胃虛弱**　便稀，飲食不當則瀉，神疲體倦，不思飲食，舌淡苔白，脈無力。

4. **脾腎陽虛**　腹瀉如注，腹部隱痛，五更瀉，舌淡苔

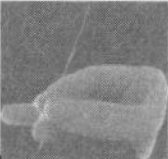

白，脈沉細。

辨證施治

【治則】

扶正祛邪，溫補脾腎，調理胃腸。

【取穴】

主穴：主筋結穴（阿是穴）、天樞、大腸俞。**配穴：**足三里、上巨虛。

寒濕證加神闕穴，濕熱證加商陽穴，脾胃虛弱證加脾俞穴，脾腎陽虛證加腎俞、關元穴。嚴重者加刺長強穴。

主筋結穴在下腹痛最敏感處，次筋結穴多在脾俞、足三里、上巨虛處。

【操作】

皮膚常規消毒。用微火針快速點刺下腹痛最敏感處、天樞、大腸俞穴，每穴2～3針，深度0.5～1.0寸，不留針；神闕穴，微火針點刺肚臍外周邊緣6～8針，深度0.1～0.2寸，不留針，可以配合拔火罐；商陽穴點刺放血8～10滴；腎俞、脾俞，微火針快速點刺2～3針，可以配合火罐閃罐法；足三里、關元穴毫針針刺捻轉補法，留針30分鐘，使針感上下傳導為佳，或微火針點刺2～3針，或艾灸法，施灸30分鐘。火針處創可貼覆蓋。

【按語】

微火針，以溫熱之力，補益脾腎，助陽固本，直取病灶最敏感處，疏通病灶經氣，調暢腸腑氣機；天樞和大腸俞，屬俞募配穴，擅長調理大腸，使其恢復正常功能。火針神闕穴溫中散寒，商陽穴，手陽明大腸經之井穴，擅長清除大腸濕熱，火針腎俞、脾俞溫補「先後天之本」，溫腎助陽，溫脾止瀉；足三里，足陽明胃經之合穴，能補脾益胃；關元，屬小腸募穴，能補益下元，固本止瀉。

名家驗案

張某，男，37歲。自述間歇性腹痛、腹瀉12年。大便稀薄，便內有大量黏液及未化穀物、消瘦，氣短，乏力，食欲不振，曾服中西藥物及灌腸治療，均無效。

1984年春求於師氏，診為脾腎陽虛，運化失司，擬溫陽除濕，健脾止瀉。

用細火針點刺。取穴：水分、中脘、天樞、止瀉（臍下2.5寸）、大小腸俞、陰陵泉、命門。5天1次。針後諸證大減，3次後一切正常，再次而癒。1年後隨訪未復發。（中國當代針灸臨證精要）。

> 長強穴火針針刺止瀉有奇效，但要注意進針深度，一般0.2～0.5寸即可，以免損傷直腸。

中醫百家

（一）雀啄灸療法

1. 取穴　主穴：腎俞、脾俞。配穴：足三里、三陰交、天樞。

2. 治法　用拇指、食指、中指（可兩手同時施灸），持住一端燃著的艾條，其餘兩指伸直或稍屈，以小指、無

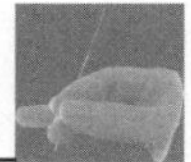

名指固定在被灸的穴位附近，根據患者耐受情況，或遠或近，一起一落，如雀啄食似的施灸，每次每穴約灸6分鐘，以局部感覺溫暖、舒適出現紅暈時為度。10次為1個療程，療程之間可休息4天。（馬同如·艾條雀啄灸治療脾腎陽虛型泄瀉30例〔J〕.中國針灸，1992，6.）。

（二）體針療法

1. 取穴 主穴：天樞、關元、氣海、大腸俞、長強。配穴：足三里、三陰交。

2. 治法 天樞、氣海、關元、針深1～2寸，得氣後，以高頻小幅度提插加捻轉之補法，使針感放射至腹部和外生殖器。大腸俞斜向脊柱針刺1.5～2.0寸，長強、足三里、三陰交直刺1.0～1.5寸，以得氣為度，並施平補平瀉手法。留針15～20分鐘，每隔5分鐘行針1次。亦可於進針得氣後，採用溫針法。每日或隔日1次，10次為1個療程，療效間隔5～7天。

（三）穴位埋植療法

1. 取穴 主穴：分兩組。①巨闕俞透神道（或神道透靈台）、脾俞透胃俞（雙）。②上脘透中脘、天樞。配穴：裏急後重，膿血黏液便者配大腸俞（雙）、腎俞。體弱，慢性消化不良者配足三里。巨闕俞穴位置：第四、五胸椎棘突之間凹陷中。

2. 治法 主穴兩組任取其一。每次取3～5穴，單取主穴，或與配穴搭配取用。採取注線法埋植，取12號腰穿針，將0/1號消毒腸線1.5～3.0cm，穿入針孔內。穴區消毒局麻後，左手拇指、食指固定皮膚，右手執針，快速刺入皮下，至所需的深度後，固定針芯向上提腰穿針至針芯平齊時出針，腸線即埋入穴內，覆蓋消毒敷料並固定。10～15天埋植1次。穴位可輪用。

（四）針刺神闕穴療法

1. 取穴　主穴：神闕穴。隨證配穴：乙狀結腸炎，加氣衝、足三里。降結腸炎加天樞、上巨虛。升結腸炎加關元、公孫。全結腸炎加中脘。

2. 治法　患者取仰臥位，神闕穴處用碘酒消毒，然後用酒精脫碘，將肚臍中所有的皺褶處污垢擦淨。選用26號2寸毫針直刺神闕穴。進針後，根據虛實分別給予補法或瀉法，深度為0.8～1.0寸，得氣後留針10～20分鐘，或艾炷灸3～5壯。注意不可大幅度提插，一定要慢捻轉。進針後針尖向乙狀結腸、直腸處，針感傳至下腹部會陰處；針尖向降結腸處，肛門可有矢氣；針尖向升結腸處，有酸麻脹重感覺；針尖向左、右、上、下，治療全結腸炎，腹部有腸蠕動增強。出針後再用75%酒精消毒1次。每日治療1次，7次為1個療程（潘時忠・針刺神闕穴治療慢性潰瘍性結腸炎15例〔J〕.中國針灸，1995，5.）。

（五）針灸療法

1. 取穴　主穴：分兩組。①天樞、足三里、上巨虛、關元、阿是穴。②脾俞、胃俞、大腸俞、上髎、次髎。配穴：脘腹脹滿，腹痛即瀉，瀉後痛減者加合谷、太衝；下痢赤白，赤多白少者加三陰交、血海；脾胃虛弱者加中

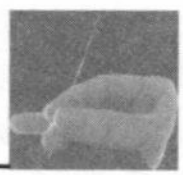

脘；腎陽虛衰加腎俞。阿是穴位置：腹部疼痛最敏感處。

2. 治法　主穴單取第一組，也可兩組交替，配穴據症加用。局部常規消毒，以28號1.5～2.0寸毫針快速捻轉進針，得氣後針感放射至下腹部，留針30分鐘，5分鐘捻轉1次。關元、足三里用補法，天樞，上巨虛用瀉法，餘用平補平瀉，出針後按壓針孔。然後用神燈治療儀照射關元穴，無條件者可用艾條雀啄灸神闕及上髎、次髎穴各30分鐘，溫度以患者能耐受為度，每日1次，7～10次為1個療程，休息3天行第2個療程（馬勝・針灸並用治療潰瘍性結腸炎60例療效觀察〔J〕.中國針灸，1997，5.）。

（六）隔餅灸療法

1. 取穴　主穴：分兩組。①中脘、氣海、足三里。②大腸俞、天樞、上巨虛。配穴：脾胃虛弱加脾俞，溫熱蘊結加水分，脾虛肝鬱加脾俞、肝俞，脾腎陽虛加關元，便秘加中渚，膿血多加隱白。

2. 治法　藥餅製作：附子、肉桂、丹參、紅花、木香、黃連研成細粉，密藏備用。溫熱蘊結以黃連、丹參、紅花、木香為主藥，其他各型以附子為主藥，配以適量肉桂、紅花、木香、丹參等藥。每次取藥粉2.5g，加黃酒3g，調成厚糊狀，並製成直徑2.3mm，厚度0.5mm的藥餅。主穴均取，每次1組，配穴據症而加。將藥餅置於穴位上，上放置底徑2.1mm，高2mm，重約2g之艾炷灸灼。脾胃虛弱型各灸3壯，溫熱蘊結型各灸2壯，其中足三里、上巨虛各灸4～7壯，要求有較強的感應。脾虛肝鬱均灸3壯，脾腎陽虛主穴3壯，配穴4壯；便秘者中注灸2

壯，天樞少灸或不灸；膿血甚者，隱白灸4～7壯。

（七）走罐療法

1. 取穴　主穴：背部膀胱經兩側臟俞穴。

2. 治法　患者取俯臥位，充分暴露背部，在第一胸椎至骶椎正中線旁開1.5～3.0寸範圍內塗適量的凡士林或按摩乳等潤滑劑，根據患者體型選擇兩個大小適中罐口光滑的玻璃火罐，用閃火法將其中的一個罐扣在大椎穴處，緊握罐體由大杼至關元俞沿膀胱經上下移動5～10次，以該處皮膚發紅為度，最後將罐固定在大腸俞；然後再用另一罐按上述方法在另一側進行治療。留罐時間為10分鐘。在推移火罐過程中，應保持罐口始終與皮膚平行接觸，動作緩慢而均勻。向上推移時，應緊按罐下方皮膚。向上推移時，應緊按罐上方皮膚。若罐內漏氣吸拔不住時，則再閃拔吸至皮膚。走罐時，爭取將一側膀胱經的兩條經脈均能吸拔住。注意吸拔力要輕，不宜過強，隔日治療1次，10次為1個療程（閆喜英・背部走罐治療中老年慢性腹瀉60例〔J〕.中國針灸，1998，2.）。

（八）溫針灸配合保留灌腸療法

1. 取穴

主穴：分兩組。①天樞、關元、上巨虛、陰陵泉。②脾俞、胃俞、大腸俞、三陰交、足三里。

2. 治法　上述2組穴交替選用，常規針刺，得氣後行捻轉補法，然後用2cm艾條置於針柄上施灸，艾滅後施以捻轉補法，然後起針。每日針1次，2週為1個療程，間休3

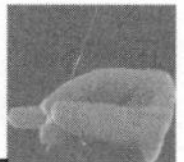

天。

中藥罐腸：

（1）藥物組成：白頭翁18g，苦參、白及、黃柏各12g，石榴皮9g，加水250mL煎成100mL，沖入錫類散2支，冷卻至37℃。

（2）操作方法：將肛管插入肛門15cm，然後將藥液緩慢注入，保留3小時以上。每晚1次，2週為1個療程，間休3天（孫雲廷‧溫針灸配合保留灌腸治療潰瘍性結腸炎45例〔J〕.中國針灸，1998，9.）。

胃下垂

概述

胃下垂是指胃小彎弧線最低點下降至髂嵴連線以下，十二指腸球部向左偏移。造成胃下垂的原因較複雜，除瘦長體型者多見外，長期饑飽失常，酒精刺激、情緒緊張、精神抑鬱、缺乏鍛鍊、營養不良以及消化系統慢性疾病等使患者植物神經功能失常、胃膈韌帶與胃肝韌帶無力鬆弛，以及腹壁肌肉鬆弛均可導致胃下垂。以30～50歲患者多見，女性多於男性。

胃下垂屬中醫的「氣虛下陷、腹痛、胃緩」等範疇。

病因病機

本病多由素體虛弱、或飲食勞倦傷脾，或久病脾胃虛損，致脾陽不足，中氣下陷，胃腑下垂。

辨證分型

1. 脾胃氣虛，升舉無力

神疲肢倦乏力，納呆懶言，腹部脹悶，飲食後脘腹墜脹不適，面色無華，舌淡苔白，脈緩弱。

2. 脾胃陽虛，中氣下陷

脘腹墜脹疼痛，喜溫喜按，肢冷便溏，甚者伴久痢、脫肛，面色蒼白，舌質淡，苔白滑，脈沉遲無力。

臨床表現

胃下垂係一種胃位置異常所致的病症。以慢性腹痛、腹脹、噁心、噯氣及等為主要症狀，重者飯後或多食之後即感腹部脹痛，站立時加劇。輕度胃下垂多無症狀，但X線鋇餐檢查可確診。

辨證施治

【治則】

補中益氣，舉托升陷。

【取穴】

主穴：中脘、臍左四穴。**配穴：**足三里、膈俞、肝俞、脾俞，均取雙側。

臍左四穴為臍至左天樞穴分3等份，共4穴。

【操作】

皮膚常規消毒。首先，用微火針快速點刺膈俞、肝俞、脾俞穴，針刺深度0.2～0.5寸，每穴點刺2～3下；然

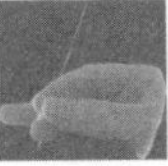

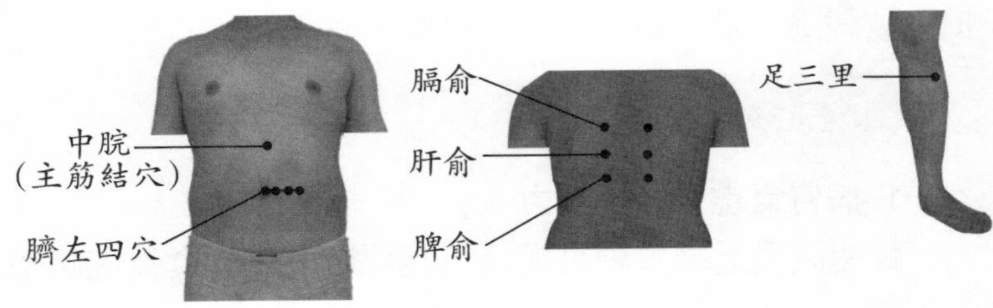

後用微火針快速點刺中脘、臍左四穴，針刺深度0.5～1.0寸，每穴點刺2～3下；隨後在中脘和肚臍處拔火罐10分鐘，此時讓患者平臥，並且把臀部墊高。在足三里穴區按壓得敏感點後刺入，施以「氣至病所」法引導針感向上，如能入腹最佳。火針處創可貼覆蓋。

【按語】

借溫熱之火力，以熱溫陽舉陷，調暢中焦氣機，疏理胃腑處經筋。中脘胃之募穴，脾俞為脾之背俞穴，俞募相合，溫中腑，理氣機，止胃痛；足三里胃之合穴，是治胃腑病症之要穴，針此能補益氣血、升舉胃氣；臍左四穴能

> 如果遇見嚴重胃下垂患者，可以輔助下列手法。
>
> 左梁門穴刺法：微火針散刺或28號6寸芒針成45o度角速刺至皮下，直透針至肚臍處，行捻轉滯針手法。待有沉脹感，行提拉術。患者可有上腹部空虛、胃向上蠕動感。此時醫者可用手壓下腹部，往上推胃下極。留針1小時，間隔10分鐘行提拉術1次（左梁門穴恰處提胃肌筋之處，火針點刺之，能促進筋縮提拉功能）。

補中益氣，疏理腸腹處經筋，促進筋縮提托功能；針刺膈俞能補血、提膈，針刺肝俞能利肝、養筋，針刺脾俞能益氣養血、舉陷。

名家驗案

趙某，女，29歲。胃脘不適，經常噁心嘔吐，繼而胃痛，腹脹噯氣。曾在醫院鋇透，診斷為胃下垂，食慾不振，食後發墜，面色萎黃無華，語聲低弱，四肢無力，月經量少，大便不調，舌質淡白，脈細弱無力。

辨證：正氣不足，脾陽不舉。

治則：健脾和胃，補中益氣，升陽舉陷。

取穴：①中脘、內關、足三里。②脾俞、胃俞。

火針後脘悶氣脹減輕，食慾漸增，下墜感消除，大便如常，共治療10次，鋇透查胃的位置正常，症狀消失，痊癒。

中醫百家

（一）體針療法

1. 取穴　主穴：建里、中脘、天樞、氣海、足三里、胃上、提胃。配穴：上脘、內關、梁門、公孫、脾俞、胃俞。

2. 治法　主穴每次取1～2穴，配穴2～3穴。腹部穴採取仰臥位。建里穴宜雙針同時刺入，進針直至得氣，天樞穴用4寸毫針，針尖呈15度角向臍下之氣海穴方向斜刺，捻轉進針。所有腹部穴位，一律採用由淺至深的三刺

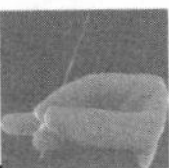

法：一刺法是針刺入5分左右，施雀啄術，促進經氣流動，直至針下得氣，然後再將針刺至8分左右，用同樣手法，促使酸脹感強烈，並向上、下腹部擴散，然後三刺至所需深度（一般刺至1.2～1.5寸），手法同前，患者覺胃體有酸脹緊縮之感，再向左或右同一方向捻轉3～4下，稍停半分鐘，再捻轉1次，針感強烈後出針。針背部穴時，患者俯臥，針尖斜向椎間孔方向進針1～1.5寸，採用補法。留針30分鐘。四肢穴直刺，用補法，亦留針20～30分鐘。每日或隔日1次。治療後平臥1～2小時。10次為1個療程，療程間隔5～7天。

（二）穴位埋植療法

1. 取穴　主穴：分兩組。左肩井、脾俞、胃俞。右肩井、胃上透神闕、中脘。配穴：氣海、足三里、關元。

2. 治法　一般僅用主穴，每次1組，兩組交替。療效不顯時可加配穴。均採用注線法，以0/2或0號腸線，預先剪成2.0～2.5cm長，穿入12號腰穿針內。刺入穴內，至得氣後，注入腸線。注意，肩井穴不可太深，以防損傷肺尖，造成氣胸。透穴時，腸線長度不夠，宜作接力注線，或改用大號三角皮膚縫合針穿線。注線完畢，將針孔用小塊消毒敷料覆蓋。10～15天1次。

（三）穴位注射療法

1. 取穴　主穴：脾俞、腎俞、足三里、中脘。配穴：提胃。

2. 治法　胃下垂2～4cm者，選主穴，用維生素

$B_1$100mg加10%葡萄糖至7mL，每穴注入1mL（主穴雙側均取）。胃下垂4.5～6.0cm者，用維生素$B_1$100mg加胎盤組織液至9mL，取主穴加配穴（均雙側），每穴注入1mL。採用快速進行，得氣後速推藥。每日1次，10次為1個療程，療程間隔3～5天。

（四）芒針療法

1. 取穴　主穴：巨闕、劍突下1寸。配穴：承滿（右）、鳩尾。

2. 治法　僅取常用主穴，如主穴無效，則改用配穴。每次僅取1穴。選28～32號7～8寸長之芒針。患者平臥，放鬆腹肌，調勻呼吸。

巨闕穴刺法：針尖快速入皮，使針體沿皮下直刺至左側臍旁肓俞穴處。然後，手提針柄與皮膚呈45°角慢慢上提，以術者感到針尖沉重，患者感到臍周與下腹部有上提感為佳。如無此針感，宜出針重新進針，或在劍突下1寸處進針。提針速度宜慢，第一次要求20分鐘，以後可縮短為3分鐘。

劍突下1寸刺法：以28號8寸毫針，迅速入皮，與皮膚30°角沿皮下刺至臍左側0.5寸處，待出現上述針感後，改為15°角，不作捻轉，緩慢提針40分鐘，出針前行抖動手法10～15次。針後均平臥2小時。

右承滿穴刺法：28號7寸芒針成45°角速刺至皮下，直透針至左側天樞穴。待有沉脹感，先大幅度捻轉7～8次，然後再向同一方向捻轉，使針滯住。邊退針，邊提拉。患者有上腹部空虛、胃向上蠕動感。此時醫者可用手壓下腹

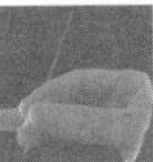

部，往上推胃下極。退針時宜慢，每隔5分鐘將滯針鬆開，退出全程之1/3，再向同一方向捻轉，使針滯住。如此，共分3次，將針退出，共提退15分鐘。最後，將針柄提起成90度角，抖針7～8次後，出針。用膠布在髂嵴連線前後固定。囑患者仰臥30分鐘，再向右側臥20分鐘，最後復原位躺2～3小時。每週1次，共治3次。一般不超過10次。

鳩尾穴刺法：先令患者臥於硬板床上，在臍左下方相當於胃下彎部位找到壓痛明顯處，作為止針點。以32號8寸芒針，從鳩尾穴速刺進針，沿皮下邊撚針，邊進針，直達止針點。之後，右手持針作逆時針方向捻轉，當針柄沉澀感時，將針緩緩退出，需使針下始終保持一定的緊張度。同時，左手虎口托住胃下極，用力緩慢上推。患者可有胃上升感，當提至離皮下約2毫米時，將針再作逆時針方向捻轉，左手拇指按壓住針尖，右手將針垂直抖提3～5次出針，針刺提退過程約10～15分鐘。針後平臥3小時。20天左右治1次，3次為1個療程。

（五）電針療法

1. 取穴　主穴：中脘、胃上、提胃、氣海。配穴：足三里、內關、脾俞。胃上穴位置：下脘穴旁開4寸。提胃穴位置：中脘穴旁開4寸。

2. 治法　以主穴為主，每次選2～3次，年老體弱者加足三里、脾俞，噁心嘔吐加內關。氣海穴直刺1.0～1.5寸，中脘、胃上、提胃均向下呈45°角斜刺1.5～2.0寸。接通間動電療機，負極接中脘穴，正極分5叉，分別接雙胃上、雙提胃及氣海，用疏密波，通電量以患者腹肌出現收縮和能耐受為度，每次約持續刺激20～30分鐘。如無間動電療儀，可用一般市售電針儀，採用斷續波或疏密波。為加強療效，可用維生素B_{12} 100mmg（1ml）或苯丙酸諾龍1/3支（25mg/1ml），穴位注射足三里（上述係每穴用量）。電針每日1次，穴位注射可隔日1次。電針12次為1個療程（穴位注射6次），療程間隔3～7天。

（六）頭針療法

1. 取穴　主穴：胃區。配穴：足三里、中脘（均為體穴）。

2. 治法　主穴每次必取，28號1.5寸毫針從髮際快速刺入，沿皮下或肌層撚轉進針2mm，持續撚轉3分鐘，撚轉頻率為200次／分左右，留針15～30分鐘，每隔5～10分鐘以同樣手法運針1次，每日針1次，配穴隔日1次，2穴均取，針刺得氣後施補法。12天為1個療程。療程間隔3～5天。

痛　風

概　述

痛風是指由於嘌呤代謝紊亂所致的疾病，以男性為主，其臨床特點為高尿酸血症。原發性痛風最先出現的是急性痛風性關節炎，起病急驟，好發於下肢關節，是尿酸鹽在關節滑膜、結締組織內沉積而引起的炎性反應。使關

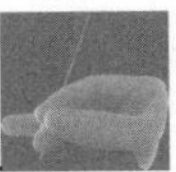

節腔及周圍軟組織出現明顯紅、腫、熱、痛和關節活動受限。常反覆發作、易形成痛風石性慢性關節炎和關節畸形，易累及腎臟。

中醫將其歸為「骨痹、熱痹」範疇。

辨證分型

1. 濕熱流注

關節劇痛，常在飲酒、食膏粱厚味之後，夜間突然發病。局部紅腫灼熱，喜冷，伴發熱、心煩、失眠、舌紅苔薄黃，脈滑數。

2. 瘀血阻絡

關節疼痛，時輕時重，夜間尤甚，局部腫脹，或畸形，活動受限，面晦暗，舌有瘀斑，苔薄白，脈弦澀。

辨證施治

【治則】

清熱化濕，活血散瘀，消腫止痛。

【取穴】

主穴：阿是穴（主筋結穴），**配穴：**崑崙、太衝、照

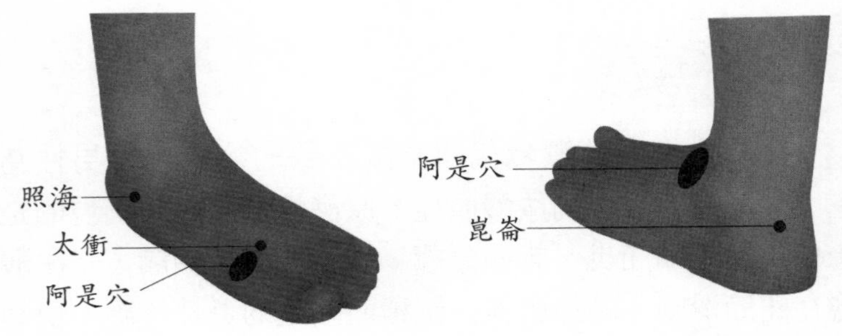

海穴。

主筋結穴為關節紅腫熱痛明顯處（多在趾、踝、膝關節處），次筋結穴多在崑崙、太衝、照海穴附近，也有見於陰、陽陵泉附近者。

【操作】

皮膚常規消毒。首先，用微火針可在筋結穴（紅腫熱痛明顯處）快速散刺數針，使漿性滲出物排出，此時可伴隨出血，讓其盡出；然後在崑崙、太衝、照海穴處用微火針快速點刺，儘量點刺穴位附近靜脈血管使血液流出，待自行血止。待消毒後敷創可貼。

若病久者，可以參考「類風濕性關節炎」的華佗夾脊穴火針點刺法，用以配合治療。

【按語】

局部微火針散刺，以溫熱之火力，驅散熱、濕之邪，消散病灶瘀結，消腫止痛迅速；崑崙、太衝、照海穴合用，採用微火針放血療法，擅長疏通氣血，清利足踝部濕熱瘀阻，透達四肢，濡養筋骨，通利關節，散寒除濕，是作者多年臨床經驗用法。

名家驗案

毛某，男，62歲，離休幹部。1995年4月5日初診。主訴：左踝關節反覆疼痛20餘年，加重1天。經外院診斷為痛風。症見：顏面蒼白，呻吟不已，急性痛苦面容。臨床檢查：左踝關節內外兩側均見紅腫，局部腫脹，疼痛拒按，左第一蹠趾關節處可見一長約1.5cm之手術痕。實驗室檢查：血尿酸881.2 μ mol / L。

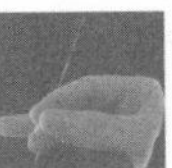

診斷：痛風。

治則：局部常規消毒後，中火針速刺痛處，針後患者疼痛大減，次日再診，再行火針治療1次而痛消（許豐敏·醫案選輯〔J〕.中國針灸，1997，2.）。

中醫百家

（一）綜合療法

1. 取穴　主穴：阿是穴、三陰交、丘墟、太白、太衝、內庭。配穴：趾部加大都，踝部加商丘，膝部加犢鼻。阿是穴位置：紅腫處。

2. 治法　主穴為主，每次取3～4穴，據發病部位加配穴。阿是穴用梅花針叩刺，紅腫甚者叩刺出血，局部腫脹不顯者，叩至局部潮紅，其他穴位用28號1.5寸毫針，刺之得氣後，施提插捻轉手法或急性期用瀉法，恢復期平補平瀉法。留針30分鐘，每隔10分鐘施手法1次。每日1次。加服中藥：防己3g，生黃蓍12g，白朮12g，桑枝15g，忍冬藤30g，牛膝12g，木瓜18g，地龍12g，白芍15g，桑寄生18g，全蠍4條，蜈蚣2條。後兩種焙乾研細末，分2次沖服。上藥每天1劑，水煎分2次內服。針刺服藥均以7天為1個療程，一般需治療2個療程。

（二）體針療法

1. 取穴　主穴：分兩組。①足三里、陽陵泉、三陰交。②曲池。配穴：分三組。①內踝側：太谿、太白、大敦；②外踝側：崑崙、丘墟、足臨泣、束骨。③合谷。

2. 治法　病變在下肢，均各取第①組；在上肢各取第②組。以主穴為主，據部位酌加配穴。以1.0～1.5寸28號毫針刺入，得氣後採用撚轉提插補瀉手法；急性期用瀉法，恢復期用平補平瀉法，均留針30分鐘。每隔10分鐘行針1次。每日或隔日1次，7～10次為1個療程，療程間隔3～5天。

（三）刺血療法

1. 取穴　主穴：分兩組。①阿是穴、太衝、內庭、對應點。②曲池、陽池、陽谿、太衝、丘墟、太谿、陽陵泉、血海。阿是穴位置：紅腫熱痛最明顯處。對應點位置：健側手部阿是穴的對應部位。

2. 治法　每次取一組，二組可交替應用，亦可單用一組。第①組每次均取，僅取患側穴；第②組每次取2～3穴，交替選取，其中除陽池、太谿、血海取患側外，餘均取雙側。

第①組穴刺法：先用三棱針點刺阿是穴，放血數滴，然後以26號1.5寸毫針刺對應點1針，患側太衝、內庭及以15°角三針圍刺阿是穴（此三針針尖指向三棱針放血處），使用瀉法，留針30分鐘。

第②組刺法：在所選穴區先用手指拍打數次，使局部充血，行常規消毒，押手按壓穴位兩旁，使皮膚繃緊，以小號三棱針快速點刺穴位，深度視腧穴而定。擠壓出血，部分穴中加拔火罐，出血量以3～10mL為宜。消毒局部，並加敷料包紮固定。

上述兩法每週治療1～2次，3～7次為1個療程，療程

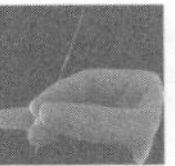

間隔1週。

（四）火針療法

1. 取穴　主穴：內庭、陷谷。

2. 治法　在患足下墊5～7層草紙。內庭、陷谷2穴行碘酒、酒精常規消毒後，將細火針在酒精燈上燒至由紅轉白亮後對準穴位速刺疾出，深度為1寸左右，每穴刺1～3針。出針後即有暗紅色血液從針孔噴出，待出血量達10～20mL後方可止血。每週治療1次。保持針孔乾燥清潔。

（五）刺血拔罐療法

1. 取穴　主穴：阿是穴。阿是穴位置：紅腫明顯處。

2. 治法　令患者取臥位，將阿是穴消毒，用七星針重叩至皮膚出血，注意：要將紅腫處全部叩遍。立即加拔火罐，小關節處可用去底磨平之青黴素小瓶以抽氣法拔之，等瘀血出淨，取罐，用乾棉球擦去瘀血。每處每次宜拔出瘀血5～10mL為宜。每週2次，4次為1個療程。

（六）針刺加指針療法

1. 取穴　主穴：阿是穴。阿是穴位置：痛風石所在的部位。痛風石多為隆起結節，小如芝麻，大似雞蛋，好發於耳輪、趾、指及肘部等處。

2. 治法　尋得阿是穴後，自痛風石的基底部從左右前後方向刺入4針，再沿痛風石正中與刺入痛風石基底部針垂直方向刺入1針，採用提插捻轉法，得氣後留針20分鐘。起針後以拇指用一指禪手法推患部，同時採用按壓擠揉法，時間為15分鐘。隔日1次，5次為1個療程。

面神經癱瘓

概　述

面神經癱瘓又叫歪嘴巴、口眼喎斜或面癱，亦可稱為面神經炎。有周圍性和中樞性之別，這裏僅介紹周圍性面癱，是指原因不明、急性發病的單側周圍性面神經麻痹，屬常見病。

現代醫學亦稱Bell麻痹，是莖乳突孔內急性非化膿性炎症所引起的一種周圍性面神經炎。

病因病機

本病多為外感風寒之邪上擾頭面空竅，引發頸後上方的疼痛、緊張，以致筋脈失養，風痰阻塞頭面而發。

臨床表現

本病任何年齡均可發生。病初可有耳後或乳突區的疼痛、緊張，1～2天出現面部表情肌的癱瘓，3～4天達高峰。患者在洗漱、照鏡子時發現面肌不適，或是進食時食物滯留頰齒之間，自查可見口喎斜而就診。表現為一側的面部表情肌癱瘓，額紋減少或消失、不能皺額蹙眉、眼裂不能閉合或閉合不全。鼻唇溝變淺、口角下垂，露齒時口角歪向健側；因口輪匝肌癱瘓，鼓氣或吹口哨時漏氣；又

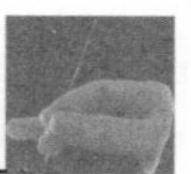

因為頰肌癱瘓，食物易滯留於病側的齒頰之間。

辨證施治

【治則】

祛風通絡，活血養筋。

【取穴】

第1組：主穴取患側鼻唇溝處。配穴取風池、絲竹空（均患側）、合谷（健側）、牽正（患側）。

第2組：主穴取下關（患側）。配穴取迎香、太陽、地倉（均患側）、內庭（健側）、翳風（患側）。

【操作】

面部常規消毒。隔1日換1組，用微火針，快速點刺，不留針。第1次：風池、絲竹空，點刺1～2針，深度0.2～0.3寸，合谷、牽正穴用毫針針刺，深度0.3～0.5寸，針刺合谷時使針感上傳，針牽正時使針感放散面部；沿患

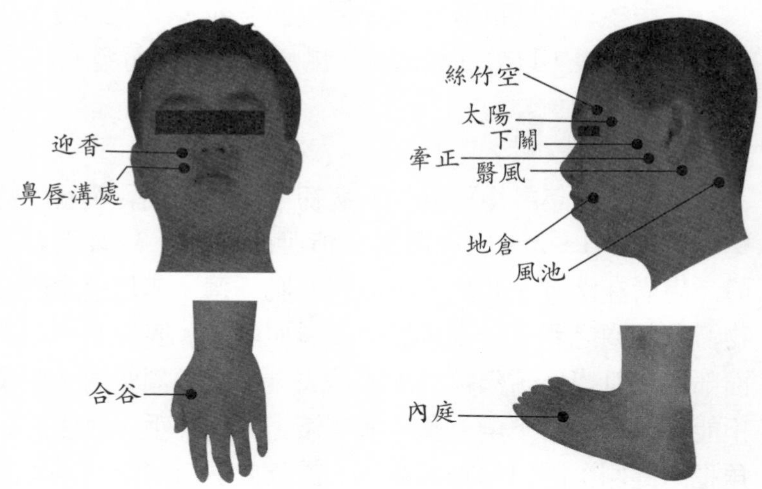

側鼻唇溝處連續點刺3針，深度0.1寸。

隔1日：內庭、下關、地倉、迎香、翳風穴，每穴點刺1～2針，深度0.1寸，太陽穴點刺深度0.2～0.3寸，不留針。

> 面癱早期3天內，患側翳風禁用。可用健側翳風，用毫針針刺，使針感放射面部。

【按語】

用溫熱之微火針點刺面癱之相關穴位，疏散面部風寒邪氣，使面部氣血暢通，經筋得到濡養。合谷，乃手陽明經原穴，善治頭面疾病；內庭，乃足陽明經滎穴，亦善能驅風解表，疏通顏面氣血；牽正乃經外奇穴。

中醫百家

（一）針罐療法

1. 取穴　主穴：分兩組。①阿是穴。②地倉、頰車、太陽。配穴：睛明、承漿、聽會、大迎、絲竹空。阿是穴位置：顴髎穴下後方1寸許。

2. 治法　主穴每次用1組，交替輪用。配穴為透針所到之止穴，據主穴需要而定。第①組阿是穴，以28或30號毫針進3針，分別自皮下透向睛明、地倉、頰車，施捻轉手法，平補平瀉，運針1～2分鐘後，出針，然後在針處拔火罐10～15分鐘。第②組，在患側地倉進2針，沿皮透刺至承漿；再從頰車進針2支沿皮透刺到聽會和大迎穴；

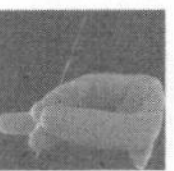

太陽進針2支，沿皮透刺至絲竹空和四白穴，留針20分鐘。上述2組均為隔日1次，15次為1個療程。平時囑患者自行按摩患部。

（二）溫針療法

1. 取穴 主穴：下關。配穴：頰車、地倉、顴髎、太陽、四白、迎香、陽白、水溝、承漿、牽正。

2. 治法 主穴必取，酌加配穴3～4穴，交替輪用。下關穴取患側，以28號毫針深刺得氣後，針柄上置一1寸長之艾條段，距皮膚約1寸，點燃灸灼，以患者感溫熱為度，待艾段燃盡出針。備用穴採用針刺或透刺之法。下關穴溫針，也可用95%酒精中浸過之棉球，燃著後燒針，熱度以患者能耐受為度。第一療程每日1次，共針10次，停針3～5天，繼續下一療程，改為隔日1次。

（三）體針療法

1. 取穴 主穴：地倉、水溝、顴髎、四白、太陽、絲竹空、翳風、睛明。配穴：合谷、內庭。

2. 治法 每次選主穴4～5穴，配穴1穴。面部穴可用透刺法，據透刺之兩穴間距離選針。並以針尖到達止穴後再刺入0.3寸左右為宜。進針時，宜迅速點刺破皮，然後慢慢送針，不可提插捻轉，針身與皮膚成10～15°交角，針尖指向止穴。可用左手拇指或食指貼附在皮膚上，感覺針尖和針身的位置、方向和深淺。最佳者應將針身置於肌纖維之間，但不可過深。配穴宜直刺，用小幅度振顫法，使得氣明顯後留針。均留針20～30分鐘。在留針期間行針

1～2次，施捻轉法，平補平瀉。每日或隔日1次，10次為1個療程，療程間隔5～7天。

（四）電針加穴位紅外線照射療法

1. 取穴　主穴：陽白、下關、地倉、口禾髎、魚腰。配穴：翳風、合谷。

2. 治法　主穴每次取3～4穴，酌加配穴。先以毫針刺，提插結合捻轉手法持續1分鐘後，即接通電針儀，用疏密波，強度以面部肌肉出現輕微抽動為宜，刺激15～20分鐘。取針後，用紅外線燈照射，燈與皮膚距離為31～40cm，照射時間約15～20分鐘。

為防止紅外線損傷眼睛，照射前，宜以3cm × 3cm紗布數層將患者雙眼蓋住。在照射過程中，要調整燈距，以免灼傷皮膚。亦可電針後，留針照射。照射完畢出針，再按摩10～15分鐘。隔日1次，5～7次為一個療程，停針3～5天再作下1個療程。

（五）葦管器灸療法

1. 取穴　主穴：阿是穴。阿是穴位置：患側耳道口。

2. 治法　先應製作葦管器這一灸具。施灸時，令患者取臥位，將純艾製成半個花生米大小的艾炷，放在葦管器半個鴨嘴形處，用線香點燃後，將膠布封閉葦管器內端插入耳道內。施灸時，以耳部感到溫熱為度，一般皮膚溫度約升高2～3℃，每次灸3～9壯。每日1次，10次為1個療程，療程間隔3天。

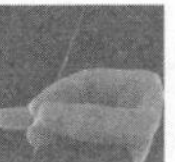

（六）綜合療法

1. 取穴　主穴：分3組。①夾脊頸1～7，地倉、四白、陽白、下關。②臼間、糾正。③上2（腕踝針穴）。配穴：攢竹、迎香、翳風、合谷、足三里。臼間穴位置：口腔內後壁，上下臼齒咬合線上。糾正穴位置：手小指尺側指掌關節橫紋頭赤白肉際處。

2. 治法　主穴每次可取1組，亦可2組或3組綜合取用。療效不滿意時，可酌加或改用配穴。第1組穴操作法：先取體穴2～3個，行透刺法，法同前述。在留針期間，以皮膚針叩刺夾脊頸1～7，包括督脈及椎旁，反覆以中等度手法叩刺3～5遍，然後用艾條溫灸至穴區潮紅。第2組穴，針尖朝向屏間切跡底水平線進針，針深約2寸，提插2～3次，得氣後即予出針；糾正穴可用28號毫針深刺，透合谷穴，略作捻轉，使針感強烈後出針。患側頰內黏膜如有瘀血，可用消毒三棱針點刺出血。第3組上2區，相當於內關穴而稍低些。用32號毫針2寸長，成30度角速刺入皮內，進後，放平針體，使針尖向肘部並與前臂平行，在皮下緩緩送入1.5寸左右後，患者應無疼痛或酸麻脹等感覺，留針30分鐘。第1、2組穴宜隔日1次，第3組穴可每日1次。15次為一個療程，療程間隔3～5天。

（七）刺血療法

1. 取穴　主穴：為口腔內黏膜刺區，共3個。後區：患側大臼齒對側；中區：串側小臼齒對側；前區：患側上下犬齒對側。

2. 治法　每次可選定一個刺區。上部病變較重者取後區，中部病變較重者取中區，下部病變較重者取前區。如病程短者，可探尋得口腔黏膜的麻痹區或硬結處。治療時，先令患者用溫鹽水漱口，清潔口腔，再以消毒之鈹針（如無鈹針可用手術刀代替）在選好之刺區，對口腔黏膜劃割，做斜切口，長1.0～1.5cm，深0.1～0.3cm（小兒酌減）。然後用拇指與食指、中指按摩擠壓，並以壓舌板向下刮血，體壯多出，體弱少出，直至血色鮮紅為止。術後以5%鹽水棉塊蘸少許白糖敷貼刺血處。上法每日或隔日施行1次。

操作時應嚴格消毒，有出血傾向者及孕婦禁用本法。

三叉神經痛

概　述

三叉神經痛是指三叉神經分佈區內反覆出現的陣發性短暫劇烈的疼痛。臨床上患者多以突發性的劇痛為特徵，常無明顯預兆，痛時有的呈針刺樣、電灼樣、刀割樣或撕裂樣的劇烈跳痛，嚴重者常伴有面部肌肉的反射性抽搐，甚至口角歪向一側。早期突發驟停，是本病的特點之一。

病程可呈週期性發作，常在春季或冬季發病，發病後

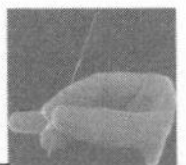

可持續數年。

疼痛多為一側性，少數可為兩側性，以第2支（眶下神經）疼痛為多見，第3支（下頷神經）次之，第1支（眶上神經）最少見。疼痛時有特別的敏感區（稱「扳機點」或「觸發點」），稍加觸動即可引發，以口唇周圍、牙齒、牙齦、頰部等處較為常見。

體格檢查發現三叉神經痛患者一般都患有頸椎病，頸椎2、3、4椎體錯位，棘突偏歪，椎旁壓痛，並呈結節狀或條索狀改變。治療時注意手法整復頸椎。

病因病機

本病多因外感風寒侵襲陽明筋脈，筋脈氣血凝滯，運行不暢而發；或外感風熱，熱毒浸淫顏面，傷及筋脈而發。

辨證分型

1. 風寒證

痛處遇寒則發或加重，多在秋後發病，苔白，脈浮緊。

2. 風熱證

多在春夏或感受熱邪之後發病，痛處灼熱，苔黃膩，脈數。

辨證施治

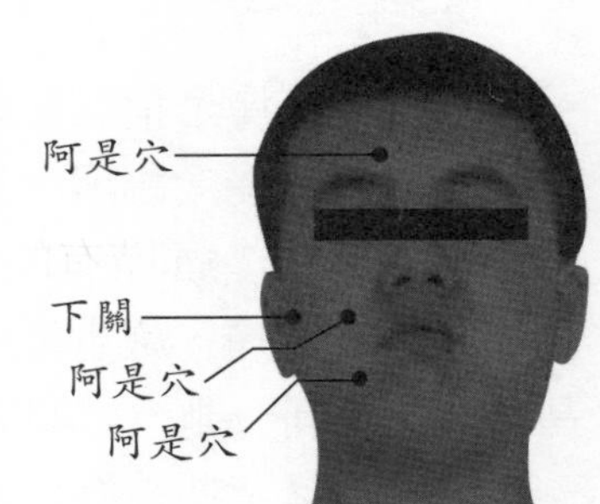

【治則】

驅風袪邪，通絡止痛。

【取穴】

主穴：阿是穴、下關穴。

配穴：風寒證取合谷穴，風熱證取內庭穴。

阿是穴在疼痛最明顯處。

【操作】

用微火針快速散刺疼痛最明顯處（阿是穴），一般3～4針左右，刺透皮膚即可，不留針；下關穴，微火針點刺1～2針，深度0.8～1.0寸，不留針。合谷、內庭穴用微火針點刺或用1寸0.25mm毫針捻轉瀉法，留針30分鐘，中間隔5分鐘行針1次。

【按語】

疼痛突出明顯處，風熱、風寒之邪多聚於此，火針快速散刺該處能迅速疏散之，使顏面氣血暢通；下關穴，面部陽明經之大穴，善通顏面氣血。合谷穴善治顏面諸疾，祛風散寒止痛（下頷疼痛），內庭善治顏面諸疾，祛風清熱止痛（眶下疼痛）。

驗　案

周某，女，56歲，本礦職工家屬，1995年8月25號就診。自述面部發作性掣痛3日，諸藥治療不效。近期來疼痛尤劇，坐臥不寧，連吃飯、刷牙都不行。檢查疼痛部位為左側面部Ⅱ、Ⅲ支等神經分佈區域。

臨床診斷為三叉神經痛。

選穴用聽宮、率谷、下關、翳風及所屬患支疼痛處。將火針置酒精燈前燒至白亮，迅速刺入上述穴位或部位，當即疼痛即刻緩解，經治2次臨床告癒（陳偉・火針治療三叉神經痛19例〔J〕. 實用中醫藥雜誌，1996，1。）

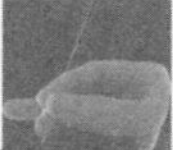

效驗法：在臨床實踐中，筆者對於風熱證火針後多在下關處加刺血拔火罐療法，療效更佳。

中醫百家

（一）電針療法

1. 取穴　主穴：第Ⅰ支痛：魚腰、攢竹；第Ⅱ支痛：四白、下關；第Ⅲ支痛：地倉、顴髎。配穴：陽白、水溝、承漿、迎香。

2. 治法　據疼痛之神經支選穴，加取配穴2穴，均患側。針刺得氣後，接通G6805電針儀，採用可調波，頻率150～600次／分，強度以患者耐受為度。留針通電20～40分鐘。留針期間，根據患者感應，略增大電流量1～2次，以維持重、脹、麻針感。每日1次，重者日可2次。

（二）挑治療法

1. 取穴　主穴：下關、翳風、風池。配穴：三叉神經第Ⅰ支痛加魚腰、攢竹、陽白、印堂，第Ⅱ支痛加四白、巨髎、顴髎、太陽，第Ⅲ支痛加頰車、承漿、地倉、人迎。

2. 治法　每次選主穴1個，配穴2～3個。常規消毒後，局部麻醉。取消毒三棱針1支，右手持針靠近穴區，左手食指輕輕將皮膚向針尖方向一推壓，使針尖穿透皮，並作縱行挑破一0.2～0.3cm口子，再向下把皮下白色肌纖維挑斷，直至肌纖維挑盡為止。消毒後覆蓋創可貼。1穴挑完後再挑治第二穴。每隔7天挑治1次，10次為1個療程。

（三）穴位注射療法

1. 取穴　主穴：第Ⅰ支痛：魚腰、陽白；第Ⅱ支痛：四白、迎香、翳風；第Ⅲ支痛：地倉、頰車、迎香。配穴：太陽、阿是穴、風池、合谷。阿是穴：係指觸發點（扳機點）。

2. 治法　藥液：654–2注射液或當歸注射液。每次取患側主穴為主，酌加1～2個配穴。用5號齒科針頭刺入，待有觸電樣感或其他形式針感時，略退針，緩慢注射654–2注射液，每穴5～10mg。或當歸液6ml。每日1次，發作不頻繁者，隔日1次。10次為1個療程。

（四）體針療法（1）

1. 取穴　主穴：魚腰、四白、下關。配穴：夾承漿。

2. 治法　第Ⅰ支痛，取魚腰。針法：從魚腰斜向下方刺入0.3～0.5寸，待有觸電樣針感傳至眼及前額時，提插20～50次。第Ⅱ支痛，取四白。針法：從四白斜向上方約45o角進針。刺人0.5～0.8寸，待有觸電樣針感傳至上唇與上牙等處時，反覆提插20～50下。第Ⅱ與第Ⅲ支或第Ⅲ支痛，取下關。針法：直刺進針1.5寸深左右，當有觸電樣針感傳至舌或下頜等處時，提插20～50次。

如下關治療效果不明顯可加取夾承漿。針法：從夾承漿斜向前下方約30°角進針，刺入0.5寸左右，待有觸電樣針感傳至下唇時，提插20～50次。上述穴位，均取患側。

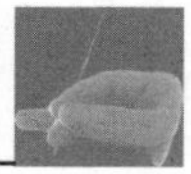

如未能獲得所要求針感，應細心調節針刺方向及深度，直到滿意為止。一般隔日1次，10次為一個療程。症情重者可根據情況每日1次。

（五）刺血療法

1. 取穴　主穴：分兩組。上星、百會、五處、承光、通天、絡卻。前頂、百會、（頭）臨泣、目窗、正營、承靈。

2. 治法　每次取1組穴，兩組穴交替使用。局部消毒後，用三棱針點刺穴位出血，每次每穴出血1～5滴，如不出血可用兩手拇指、食指擠壓局部出血。每週治療2次，10次為1個療程。

（六）體針療法（2）

1. 取穴　主穴：聽宮、合谷。配穴：眼支加魚腰，上頜支加顴髎，下頜支加下關、頰車。

2. 治法　患者仰臥位，患側向上，選用30號2寸毫針，先閉口取穴，快速直刺患側聽宮6～8分，提插平補平瀉，使酸麻脹感向面部放射。囑患者慢慢張口，在穴位四周斜刺或平刺3～5針，每針均有酸麻脹或觸電感。留針30～60分鐘，間隔10分鐘運1次。餘穴均每穴1針，捻轉瀉法，留針時間及間隔運針同上。每日1次，7次為1個療程，療程間隔3天。

（七）全息針療法

1. 取穴　主穴：第二掌骨橈側近指掌關節處。

2. 治法　藥液：當歸寄生注射液。取雙側穴區，先以拇指按壓，在壓痛最明顯處，將當歸寄生注射液作穴位注射。注射時用5號齒科針頭，沿第二掌骨近指掌關節橈側略斜刺入，待探測到有較強的得氣感後，每穴注入藥液2mL，3天注1次，10次為1個療程。

（八）拔罐療法

1. 取穴　主穴：第Ⅰ支痛：太陽、陽白；第Ⅱ支痛：顴髎、四白；第Ⅲ支痛：夾承漿、口禾髎。配穴：風池、合谷。

2. 治法　根據病變的分支，每次取1～2穴。以三棱針在穴位上快速點刺2～3下，以刺入皮下為度，繼以閃火法或抽吸法在該部位拔罐，留罐5～10分鐘，一般以每穴出血1～2mL為宜。同時，應注意觀察，拔罐處須出現紅暈（但不現瘀斑）。起罐後，可針刺配穴。風池穴，針尖向對側眼球方向刺入1寸，使針感向頭頂或前額放散；合谷穴，針尖向心，刺入1寸，使針感向肘部放射。均用強捻轉手法。上述操作，隔日進行1次。10次為1個療程。

頭　痛

概　述

頭痛是一種最常見最普通的自身感覺症狀，引起頭痛的原因多種多樣，頭痛患者多有頸部不適感（酸、麻、

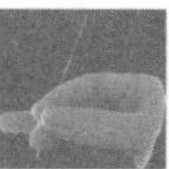

脹、痛、沉、緊等）、頸椎及小關節移位、頸椎旁有壓痛點，久病者可觸及條索狀或硬結狀反應物。疼痛的性質大多為牽拉痛，有時為鈍痛或刺痛，常伴有出汗、眩暈、心悸、噁心嘔吐，走路步態不穩，耳鳴、聽力下降、視力減退等，嚴重者還可伴有同側上肢疼痛或麻木。

現代醫學

現代醫學中的不明原因頭痛、血管神經性頭痛、三叉神經痛等症，可歸屬於本證範疇。

病因病機

中醫將頭痛分為外感與內傷二因。

外感多為風、寒、濕、熱之邪（以風邪為主），自表侵襲經絡，上犯巔頂，阻遏清陽之氣；若風挾寒邪，則寒凝血滯，絡道受阻，血鬱於內而發為頭痛；若風挾熱邪，則火熱上炎，侵擾清空，氣血逆亂而頭痛。

內傷頭痛，多與傷及肝、脾、腎有關，其急性者，常為肝氣鬱結，化風化火，循肝膽之經上擾頭面，引致偏頭痛。

辨證分型

1. 外感頭痛

如為風寒外感，痛有定處，如錐如刺，惡風畏寒，遇風尤劇，甚則頭皮腫塊暴起，口不渴，脈浮緊，苔薄白；如為風熱外感，頭痛而脹，甚則頭痛如裂，發熱惡風，面紅目赤，口渴引飲，便秘尿赤，脈象浮數，舌紅苔黃。

2. 偏頭痛（內傷）

現代醫學認為多因為發作性血管舒縮功能障礙以及某些體液物質暫時改變所引起的疼痛，病因尚不明。

其痛驟發，痛勢急劇，不定左右，可連及眼、耳，痛止則如常人，反覆發作，脈弦實有力，舌質紅，舌苔黃。

辨證施治

（一）外感頭痛

【治則】

疏風散寒，活血止痛。

【取穴】

主穴：阿是穴（主筋結穴）。**配穴：**風池、合谷。頭頂疼痛取加百會，前頭痛取太陽，後頭痛取天柱、後谿；分型取穴：風寒取風門，風熱取大椎。

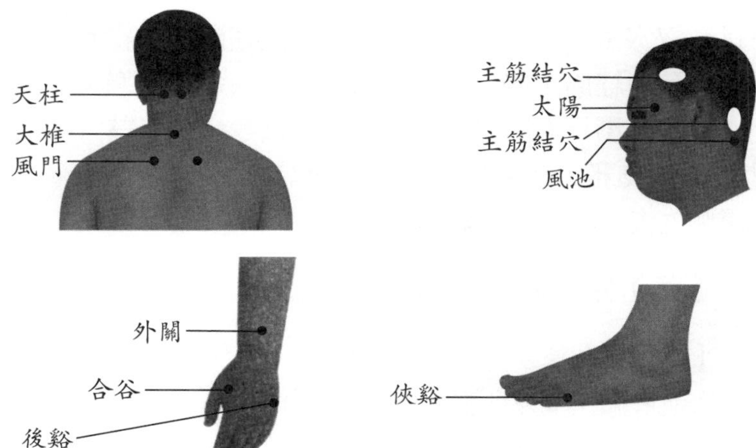

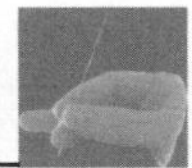

主筋結穴在疼痛最明顯處，次筋結穴多在風池、太陽、百會、風門等處。

上述穴位。根據頭痛證型及所屬部位配合選用。

【操作】

皮膚常規消毒。用微火針快速點刺上述穴位，針刺深度約在0.1～0.5寸左右，每穴點刺2～3下，背部腧穴可用火罐拔之。筋結穴可以適當多點幾下，如能出血更加。合谷、後谿穴，也可以用1寸0.25mm毫針針刺，撚轉瀉法，可留針15～30分鐘。治療後保護好針孔。未癒，隔1～2天再治療1次。

【按語】

本病「筋結穴」所在，多是病邪結滯經筋之處，針之以疏通局部氣血。風池穴屬足少陽經並且通於陽維脈，又位於頭側，故風池穴乃頭部驅風散寒、清熱解表之要穴。合谷穴屬足陽明經，乃清除頭面頸部諸邪，解表散瘀止痛之要穴。因頭為諸陽之會，頭痛部位不同，屬經亦不同，所以，取穴需按部分經，遠近相配，重在疏通各經瘀滯之經氣，疏理經筋，取「通則不痛」之意。病屬風寒，加風門穴，該穴屬足太陽膀胱經，太陽主周身之表，該穴可散風寒，解表邪；病屬風熱，加大椎穴，該穴屬督脈，為「陽脈之海」，能泄風熱，驅陽邪。

（二）偏頭痛（內傷）

【治則】

清泄肝膽，通絡止痛。

【取穴】

主穴：阿是穴（主筋結穴），**配穴：**取風池、外關、俠谿。

主筋結穴在疼痛最明顯處，次筋結穴多在風池、頭維、百會等處。

【操作】

用微火針快速點刺上述穴位，針刺深度為0.1～0.5寸，每穴點刺2～3下。筋結穴處可以適當多點刺幾下，如能出血更佳。外關、俠谿，也可以用1寸0.25mm毫針針刺，捻轉瀉法，可留針15～30分鐘。

【按語】

本病「筋結穴」所在，多是病邪結滯經筋之處，針之以疏通局部氣血。風池穴屬足少陽經，善於驅除偏頭風寒、風熱。偏頭痛發病於少陽經經筋之上，取外關，最能清肝膽之風火，疏局部之經氣，為治偏頭痛之要穴。取膽經之俠谿，平降肝膽之亢火，可立止偏頭痛。

驗　案

王某，女，27歲。1992年4月18日初診。自述發作性頭痛10餘年，頭痛加重1週。以右側為甚，常伴目眩、失眠。經中西藥物治療能不同程度緩解頭痛，但難痊癒。近日連續勞作後頭痛加重，影響睡眠、工作。舌淡紅，苔薄白，脈細弦。

診斷：少陽經頭痛。

取穴：絲竹空透率谷（右側）、合谷、列缺、足臨泣。

操作：毫針行右側絲竹空透率谷，以局部酸脹為度，再

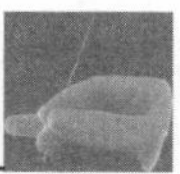

刺合谷、列缺、足臨泣。

3診後頭痛緩解，但如往日，隱痛難除。復行右側懸顱、懸厘、率谷。通天、承光、百會穴用火針點刺，2次後頭痛完全消失，自覺頭腦清爽。2個月後家訪，頭痛未發作。

效驗法：在頭部尋找疼痛最明顯處，散刺放血。血流出後，頭痛立止。

【古籍輯錄】

《衛生寶鑒》：用頭頂放血之法治療風痰引起的偏頭痛。《針灸大成・卷九》：「正頭大痛及腦頂痛：百會、合谷、上星。……諸陽聚會頭上，合用先補後瀉，宜補多瀉少，其病再發，愈重如前，法宜瀉之，無不效也。復針後穴。眞頭痛，旦發夕死，夕發旦死，醫者當用心救治，如不然，則難治。神庭、太陽。又取八脈穴中的公孫、外關、列缺三穴，並配合不同穴組，以治療各種不同的頭痛。」

中醫百家

（一）體針療法

1. 取穴　主穴：翳風、絕骨。

2. 治法　每次取1穴，效不顯時可兩穴同取。

翳風穴針法：局部消毒後，右手持針沿下頜角與乳突之間進針，向對側乳突深刺1.5～2.0寸，以捻轉為主結合提插，使針感（多為酸、麻、重、脹）向咽喉或舌根部放射。針感不明顯者，可通以電針儀，連續波刺激。

絕骨穴針法：進針2寸左右，以捻轉結合小幅度提插，使針感向上傳導。均留針20分鐘。每日1～2次。

（二）針刺四關穴療法

1. 取穴　主穴：四關穴（合谷、太衝）。陽明頭痛配印堂（或印堂透攢竹），少陽頭痛配太陽（或太陽透率谷），厥陰頭痛配百會，太陽頭痛配風池（或透刺風池），全頭痛則加刺印堂、風池；兩個部位併發者，則同肘針刺相應部位的配穴。

2. 治法　患者取仰臥位，將穴位常規消毒，先用26號2.0寸毫針，快速垂直刺入四關穴皮下，得氣後，行提插捻轉手法，使針感向四周擴散或沿經傳導，強度和頻率以患者能耐受為度。再選26號1.0～2.5寸毫針針刺配穴，得氣後，行捻轉術，使局部產生明顯的酸、麻、脹或向周圍擴散等針感。留針25分鐘，其間用雙手如上法循環行針1次。每日治療1次，10次為1療程。

（三）梅花針療法

1. 取穴　主穴：頭部壓痛較明顯處，或能觸及條索狀物、結節處。

2. 治法　刺激部位：①頭部以前髮際為起點，後髮際

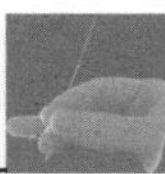

為止點，正中線為軸心，從前向後，兩側各刺激5～6行。注重重點刺激部位。②頸外側部從下頜骨角後方向下至鎖骨外作一連線， 在此線兩側各寬1cm內刺激3～4行。③胸、腰部從第1胸推向下至第5腰椎，以正中線兩側各旁開3～4cm區域刺激3～4行。輔助治療：梅花針刺激後，在耳垂下緣與乳突下緣連線稍下方各拔一小號火罐，胸、腰部從上至下兩側各拔3個中號火罐。治療期間停用其他治療方法，每天施治1次，10次為1療程。

（四）刺血療法

1. 取穴　主穴：太陽。配穴：太衝、印堂。

2. 治法　以主穴為主，效不佳取配穴。太陽、印堂、均以三棱針點刺，刺破靜脈，血止拔罐2～3分鐘。太衝針刺，仰臥取穴，得氣後，以大幅度頻率捻轉提插，行針3～5分鐘，留針15～30分鐘。每日或隔日1次。

（五）全息療法

1. 取穴　取雙側第二掌骨側遠心端一新頭穴。第二掌骨側節肢按全息生物律定為人體的1個較小的一段節肢，裸露於衣袖之外，與其他節肢相比較是最為方便的診治部位。新頭穴壓痛敏感，大多捫及索條狀物，從形態解剖分析，此索狀物並不是神經和血管解剖的體表標誌，正所謂全息律的頭痛應位點或稱全息效應。

2. 點按方法　在新頭穴處，醫者以手指或用有圓突起的筆帽作小圓周運動，進行緩慢揉按，每次3～5分鐘150～200次，強度以有酸、麻、脹、沉感覺為度，左右兩手同時或交替進行，每天2～3次，14天為1個療程。部分病例選用了高頻電按摩器在頭痛應位點上做較強度的按摩，每次10分鐘，每日2～3次，療程同前。

（六）耳穴刺血療法

1. 取穴　主穴：耳背上1/3近耳根部顯露的血管。

2. 治法　取患側，如為雙側頭痛或全頭痛者，可取雙側耳穴。令患者取坐位，術者以拇指、食指在待刺之耳局部輕揉片刻，使之充血，血管顯露，一般可見3條，以中間一條為最佳刺血部位，常規消毒，用三棱針迅速刺破血管並放血5mL左右。可於刺破血管後，任血自流。出血不暢，宜輕加擠壓；出血不止，用消毒紗布按壓止血。15天治療1次，5次為1個療程。

（七）穴位注射療法

1. 取穴　主穴：阿是穴、風池。阿是穴位置：風池穴直上5分。

2. 治法　藥液：維生素 B_{12}（含量0.5mg/mL）。如雙側注射加注射用水1mL。穴位每次僅用1穴，可固定選取，亦可交替使用。阿是穴在按壓時多感到疼痛難忍並向同側目眶或前額傳導。以5號齒科針頭吸入藥液，刺入穴位至有酸脹後，快速注入，每日或隔日1次，3次為1個療程。

（八）眼針加頭針療法

1. 取穴　主穴：上焦區、感覺區（上1/5、下1/5），

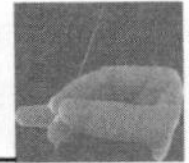

血管舒縮區（上1/5）。配穴：足運感區。

2. 治法 先針眼穴，雙側均取。用5分毫針在距眼眶緣外方2分處，左眼順時針，右眼逆時針橫刺進針至皮下，得氣後留針15～20分鐘，不施手法。繼針頭穴，用1.5～2寸毫針由上向下分段快速刺入頭皮下，然後以＞150次／分的頻率雙手快速持續捻轉3分鐘，每隔10分鐘重複1次，共3次。上法每日1次，10次為1個療程，療程間隔3天。

面肌痙攣

概　述

面肌痙攣又稱面肌抽搐，為一種面部不自主抽搐的病症。多在一側面呈陣發性、不規則抽搐，常因疲倦、精神緊張而加重。起病一般從眼輪匝肌開始，逐漸涉及整個面部。本病中年後多發，常見於女性。本病病因不明，現代醫學對此病尚缺乏特效治法。

中醫將其歸為「面瞤」、「筋惕肉」範疇。

病因病機

外襲風寒，稽留日久，風性主動，寒性收引，筋脈拘急而面痙。

各種原因引起的肝腎陰虧，或勞累過度，耗傷氣血，陰虧於下，陽亢於上而面痙。

辨證分型

1. 風寒稽留證

面部肌肉抽動伴拘急，怕冷，遇寒尤甚，或面肌萎縮，苔薄白，脈弦。

2. 肝風內動、經筋失養證

面肌抽動或跳動伴拘緊，頭痛、眩暈，失眠或勞累後加重，苔薄白，脈滑。

辨證施治

【治則】

祛風散寒，補益氣血，濡養經筋。

【取穴】

主穴：面部經筋抽動處、下關。**配穴：**太衝、太谿（雙側），合谷、內庭、足三里（對側）。酌情加絲竹空穴。

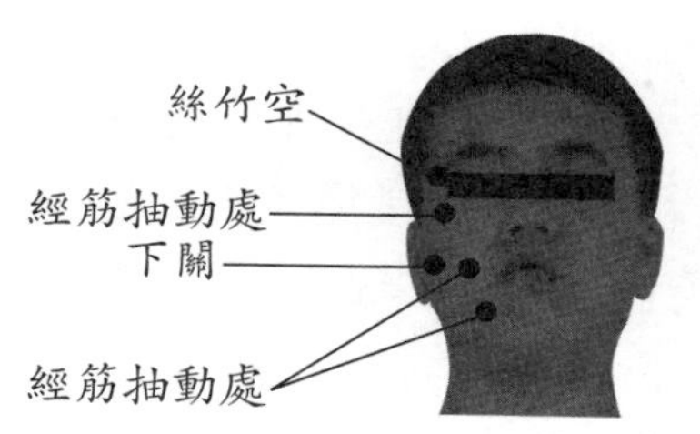

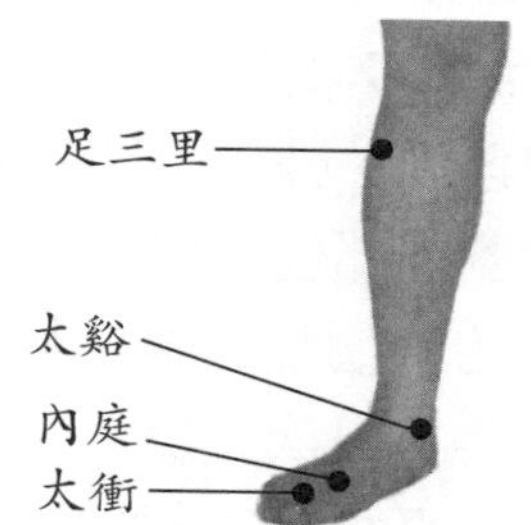

【操作】

皮膚常規消毒。用微火針在經筋抽動處和下關穴快速散刺3針，深度0.1寸。內庭、足三里（對側）用微火針點

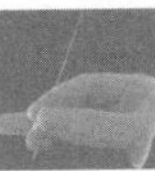

刺2針，深度0.2～0.3寸；絲竹空穴快速散刺3針，深度0.1寸；合谷、太衝、太谿（雙側）用毫針針刺0.5～0.8寸，撚轉提插補瀉手法，留針30分鐘。

【按語】

借火針溫陽之力，疏通氣血、疏散風寒邪氣；重取陽明經穴補益氣血，以濡養顏面經筋；獨取太衝、太谿穴以滋養肝腎、平肝熄風。

名家驗案

路某，女，63歲，工人。主訴：右側面肌抽搐近30年，得於面神經麻痺之後，遇風寒，痙攣次數增多，後因生氣而誘發，且逐年加重，經多方治療罔效。

檢查：痙攣已發展至整個面部，每次抽搐，約5～10分鐘，每日抽搐20～30次，劇烈痙攣時須手重按局部方可制止。不抽搐時口角右歪，右眼裂明顯縮小。素有情緒易波動，急躁。舌質偏紅，苔白邊黃，脈沉弦。

診斷：面肌抽動。

治法：溫經散寒，鎮靜止痙。用「以靜制動法」（體穴取迎香、神門、足三里；耳穴取神門、心、肺）治療，痙攣劇烈部位用細火針點刺。經3次治療後痙攣即明顯減輕，治一個療程後症狀基本控制，休息一週後症狀無反覆。共治23次獲癒。

根據醫者多年臨床經驗以養心安神，培補中焦，榮養經筋為法則，從而達到鎮靜止痙的效果（高立山・臨床醫案〔J〕.中國針灸，1993：3.）。

「以靜制動法」是高立山老師多年臨床經驗的總結。如果針刺手法得當，針刺10分鐘後，患者可出現思睡、咽乾症狀，全身有一種較為舒適的朦朧感時，痙攣就會立即停止。故這組穴稱之為「鎮靜穴」，這種療法則稱之為「以靜制動法」。

中醫百家

（一）神經幹刺法療法

1. 取穴　主穴：阿是穴。配穴：合谷，眼輪匝肌痙攣加魚腰、四白，面肌痙攣加迎香、夾承漿。阿是穴位置：患側耳垂前耳輪切跡與耳垂根連線之中點，或乳突尖前緣下5mm處。其下為面神經交叉點最近處，約在下頜支後緣後約0.5cm。

2. 治法　每次僅取主穴和合谷穴，餘穴據症酌選。先在阿是穴消毒並以2%普魯卡因局麻，取28號2.5～4cm長的毫針（1.0～1.5寸）2根，分別刺入阿是穴和合谷穴。阿是穴要求刺中面神經幹。當刺中時，患者有強烈的觸電感或耳深部疼痛，術者手中有韌性感。此時，將阿是穴和合谷穴接通電針儀，開始時電流不宜過大，頻率不限，以食、拇指出現規律性抽動為宜。當採用提插手法或電針刺激使面神經損傷後，表情肌可出現鬆弛（面癱）。其餘配穴應使針下有酸脹或麻電感。每次針20～30分鐘，每隔5～7天針刺1次。一般針2～3次。如損傷淺表血管，針後可能出現腫脹，數日消退。針後如出現眩暈、嘔吐等併發

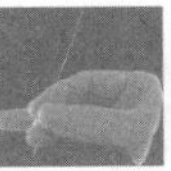

症，休息1～2小時即恢復。

（二）「以靜制動法」配合火針法

1. 取穴　體穴：取迎香、神門、足三里。耳穴：取神門、心、肺。

2. 治法　施術：體穴採用毫針施平補平瀉手法，正氣不足時則補足三里、神門；耳穴用30號1寸毫針直刺穴位，務使針直立方可「得氣」。對有外感風寒史或久治不癒的患者14例，配合火針點刺抽搐劇烈的部位。隔日治療1次，10次為1個療程，療程間休息1週。

（三）穴位埋植療法

1. 取穴　主穴：阿是穴。阿是穴位置：為面肌痙攣之扳機點。

2. 治法　先將患側面部作常規消毒，然後用皮膚針輕輕叩打該側面部，自上至下，自左至右，反覆仔細彈刺。當叩打至某部位，出現針尖一觸，立發痙攣現象時，即在該處埋揿針1支。3天後取掉所埋揿針，繼用前法，尋得阿是穴後再埋針。5次為1個療程，療程間隔7天。

（四）叢刺療法

1. 取穴　主穴：阿是穴。配穴：四白、魚腰、攢竹、迎香、頰車。阿是穴位置：面部痙攣之啟動點。

2. 治法　主穴每次必取，用叢刺法。方法為取30～32號毫針（0.5～1.5寸長）15～30根。淺刺入阿是穴，採取密集排針，或散刺（其間隔為0.5～1cm寬），應使針尖的皮膚突起，形成一個小丘，並使針體懸吊而不下落。配穴則在面肌痙攣附近取2～3穴，亦宜淺刺。留針20～30分鐘，每日1次，10次為1個療程。本法針刺時，患者有輕微痛感，部分患者針刺部位有微微發熱感，或皮膚充血發紅，均屬正常現象。

（五）溫針加拔罐療法

1. 取穴　主穴：地倉（或阿是穴）、後谿、四白。配穴：迎香、人中、承漿、頰車。阿是穴位置：面肌抽動起點（多在嘴角或上下唇的匯合點旁開2cm處）。

2. 治法　用毫針以30°角從主穴地倉或阿是穴向迎香穴方向直透至患側內眼角，進針2.5～3.5寸；地倉向頰車方向透刺2～3寸；從地倉透人中，從地倉透承漿。後谿直刺1.5～2.5寸，最低斜刺透過3/4手掌部分。留針1.5～2小時，用衛生香施灸針尾。取口徑為0.6～1.0寸的小玻璃火罐（或瓶），將麵粉用水和成麵團並搓成麵條貼在罐口，再以投火法，將火罐拔四白穴上，留罐20～30分鐘。隔日1次，10次為1個療程。

（六）體針療法

1. 取穴　主穴：夾承漿透承漿、承漿透地倉，地倉透迎香，顴髎（或太陽）透下關，四白（或攢竹）透睛明。配穴：風寒滯留：合谷透勞宮、太衝透湧泉；陰虛陽亢：復溜透跗陽，神闕。

2. 治法　主穴均取，配穴據症酌加。以28～30號毫針透刺，進針後捻轉1分鐘，留針1～2小時，每20分鐘行針

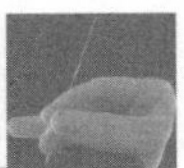

1次；神闕用隔鹽灸3～5壯。隔日1次。5次為1個療程，療程間隔5天。

類風濕性關節炎

概　述

類風濕性關節炎是一種以關節病變為主的慢性全身性自身免疫疾病，病變多表現為多發性關節炎，從四肢末端小關節開始，逐漸累及其他關節。掌指關節和指間關節最常發病，初呈梭狀腫大、疼痛、僵硬，最後易變畸形。

本病可反覆發作，以中年女性最多見。類風濕性關節炎的病因病機尚未完全明確。目前多認為與自身免疫功能紊亂有關。現代西醫學尚無特效療法，多以綜合治療來控制病情。

中醫將類風濕性關節炎歸屬於「歷節病」、「痹證」範疇。

病因病機

《素問・痹論》：風寒濕三氣雜至，合而為痹。

本病中醫認為主要是因正氣不足，感受外邪而致。

辨證施治

【治則】

調和陰陽，補益氣血，疏通八脈。

【取穴】

主穴：華佗夾脊穴（胸椎、腰椎單數或雙數穴各為一組）。**配穴**：八脈交會穴。

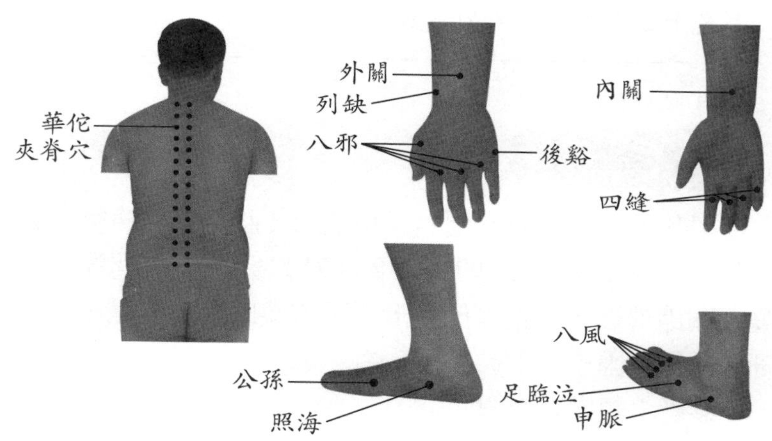

【操作】

皮膚常規消毒。取華佗夾脊穴（胸椎、腰椎單數或雙數穴各為一組），用微火針快速點刺，深度0.3～0.5寸，不留針。隔1～3天換一組施治。而後在背部督脈、膀胱經處用閃罐法拔火罐10～15分鐘，臍腹部閃罐法拔火罐10～15分鐘。餘穴用微火針點刺之，透皮即可。

【按語】

本病主穴取華佗夾脊穴，用微火針之「溫熱之力」，助陽、扶正、固表、祛邪，補益氣血，調和陰陽；八脈交會穴，八穴相互配合，疏通筋脈，增強五臟六腑功能，祛風散寒消瘀而止痛，療效頗佳。局部腫痛處取穴能祛邪扶正，行氣活血，溫通經脈而止痛。

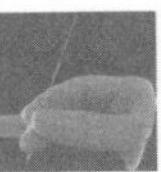

關節疼痛明顯處，可以用微火針臨時靈活性的點刺之。

手足腫痛嚴重者可以適當取八風、八邪，四縫、手足十二井穴微火針點刺或放血。

名家驗案

丁某，女，53歲，因右手指關節及膝關節疼痛屢作10餘年，加重1週。於1991年12月21日入院。夜間痛甚，晨起關節僵硬，手指關節變形，舌質淡暗，苔白膩，脈沉細。類風濕因子（十）。

診斷：類風濕性關節炎。

辨證：痹證日久，氣血方虛，經脈痹阻。

治法：以調和氣血，振奮陽氣，蠲痹通脈。火針取曲池、外關、足三里、大椎，隔日1次，治療半個多月，諸症緩解。復查類風濕因子陰性，血沉降至正常水平，痊癒出院（農澤寧・火針療法的臨床應用〔J〕.中國針灸，1996，11.）。

筆者自設腹部「夾腹穴」：從任脈巨闕至中極穴沿線穴位旁0.5寸是夾腹穴。針刺時微火針針刺深度0.5寸即可。毫針針刺時深度1寸即可。

中醫百家

（一）針灸療法

1. 取穴　主穴：肩貞、肩髃、曲池、合谷、手三里、環跳、風市、足三里、陽陵泉、崑崙、丘墟。配穴：太衝、血海。

2. 治法　一般用主穴，患者體質較壯，發病時間較短，疼痛較著者，針刺宜深，用瀉法，使氣達病所。體質較弱，病程長，反覆發作不癒，宜深刺，平補平瀉，每日針1次，留針20分鐘，15次為1個療程。如關節疼痛，局部發涼， 痛有定處屬寒痹者，加艾灸，灸至局部皮膚潮紅，有溫熱感為度。如關節紅腫熱痛，屬熱痹者，加刺配穴，用瀉法。

（二）麥粒灸療法

1. 取穴　主穴：阿是穴。

2. 治法　先將將艾絨或藥用艾絨搓成如麥粒大小的艾炷，用線香點燃其一端，待火力燃至正旺，急按在患者的痛點上（阿是穴），讓其自滅。此時患者感到很強的灼熱感。每次取患處3～5個部位，每個部位如此反覆灸五壯。隔日1次，10次為1個療程。

（三）針灸療法

1. 取穴　主穴：曲池、外關、陽陵泉、足三里、懸鐘。配穴：風池、合谷、血海、陰陵泉、太衝、八邪、八

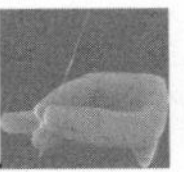

風。晚期加大椎、至陽、筋縮、大杼、曲澤、委中。

2. 治法 主穴必取，用意氣熱補法：針刺入穴位得氣後謹守勿失，全神貫注於針尖，將針小幅度徐進疾退提插3～5次，以插針結束；然後用拇指、食指朝向心方向微捻其針約180°，緊捏針柄，保持針體挺直不顫動，意守針尖，以意行氣至病所後守氣，使氣聚生熱。八邪、八風點刺出血，曲澤、委中刺絡放血；餘穴施平補平瀉法。早期患者留針20分鐘，每日1次；晚期患者留針40分鐘，隔日1次。15次為1個療程。

（四）艾灸加拔罐療法

1. 取穴 主穴：大椎、命門、腎俞、肝俞、脾俞、足三里。

2. 治法 皮膚常規消毒，先將艾絨捏成麥粒大小的艾炷，灸上述穴位各5壯。然後用梅花針叩刺病關節處，使局部微滲血，再於叩刺處拔罐，真空抽氣罐拔5分鐘，玻璃火罐時間可稍長，為10～15分鐘。隔日治療1次，3個月為1個療程。

（五）針刺加中藥薰洗療法

1. 血療法取穴 主穴：腰俞、大椎、阿是穴。上肢配陽池、曲池或曲澤，下肢配解谿、犢鼻、膝眼、委中。治法：腰俞、大椎點刺拔罐，留罐10分鐘，其餘在穴位處或其周圍尋找顯露的靜脈血管。局部常規消毒，用中號三棱針沿血管壁迅速點刺放血，血止後拔罐5分鐘，然後用鹽水棉球擦洗針孔處血跡，再用碘酒棉球消毒針孔。每次選穴3～5個，出血量共約30mL，每週1次，4次為1個療程。

2. 針刺療法取穴 主穴：雙側足三里、血海、合谷、陰陵泉、腎俞、肝俞等穴，選用30號1.5寸不銹鋼毫針，用提插、捻轉補法，留針30分鐘，隔日1次，15次為1個療程。

3. 中藥薰洗 方用風濕止痛湯（製川烏、草烏各30g，花椒15g，透骨草30g，生捲柏30g，海桐皮30g，香白芷15g，伸筋草30g，忍冬藤30g，北細辛15g），煎水薰洗。隔日1次，每次30～40分鐘，每劑藥用2次，15次為1個療程，與針刺療法交替使用。

（六）刺血療法

1. 取穴 主穴：大椎、腰俞、阿是穴。配穴：足三里、合谷、血海。阿是穴位置：腫脹關節周圍之怒張血管或壓痛點。

2. 治法 一般僅取主穴刺血，效不顯時加配穴針刺。先以粗毫針在大椎、腰俞淺刺數針，並拔罐10分鐘。阿是穴用三棱針將血絡刺破，使出血至血色變淺為止，壓痛點點刺後加罐5分鐘。每次出血量控制在30mL左右。配穴針刺，用提插捻轉補法，留針30分鐘。刺血每週1次，4次為1個療程。針刺隔日1次，15次為1個療程。

（七）隔藥灸療法

1. 取穴 主穴：分兩組。①膻中、中脘、足三里。②膈俞、肝俞、脾俞、命門。

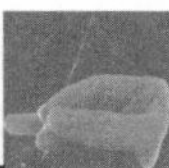

2. 治法　採用隔附子餅或隔薑灸法，附子餅用附子、肉桂、細辛等藥物研細，用飴糖、薑汁拌和，做成厚8mm、直徑30mm餅狀；或用較大的生薑切成10mm厚的薑片。治療時將底徑20mm和高20cm的純艾絨艾炷置於上述穴位上，中間隔附子餅或薑片。每次灸4壯，兩組穴位交替使用，每天用1組穴位。50次為1個療程，每個療程結束後停止10～15天繼續下1個療程，需連續治療2～3年。

（八）綜合療法

1. 取穴　主穴：大椎、身柱、神道、至陽、筋縮、脾俞、腎俞、小腸俞、委中、陽陵泉、足三里、太谿、丘墟、阿是穴。配穴：上肢加天宗，下肢加秩邊；耳穴腕、踝、肩、膝。阿是穴位置：關節腫痛處。

2. 治法　主穴每次取8～10穴。針刺手法如下：大椎、神道、身柱、至陽、筋縮、小腸俞、委中，用徐進疾出之瀉法；脾俞、腎俞、太谿用淺刺輕捻之補法；陽陵泉、丘墟用平補平瀉法。足三里施補中有瀉法。配穴可酌情選用，天宗穴用合谷刺（雞爪刺）法，使感應向肩部放射，秩邊用輸刺法，反覆提插，使感應向下肢放射。

阿是穴，如為腫脹關節，以皮膚針重度叩刺出血。手指腫脹伸屈不利，三棱針刺四縫。耳穴，以王不留行籽貼敷，令患者每日自行按壓3次。在較大關節如腕、踝、肩、膝腫脹處以三棱針點刺出血，並拔罐。

上法每週治療2次，10次為1個療程，療程間隔2週。

風濕性關節炎

概　述

風濕性關節炎是風濕病的主要症狀之一。其病變多累及大關節，主要表現在膝關節，急性期關節處常有紅、腫、熱、痛等表現，呈游走性，可伴有不規則低熱、環形紅斑、皮下結節等。實驗室檢查，抗鏈球菌溶血素「O」陽性，血沉多增快。慢性期除了關節腫痛外，其他症狀可不明顯。

中醫將其歸為「痹證」範疇。

病因病機

1. 外感濕熱邪

外感熱、濕之邪，乘虛侵襲人體，注入肌膚經絡，客留關節，使氣血痹阻而發病。

2. 久鬱化熱

因外感風、寒、濕痹日久不癒，邪留經絡關節，久鬱化熱而發病。

辨證施治

【治則】

祛風散寒，清熱化濕，活血通脈，消瘀止痛。

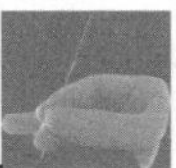

【取穴】

主穴：阿是穴（筋結穴），**配穴**：華佗夾脊穴、八風，或委中、曲澤處，交替使用。

筋結穴為關節腫痛結節處。

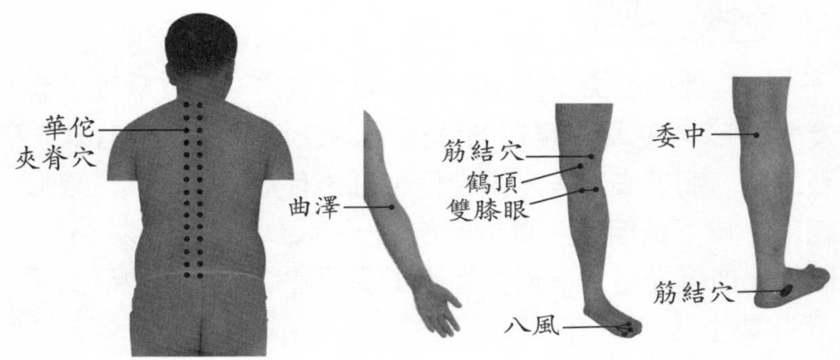

【操作】

首先，查找膝、踝關節附近腫痛結節處，用微火針快速散刺3～5下，不留針，然後可以再用細針頭快速散刺幾下後拔火罐10分鐘，把瘀血放出；華佗夾脊穴、八風穴參考類風濕性關節炎的治法；委中、曲澤穴可以交替使用刺血療法。

【按語】

局部微火針散刺，以溫熱之火力，驅散病邪，疏通局部經脈，消散病灶筋結，配合拔火罐放血法，消瘀止痛迅速；華佗夾脊穴，用微火針之「溫熱之力」，助陽、扶正、固表、祛邪，補益氣血，調和陰陽；八風穴或委中、曲澤穴合用，擅長疏通氣血，透達四肢，通利關節，散寒除濕，清熱散瘀，是筆者多年臨床經驗用法。

名家驗案

楊某，女，15歲。右膝紅腫疼痛2年餘。1986年4月開始發病，右膝紅腫，行動不便，日漸腫大，不能站立行走，一般的褲子都穿不進去。納差，二便正常。

檢查：右膝部腫脹，色紫紅，腿伸不直，體瘦，面黃，舌質暗，苔薄白，脈細弱。

辨證：風濕之邪侵入經絡，日久化熱，氣血壅滯不通。

治則：祛風利濕，溫通經絡，行氣活血，榮筋止痛。

取穴：鶴頂、犢鼻、阿是穴。

刺法：以中等火針，速刺法，點刺腧穴及其周圍紅腫處。隔日火針治療1次，6次後腫見消，疼痛減輕，停針觀察。半年後復診，腫已消退，仍有疼痛，但較前明顯好轉，腿已伸直，已能行走。又火針治療5次，痊癒。（賀普仁・針具針法）

中醫百家

（一）穴位注射療法

1. 取穴　主穴：委中穴。

2. 治法　用B_1 10mg，B_{12} 0.25mg混合，分注雙側委中穴，要求針感酸脹痛，每日1次，10次為1個療程。一般1～2個療程可癒（蕭均・B_1、B_{12}穴注治療風濕性關節炎101例〔J〕.中國針灸，1987，1.）。

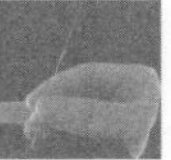

（二）薰灸療法

1. 取穴　主穴：至陽、靈台、背部督脈上的反應點。伴外感症狀者先灸大椎。

2. 治法　用普通艾捲加添1個支持與穩定的附件——薰灸器，固定在穴位上，使之作用集中，熱力均衡，時間持久。開始時每日早晚各灸1次，每次1支艾捲，連灸5天。抗「O」降至800單位後則改為每日灸1次。一般2次薰灸後症狀即開始緩解，7～10天，最多15天即能獲癒（趙曉薇・薰灸治療風濕病50例〔J〕.中國針灸，1989：3.）。

（三）針刺療法

1. 取穴　主穴：肩肘關節：肩髃、肺俞、曲池；腕指關節：外關、合谷、中渚；髖膝關節：環跳、陽陵泉、膝眼、大腸俞；踝關節：懸鐘、崑崙、解谿。配穴：阿是穴、膈俞、肩髃、陽池、秩邊、商丘。

2. 治法　根據病位和症情，每次取主穴1～2個，配穴2穴，輪替選用。用捻轉法進針，待得氣後，凡病重、體質壯實者可用強刺激瀉法，病輕或體質較弱者用平補平瀉手法，留針15～20分鐘。在針刺時，重症者可先針健側，後針患側，且以健側為主；輕症者，只針患側。上法每日或隔日1次，6次為1個療程，療程間隔1～3天。

（四）藥罐療法

1. 取穴　主穴：肩髎、肩髃、曲池、手三里、陽池、天宗、環跳、膝眼、風市、居髎、血海、陽陵泉、阿是穴。配穴：肩貞、肩井、曲澤、腎俞、膈俞、秩邊、委中。

2. 治法　選用直徑分別為0.5cm、1cm、2cm、3cm、4cm、5cm、6cm的7種型號火罐，其中1～2號罐高6cm，3～4號罐高8cm，5～7號罐高10cm。取伸筋草、透骨草、雞血藤、鉤滕、羌活、獨活、艾葉各20g，防風、威靈仙、木瓜、牛膝、當歸、川芎、沒藥、乳香、穿山甲、紅花、川椒、附子、甘草、麻黃各15g，忍冬藤40克，裝入布袋蒸15分鐘，再與各型號竹罐共同煮沸5分鐘備用。據症取上穴3～4個，針刺得氣後，即從藥液中取罐，甩掉水，拔在針上，留罐15分鐘。隔日1次，15次為1個療程。

（五）針罐療法（1）

1. 取穴　主穴：阿是穴。阿是穴位置：壓痛最明顯處。配穴：關節局部及鄰近穴位。

2. 治法　根據不同病變部位，令患者正坐或取臥位。主穴必取，配穴酌取2～3個。快速進針破皮後，緩慢送針至得氣，採用捻轉加小提插手法，促使氣至病所（即針感到達病灶處）。留針5～10分鐘。其間運針1～2次。然後將配穴之毫針拔去，僅主穴留針。接著拔罐，主穴上採取架火法或用真空拔罐器抽吸配穴針孔用閃火法或抽吸法吸拔。留罐15～20分鐘，至局部皮膚顯現暗紅色或瘀斑。取罐後，主穴之針再行針1次，繼續留針10分鐘取出。每日或隔日治療1次，12次為1個療程，療程間隔5～7日。

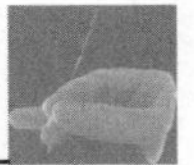

（六）針罐療法（2）

1. 取穴　主穴：壓痛點。如患者無明顯壓痛點，則在患病部位腫脹處尋經取穴。如肩關節痛在前，取手太陰肺經中府穴；痛在後，取手太陽小腸經臑俞穴；痛在外側，取手少陽三焦經肩髎穴。

2. 治法　一般用瀉法。針刺得氣後可留針，亦可出針後在患處拔火罐，留罐必須半小時以上。火罐吸一定時間，濕重患者可出現多個水疱，效果更好。在拔罐過程中，患者有的感覺似有水流出，有的感覺如有風外溢。此法可將患者病變部位深處的經絡疏通，亦可將患病多年存留在此處的風寒濕邪吸出，從而達到治病的目的。

術後處理：取下火罐後，用75%酒精棉球消毒水疱處皮膚，用消毒針穿破水疱放盡水後，再用75%酒精棉球消毒，用消毒紗布覆蓋，橡皮膏固定。囑患者次日來放水、直至水疱內無水為止。病性偏於風寒熱重者，雖然不出水，只要按此方法治療，療效也好（吳素清・針刺加拔火罐治療風濕病486例〔J〕.中國針灸，1990：1.）。

（七）藥灸療法

1. 取穴　主穴：大椎、膈俞、血海、足三里。配穴：肩髃、肩髎、外關、膝眼、懸鐘、阿是穴。

2. 治法　襯墊製備：取適量乾薑、草烏煎汁與麵粉調成漿糊，塗在數層白棉布上，粘好曬乾剪成小方襯墊備用。主穴每次取2～3穴，配穴據部位而加，總穴數以4～8穴為宜。將襯墊置於所選穴區，艾條點燃後按壓在襯墊上4～8秒鐘，至患者感到局部灼熱難忍，即提起艾條作1壯。每次灸5～7壯。每日1～2次，7天為1個療程，療程間隔3天。

（八）綜合療法

1. 取穴　主穴：阿是穴。配穴：肩肘關節：肺俞、肩髃、中府、曲池；腕指關節：外關、合谷、中渚、陽池、陽谿；腰背部：大椎、身柱、命門、腎俞、大腸俞、委中；髖股關節、八髎、環跳、風市、陰市；膝關節：犢鼻、陽陵泉、陰陵泉、陽關；踝趾關節：解谿、崑崙、照海、八風。阿是穴位置：壓痛點或紅腫處。

2. 治法　阿是穴必取，餘穴據症取2～3穴。如為急性病例阿是穴，先針刺得氣，用瀉法後出針，以三棱針叩刺出血，並拔罐。亦可不刺血拔罐30分鐘，使局部起水疱，去罐後，消毒水疱處皮膚，並用消毒針穿破水疱放盡水，紗布覆蓋，次日依舊放水，至水疱內無水為止。配穴針刺，留針20分鐘。如為慢性病例，可在穴區用艾捲灸10～20分鐘，至局部出現紅暈為止，並結合針刺。上法每日或隔日1次，12次為1個療程，療程間隔1～2週。

（九）溫針療法

1. 取穴　主穴：膈俞、血海、腎俞、關元、足三里、商丘。配穴：肩部加肩髃、阿是穴；肘部加曲池、合谷；腕部加陽池、外關；膝部加犢鼻、陽陵泉；踝部加申脈、照海。

2. 治法　主穴每次取3～4穴，根據病灶部位加用配

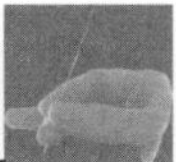

穴，針刺得氣後用瀉法，將2cm長的艾炷插在針柄上，在其下方點燃，至艾炷燃盡取針。每日1次，10次為1個療程。配合內服中藥：防風18g，製附片（先煎）、地龍、當歸各12g，秦艽各20g，蒼朮、紅花、防己、徐長卿各10g，甘草7g。每日1劑，分2次煎服。

强直性脊柱炎

概　述

該病為脊柱各關節及關節周圍軟組織的侵襲性炎症。至晚期各關節發生骨性融合、韌帶骨化、脊柱強直，是一種累及脊柱的慢性炎症性自身免疫性疾病。

中醫將其歸為「骨痹」範疇。

辨證分型

1. 風寒濕阻

腰背拘急疼痛，或連髖股，或引膝脛，或見寒熱，腰背冷覺，遇寒則重，得溫痛減，脈浮緊，苔薄白。

2. 腎精虧虛

腰背及腿部疼痛以酸軟為主，喜溫喜按，腰膝無力，遇勞加重。腎陽虛者，畏寒肢冷，遇冷痛重，得溫則舒，手足不溫，舌淡脈沉細；腎陰虛者，心煩，咽燥，手足心熱，足跟疼痛，舌紅脈弦細數。

3. 瘀血阻滯

腰背及腿部疼痛，夜間痛劇，脈細澀。

4. 濕熱浸淫

腰背及腿部疼痛，口乾不欲飲，惡熱，舌紅，苔黃厚膩，脈濡數。

臨床表現

起病緩，好發於年輕人，早期主要見下腰痛，骶髂關節融合，逐漸加重，繼而背痛、背僵硬感，靜止時加重，最後脊柱出現駝背、頸強等畸形。脊柱受累後出現的陽性體徵表現為腰椎後仰、轉動、前彎、側彎等運動受限。

辨證施治

【治則】

溫經通脈、散瘀止痛。

【取穴】

主穴：阿是穴（筋結穴）、華佗夾脊穴。**配穴：**靈龜八穴。

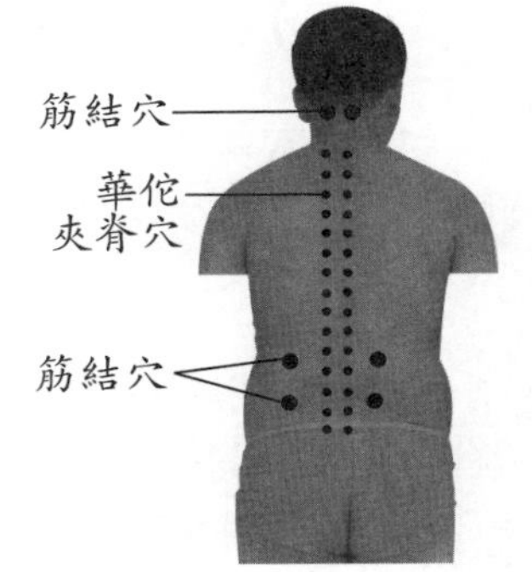

【操作】

病變部位夾脊穴和阿是穴每次必取，選用微火針點刺時，快進疾出，深度達到病態筋結病灶；其他夾脊穴每次隔椎節取穴，選用微火針快速點刺，深度0.3～0.5寸；配穴每次必取，微火針散刺淺點即可。脊柱各椎節夾脊穴點刺完後，可以用閃罐法拔火罐。隔1～3天治療1次，6次為1個療程。

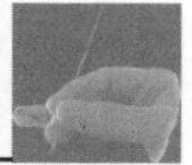

【按語】

火針點刺夾脊穴，能明顯改善背部氣血運行，配合靈龜八穴，更能明顯促進周身經脈暢通、氣血流通。臨床發現，此法能明顯改善人體免疫功能。

中醫百家

（一）火針療法

1. 取穴　主穴：夾脊穴（頸椎至腰椎）。

2. 治法

細火針點刺夾脊穴，速進疾出，針刺深度為0.5寸左右，每星期治療1次，5次為1個療程（任春玲・火針治療強直性脊柱炎7例〔J〕.上海針灸雜誌，2004：7.）。

（二）深刺加拔罐療法

1. 取穴　主穴：夾脊穴，督脈穴為輔。根據病變所在相應部位夾脊穴。

2. 治法

用瀉法，穴位常規消毒後，選用3.5寸毫針，根據患者胖瘦體型的不同，選準穴位，直刺1.5～2.0寸深，以有放射感為佳，速刺不留針，出針後局部拔火罐，以拔出瘀血少許，每日1次，1週後改為隔日1次，12次為1個療程（王偉・深刺夾脊穴加拔罐治療強直性脊椎炎〔J〕.中國針灸，1997：11.）。

坐骨神經痛

概　述

坐骨神經痛是指在坐骨神經通路及其分佈區內的疼痛，多表現為燒灼樣或針刺樣疼痛，自臀部沿大腿後面、小腿後外側向遠端放射。

沿坐骨神經徑路有明顯壓痛點。臨床上分為根性與幹性兩種，以根性多見。根性神經痛主要由腰椎間盤突出症、椎管狹窄所引起。

中醫將其歸為「腿股風」範疇。

病因病機

本病多因外感風、寒、濕邪，或跌仆閃挫，導致經筋損傷、氣血瘀滯而發。病久因氣血漸虧，筋肉失養而出現肌肉麻木萎縮。

辨證分型

1. 寒濕邪侵襲

腰腿劇痛，循經走竄，屈伸不利，畏寒喜暖，陰天下雨則疼痛加重，苔白膩，脈濡緩。

2. 氣血瘀滯

腰腿痛如刀割，經久不癒，活動困難，夜間尤甚，舌黯或有瘀斑，脈澀滑。

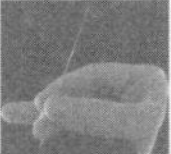

辨證施治

【治則】

祛邪扶正，疏筋通脈。

【取穴】

主穴：阿是穴（主筋結穴）。**配穴**：次筋結穴。

主筋結穴在腰腿部（腰部夾脊穴、大腸俞附近、環跳、秩邊、陽陵泉、承山），次筋結穴多在承扶、殷門、風市、委中、絕骨、崑崙等處。

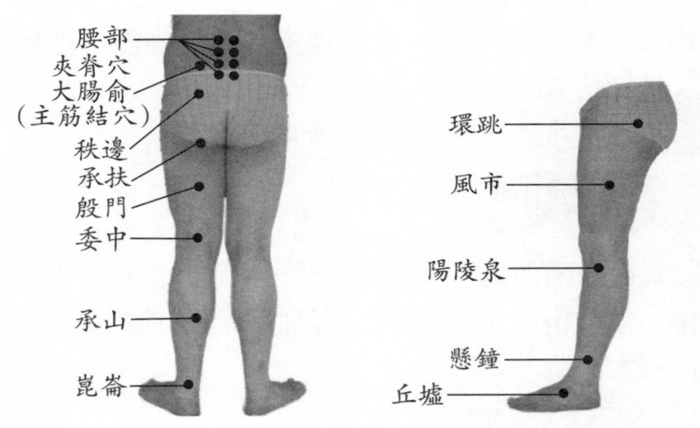

【操作】

先查找腰腿各處筋結穴，做好標記，消好毒，然後用微火針快速點刺各穴（順序是「腰→臀→大腿→小腿→足踝」），每穴2～3針，腰、臀、大腿處深度1.0～1.6寸，小腿。足踝處深度0.1～0.3寸。點刺後拔火罐10～13分鐘最佳。

醫治坐骨神經痛，筋結穴改用刺血拔火罐法施治，效果亦佳。

【按語】

微火針「疏筋散結、活血化瘀」之力，明顯優於常規毫針。選準循腰腿各經筋的筋結穴，施予點刺法，溫經散寒，祛風除濕，能快速疏通病損的足太陽經筋或足少陽經筋。

如果確診是腰椎間盤突出症患者，應該配合臥床休息，減少彎腰活動。

驗　案

藍某，男，58歲，因右臀、下肢外側及後側脹痛1個多月，於1989年3月6日來醫院。行走困難，夜間痛甚難寐，喜溫惡寒，舌質淡暗，苔白膩，脈沉弦。

診斷：原發性坐骨神經痛。

辨證：寒濕痹阻，脈絡不通。

治則：溫經散寒除濕，活血通脈。

取穴：環跳、承扶、委中、腓骨小頭後緣（痛點）均為患側。每穴細火針快速點刺1針。針處出血，一般勿止，待其自止。術後疼痛大減，行走已較便利，治療3次，疼痛緩解。

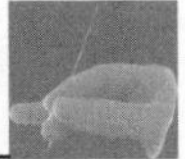

中醫百家

（一）針刺按摩療法（1）

1. 取穴　主穴：腎俞（雙）、大腸俞（雙）、環跳（患側）、委中（患側）

2. 治法　針刺：取腎俞（雙）、大腸俞（雙）、環跳（患側）、委中（患側）。進針後快速捻轉，強刺激，每次施治務使氣至病所，留針20分鐘。按摩：出針後患者仍俯臥，醫者在其腰、臂及下肢用輕柔的滾、揉等手法施治10分鐘，令其放鬆。隨之按壓環跳、腎俞（均雙）及痛點10分鐘，以患者能耐受為度。繼而側扳，牽引雙下肢5分鐘。最後沿膀胱經滾、揉、拍打腰、臀、腿部5分鐘。針刺與按摩均每隔1天施治1次，每兩週為1個療程。

（二）針刺按摩療法（2）

1. 取穴　主穴：雙側腰間盤脫出穴（經驗穴，筆者多年臨床實踐所得，即患椎棘突旁開3寸）。

2. 治法　患者俯臥位，局部常規消毒。取雙側腰間盤脫出穴，直刺2.5～3.0寸，多次提插捻轉，令針感傳到下肢似觸電樣，到趾尖或足跟部為好。如不應，可將針提至皮下後，轉向內稍偏斜刺入到應針深度，再按前法操作。留針7～10分鐘，每天1次，7天為1個療程，療程間隔3天。出針後，再施手法復位。患者體位仍為俯臥位，兩腿稍分開，術者雙手拇指觸診腰部，摸清偏歪的棘突（以左旋型棘突向右偏歪者為例），站在患者的右側，面對側方，以左臂從左膝上部大腿內下面伸進，左手扶住股外側將左腿抱起，以患椎為支點旋轉大腿。右手拇指借大腿搖轉牽引之力，將偏向右側的棘突撥正。如棘突向左偏歪，則操作方位相反（王金亮・針刺治療腰椎間盤脫出100例〔J〕.中國針灸，1993：3.）。

（三）巨刺療法

1. 取穴　主穴：環跳、秩邊、委中、崑崙，均取健側。伴腰肌勞損者配腎俞（雙），伴腰椎間盤突出者再配阿是穴。

2. 治法　每日治療1次，10次為1個療程，未癒者休息3天，繼續治療。本病多因風寒濕熱之邪或跌仆閃挫，以致經脈受損，氣血阻滯，不通則痛。根據《素問・繆刺論》「邪之客於經左盛則右病，右盛則左病……如此者，必巨刺之，必中其經，非絡脈也。」用巨刺法治之，故能收到滿意效果。

（四）針刺加灸療法

1. 取穴　主穴：第4、第5腰椎與第5腰椎、第1骶椎棘突間旁開1cm處。

2. 治法　患者俯臥或側臥，從第4、第5腰椎與第5腰椎、第1骶椎棘突間旁開1cm處進針，深度5～7cm，以觸電樣感向下肢疼痛區域放散為度。取1塊硬紙片，中間穿孔通過針柄套蓋在針刺部位皮膚上，以防艾灸時燙傷皮膚。然後將艾條截成2.5cm的小段，套於針柄上點燃，燃盡後再換1段。每次灸3～5段，使溫熱感沿下肢疼痛區放

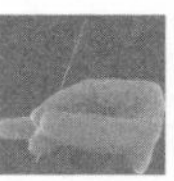

散。每日針灸1次，1週為1個療程，休息5日，進行下1個療程。

（五）膈俞透膽俞療法

1. 取穴　主穴：膈俞（雙）透膽俞（雙）。配穴：配穴根據臨床症狀選加。膝關節以下痛甚加陽陵泉、承山，髖關節以下痛甚加風市、承扶，全腿痛甚加環跳、丘墟，腰骶部痛甚加命門、次髎，有瘀血表現者加血海、三陰交透懸鐘。

2. 治法　患者取俯臥位，令腰背部肌肉放鬆。用26號6寸長針自膈俞進針，得氣後向膽俞透刺。邊推進邊捻轉，使針感沿足太陽經傳至腰骶部和臀部。然後用26號2.0～3.5寸針刺配穴，施提插捻轉手法，使針感沿經傳導。留針25分鐘。起針後在疼痛最明顯處或壓痛點施閃罐或走罐，至局部紅潤、溫熱。膈俞是八會穴之中的血會，血病取膈俞可直達病所，再配膽俞調氣，達到行氣、活血、止痛的目的。

（六）針刺加火罐療法

1. 取穴　主穴：阿是穴、環跳、崑崙、陽陵泉、委中。配穴：原發性坐骨神經痛配承山、懸鐘，繼發性坐骨神經痛配腰椎4～5夾脊穴、關元俞、大腸俞。

2. 治法　夾脊穴、環跳可深刺，使針感傳至足部。其他穴位以產生針感為度。留針20分鐘，中間行針1次，均用瀉法。起針後拔罐，留罐15～20分鐘。每日治療1次，2週為1個療程。

（七）刺血拔罐療法

1. 取穴　主穴：阿是穴。配穴：配合阿是穴。

2. 治法　主穴根據腰椎CT或MRI檢查確診的腰椎間盤突出部位，即為主要阿是穴。配穴：腰部兩側骶棘肌和患病下肢的明顯壓痛點，即為配合阿是穴。選取適當體位，汗毛密集者進行刮毛，常規消毒後，七星針叩刺主要阿是穴和1～2個配穴，叩刺至皮膚出血，再拔火罐，10分鐘後起罐，擦乾血跡即可。每3天1次，10次為1個療程（孫作露·刺血拔罐法治療腰椎間盤突出症的臨床療效觀察〔J〕.中國針灸，1997：12.）。

（八）刺血療法

1. 取穴　主穴：分兩組。①腰俞、中膂俞、白環俞、上髎、次髎、下髎、環跳。②承扶、殷門、委中、委陽、陽交、懸鐘、跗陽、丘墟、崑崙。

2. 治法　第①組偏重於治根性坐骨神經痛，每次取1～2穴；第②組偏重於治療乾性坐骨神經痛，每次取2～4穴。以16號三棱針消毒後，於所選穴位或穴位周圍顯露的靜脈血管（均作常規消毒），行點刺出血，血止拔罐，2～3分鐘去罐，並用碘酒消毒局部。本病症第一次治療時，出血量宜多一些，數穴之總出血量需在40～60mL，第二、三次，可略少（約10～30mL）。首次治療若疼痛未止，隔2～3天再刺。治療2次後，一般應間隔7～10天後進行再刺。

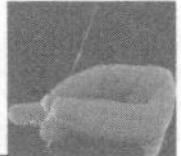

（九）循經叩擊結合針灸療法

1. 取穴 主穴：華佗夾脊穴、足太陽經和足少陽經。

2. 治法 患者取俯臥位，四肢伸直，全身放鬆。首先術者以一手五指合併、指尖相平呈鷹嘴狀：自上而下循經叩擊軀幹部督脈、華佗夾脊穴和足太陽經第一、二側線，腿部按疼痛擴散方向循經叩擊足太陽經或足少陽經。循經叩擊的順序自上而下，由內向外，先中間後兩側，先背、腰、骶、髀樞部，後下肢。叩擊力量以患者能耐受而有舒適感為度，並結合新病勢急宜輕，久病勢緩宜重的原則，一般循經叩擊7～10次，使局部膚色潮紅，患者有溫熱感覺。繼則針灸，選取背腰部相應夾脊穴、腎俞、腰眼，循經遠道選取委中或崑崙，陽陵泉或懸鐘，久病配太谿。背腰部俞穴用溫針灸，遠道穴以針刺平補平瀉，久病用補法，留針15分鐘。循經叩擊結合針灸療法，隔日1次，7次為1個療程。一個療程後休息3～5天，再施行下1個療程（方劍橋・循經叩擊結合針灸療法治療腰腿痛74例臨床觀察〔J〕.中國針灸，1990：4.）。

中風後遺症

概　述

中風急性期經過救治，神志清醒後，雖臟腑功能漸見恢復，但經絡氣血仍有阻滯。故常遺有半身不遂，肌膚不仁，舌強語謇，口角喎斜等症，稱之為中風後遺症。

中風，又名卒中、偏枯等，是一種常見的急性疾病，也是中醫四大難證之一。

中風後遺症主要包括腦出血、腦血栓形成、腦栓塞等腦血管意外疾病的恢復期、後遺症期。

病因病機

中風病因以內傷積損為主，臟腑失調，陰陽偏勝，以致肝陽化風，氣血並逆，直沖犯腦。其病機不外乎虛（陰虛、氣虛）、火（肝火、心火）、風（肝風、外風）、痰（風痰。濕痰）、氣（氣逆）、血（血瘀）六端。中風後遺症多以氣虛血瘀或肝腎陰虛為本，涉及心、肝、脾、腎等髒及血脈、經絡等。

辨證分型

患者多為中老年人，按病位深淺及病情輕重，可分中經絡、中臟腑兩大類。

1. 偏癱，肢體軟癱

患肢活動不利，萎軟無力，面色萎黃，或暗淡無華，苔薄白，舌淡紫，脈細澀無力，多伴有患側足踝水腫，舌強語謇，口角喎斜等。多屬氣虛血瘀，脈絡瘀阻。

2. 面　癱

一側面部肌肉無力，使口角偏向一側，涎水外溢，說話時更為明顯，舌體不正，苔白，舌淡紫，脈沉細。

3. 偏癱，肢體拘攣

患肢僵硬拘攣，難以伸展，舌紅絳，苔黃，脈弦有

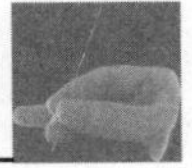

力。多兼見頭痛頭暈，面赤耳鳴等。證屬肝陽上亢，脈絡瘀阻。

辨證施治

（一）偏癱，肢體軟癱

【治則】

溫補氣血、活血通經。

【取穴】

主穴：以陽明經穴為主。每次沿經選取8～10穴。多選用肩髃、曲池、外關、合谷；環跳、風市、足三里、陽陵泉、豐隆、太衝等穴。

【治法】

用微火針，從上向下依次點刺刺所選穴位，每穴2～3針，速刺不留針，隔1～2天1次，可適當配合舌針治療。嚴重者可以適當點刺健側主穴，增加點刺「靈龜八法」八大交會穴及患側井穴放血，療效更好。

頭針法：選對側運動區，可配足運感區，或用「顳三針」（耳尖直上2cm為第1點，向前、向後各1cm為其他兩個進針點）治療腦血栓形成所致者效果較好。

（二）口眼喎斜

【治則】

祛風化痰通絡。

【取穴】

主穴：風池、陽白、太陽、下關、人中、地倉、頰車。

【治法】

用微火針，速刺所選穴位，每穴1～3針，深度0.1～0.3寸，隔1～3天1次。可以配合病側手足陽明經穴足三里、內庭、合谷及太衝微火針點刺。

（三）肢體拘攣

【治則】

溫筋緩急。

【取穴與治法】

（1）上肢拘攣：取尺澤、曲澤、小海、手三里穴，或肘部肌腱筋結穴處。用微火針點刺諸穴或筋結穴處。

（2）手指屈曲：選取外關、合谷、八邪、陽池、後谿等穴。用微火針點刺，點到為止。隔日1次。

（3）下肢拘急：選取委中、委陽、陰谷、陽陵泉、曲泉、小腿肚筋結穴處等。用微火針淺刺諸穴。

推拿手法：針前先行手臂循經疏導拿捏、彈撥手法，使手臂鬆弛。

（四）手足腫脹

【治則】

溫經通脈。化濕消腫。

【取穴】

取患處局部諸穴，以及八邪、八風等。

【治法】

用微火針淺刺諸穴，隔日1次。

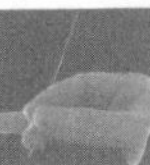

火針療法以其溫血、搜風、化痰的獨到功力，對中風後遺症患者的肌力恢復、腫脹消散有顯著功效。

（五）肢體麻木或冷痛

【治則】

溫陽化氣，活血通絡。

【取穴】

局部阿是穴，或循經選取陽經穴位。

【治法】

用微火針散刺，針後循經循穴可閃拔火罐，隔2～3天1次。另外，拔火罐前可以適當刺血。

【按語】

中風證為中醫臨床四大難病之一，症狀為半身不遂、肢體拘攣、舌強語謇，口角喎斜、手足腫脹、麻木冷痛等，常規治療效果不佳。而用火針點刺，往往可以收到滿意效果。此法值得推廣。

名家驗案

胡某，女，56歲。左手指屈伸不利3年。3年前因高血壓腦病（血壓170 / 100mmHg）。致左側肢體半身不遂。經針灸、中藥治療，肢體活動已正常，血壓亦平穩，唯左手指屈曲不能伸直，久治不癒，影響生活、勞動。飲食尚可。二便調，面黃，聲息正常。舌苔白，脈細弦。

診斷：中風後遺症（氣虛血少，經脈失養）。

治則：溫通經脈。

操作：取八邪、阿是穴，用中等火針速刺法治療。針後屈曲手指當即得舒，並可握拳。兩次後手指伸屈靈活。6次後已伸屈自如。勝任家務勞動（賀普仁・針具針法）。

中醫百家

（一）針刺人迎穴療法

1. 取穴　主穴：雙側人迎穴（結喉旁開1.5寸）。

2. 治法　患者平臥，常規消毒後，以左手食指、中指摸著頸動脈，避開頸淺靜脈，右手持28號毫針快速刺入真皮，再緩慢進針，待患者感到有酸、麻、脹、沉時，用小幅度捻轉，一般捻轉約1～2分鐘即可將針拔出。進針深度，以患者頸圍粗細為度。一般10次為1個療程，如無不適，則繼續治療；若感覺疲勞可休息2～3天。

針感傳向：中風恢復期或遺有偏癱、語言不利等，在針刺人迎穴得氣後，根據病情，針尖要偏向病所，針感集中在病變部位。本組病例中，有少數患者較為敏感，得氣後，針感除局部外並可傳向四肢等部位；大多數患者得氣後經調整針感，可使氣至病所；也有少數患者開始針感只在局部，經過數次治療後，針感逐步走向病所（王玉明・針刺人迎穴為主治療腦血管疾病197例療效觀察〔J〕.中國針灸，1982：2.）。

（二）針刺療法

1. 取穴　主穴：選擇百會穴與曲鬢穴兩穴間的連線為

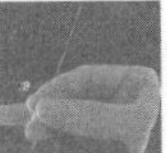

針刺部位。

2. 治法　常規消毒後，以28號、30號1.5～2.0寸的毫針，沿頭皮下從百會向曲鬢方向、分三段接力刺入，施行快速撚轉手法200次／分左右，連續5分鐘，休息5分鐘，重複3次，約30分鐘出針。每日針刺1次，15次為1個療程。

（三）針刺健側單穴療法

1. 取穴　下肢穴：囑患者仰臥，健側下肢呈半屈曲位，由腓骨小頭向上2.5寸，股二頭肌肌腱上緣是穴。上肢穴：令患者健側上肢屈於胸前，由前臂尺側內緣中點偏上5分取穴。

2. 治法　採用上下左右交叉取穴，左下肢癱，在右上肢取穴；左上肢癱，在右下肢取穴，反之亦然。用28號針快速進針透皮後，改為輕撚轉、慢進針，待患肢感覺有力、輕鬆，運動功能有所改善，醫者持針手指有沉、澀、緊之感，說明已得氣，留針30～90分鐘。如進針至肢體直徑以上仍未得氣時，需退針至皮下重新進針。不易得氣者可配合提、插、撚、轉法以催氣，但針刺時出現的酸、麻、脹感不算得氣。針治每日1次，10次為1個療程，中間停2～3天。

注意事項：①注意進針角度，下肢穴進針應從股二頭肌健上緣向半膜肌肌腱上緣平行直刺。上肢穴進針要緊靠尺骨下緣，針尖對準肢體中心，要避開大血管，阻力大時，可將針退至皮下重新進針。②對急性期患者神志不清、血壓不穩及年老體弱者要慎用，一般應在脫離危險期後針治，但應儘早治療。③急性期在用健側單穴針刺的同時，加用十二井穴淺刺放血並在印堂放血0.5～1.0mL，每日1次，放血不宜超過5次。

（四）醒腦開竅療法

1. 取穴　主穴：內關、人中、三陰交。副穴：極泉、尺澤、委中。配穴：吞咽困難加風池、翳風；手指不能屈伸加合谷；失語配金津、王液。

2. 治法　先刺雙側內關（雙手進針），直刺0.8～1.0寸，採用提插瀉法，使針感直達指端，可施手法1分鐘，繼刺人中，向鼻中隔方向斜刺0.3～0.5寸，用雀啄手法（瀉法），以流淚或眼球濕潤為度。三陰交在內踝上3寸，沿脛骨後緣與皮膚呈45°角，針尖向後斜刺進針1.0～1.5寸，採用提插補法，使下肢抽動3次。抬臂取極泉，直刺1.0～1.5寸，用提插瀉法，以上肢抽動3次為宜，讓患者上肢屈時呈120°角，取尺澤進針0.8～1.0寸，餘同極泉。委中宜仰臥屈胯直腿取穴，進針0.5～1.0寸，採用提插瀉法，使下肢抽動3次即可。風池、翳風均向喉結方向深刺，進針2.0～2.5寸，採用小幅度、高頻率捻轉（補法）。每穴施手法1分鐘。針刺合谷，向第二掌關節基底部即三間穴處進針，採用提插瀉法，使食指抽動。金津、玉液用三棱針放血，3～5天1次。1日針2次，10天為1個療程。

（五）針刺拔罐療法

1. 取穴　主穴：取2～8胸椎，1～5腰椎旁開0.5寸夾

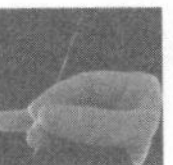

脊穴。

2. 治法　常規消毒後，將針快速刺入皮下，針頭慢慢向椎體推刺，當有麻脹感覺時立即停止進針，將針退出。然後在針刺部位加拔火罐15分鐘。每日或隔日1次，10天為1個療程，療程間隔休息5天，一般以5個療程為限。

（六）雙針療法

1. 取穴　主穴：環跳、足三里，配穴有委中、承山、風市、陽陵泉、太衝等穴，用普通針刺。

2. 治法　患者側臥，患肢在上，面向醫者。根據體形，選兩支3～4寸毫針，先針主穴，後針配穴。先在穴位上刺入1針，產生針感後，在原穴位上再刺入1針，針感明顯增強。術者雙手各握1針，上下捻轉同時觀察患者的敏感程度及反應。「雙針」的酸、麻、困、痛針感比單針強，且有不同程度的不自主抽搐現象。行針時間1～2分鐘，然後依次起針。配穴按常規針刺方法單針針刺。針後稍休息即可活動。3～5天治療1次，治療期間最好不用藥（消化類藥物除外）。

用雙針治療坐骨神經痛和其他不明原因的腿痛都有效。

（七）針刺按摩療法

1. 取穴　主穴：分兩組。①太衝、風池、合谷、委中、頰車、肩髃、上巨虛、曲池透少海、懸鐘透三陰交、崑崙透太谿。②血海、足三里、廉泉、地倉、環跳、下巨虛、內關透外關、陽陵泉透陰陵泉、通里。

2. 針刺方法　每日1次，兩組交替進行，強刺激不留針，1週後改為中等刺激，留針30分鐘，每個療程30天，間隔3～5天。

3. 按摩方法　以點壓和滑動按摩為主，每個穴位按摩I～2分鐘，患者以有酸麻脹痛感覺為佳。

（八）蒼龜探穴療法

1. 取穴　主穴：極泉，取穴方法：腋窩中央下約0.5寸，靠上臂側，在手少陰心經循行線上，距腋動脈搏動處約一橫指。配穴：肩髃、曲池、合谷，常規取穴，均取患側。針刺前準備：令患者仰臥，將患肢外展，腋窩充分暴露，術者立於患側，取28號1.5～2.0寸不銹鋼毫針，用75%酒精棉球穴位常規消毒。

2. 治法　醫者手持消毒針具，極泉穴按蒼龜探穴法施術，即：將針刺入穴位後，先退至淺層，然後更換針尖方向，上下左右多向透刺，逐漸加深，如龜入土探穴，四方鑽剔。要求針感傳到手指末端或上肢抽動1～3次，針刺深度以不傷及腋動脈為原則（即產生上述針感後不再進針）。留針40分鐘（靜留針），出針時用消毒乾棉球迅速按閉針孔。肩髃，曲池，合谷施以平補平瀉法。每日針刺1次。12天為1個療程，療程間休息2天，最長不超過5個療程。

（九）舌體療法

1. 取穴　主穴：廉泉、金津、玉液；配穴：通里透神門、大鐘、太谿。

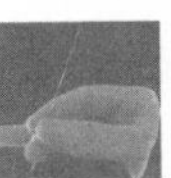

2. 治法　取廉泉穴，針尖向後上刺入深達舌根部3～4cm，或從舌下金津、玉液穴之間刺向舌根部；舌體左右橫刺（透）；舌體兩側斜刺深達舌根部（以上簡稱舌三針）。以上輕度撚轉不留針，患者有酸、麻、脹感為宜。配穴通里透神門、大鐘、太谿，留針20分鐘。

（十）顳三針療法

1. 取穴　主穴：顳三針定位：在偏癱對側顳部，耳尖直上入髮際2寸處為第一針，以此為中點，同一水平向前、後各移1寸處，分別為第二針、第三針。

2. 治法　選用30號1.5～2.0寸不銹鋼毫針，患者取仰臥或側臥位，常規消毒後，針尖向下與頭呈15°～20°角慢慢撚轉刺入，深度為1.5～2.0寸。行先撚轉後提插手法，至患者有局部麻脹或脹痛感或此種感覺向頭部的各部位放散後，留針30分鐘，中間間歇行針1次。

配穴：四神聰、風府透啞門、四關穴（太衝雙合谷雙）；如有語言不利加「舌三針」（廉泉穴前1寸處為第一針，左右各旁開1寸分別為第二針和第三針，向舌部直上進針）。肩不能舉加肩三針；上肢癱加曲池、外關；下肢癱加足三里、懸鐘；血脂高加內關、三陰交、足三里。每日針刺1次，10次為1個療程，療程間休息3天。第3療程開始隔日針1次，共3個療程。

（十二）陰陽經穴平衡刺療法

1. 取穴　上、下肢關節部位的經穴為主，按「陽經——陰經——陽經——陰經」順序交替取穴。全部穴位分

為3組。

第Ⅰ組：上肢取肩髃、少海、外關、太淵、合谷；下肢取髀關、血海、足三里、三陰交、解谿、太衝。

第Ⅱ組：上肢取肩髎、尺澤、手三里、內關、液門；下肢取足五里、梁丘、陰陵泉、懸鐘、然谷。

第Ⅲ組：上肢取天泉、曲池、神門、陽谿；下肢取環跳、陰包、陽陵泉、太谿、丘墟。

若語言謇澀配廉泉、金津玉液；口眼喎斜配地倉透牽正；行走腰酸配命門、大腸俞。

2. 治法　以上3組穴位依次隔日交替針刺。令患者取合適坐位，將穴位常規消毒。用26號1.5～3.5寸長毫針針刺諸穴。得氣後，行提插撚轉手法，頻率與強度以患者能耐受為度。留針20分鐘，其間如法行針1次。10次為1個療程。療程與療程之間可酌情休息1～3天。

結節性甲狀腺腫

概　述

本病以甲狀腺呈慢性彌漫性結節性腫大為主要臨床特徵，若伴甲狀腺功能亢進，則有易激動、心悸、多汗、消瘦、突眼、多食易饑等症狀。女性可有月經量少，男性可有陽痿。本病病因不明。以女性多見，各組年齡均可發病，但以20～40歲最為多見。頸部腫物觸摸多無疼痛感，局限，有活動度。

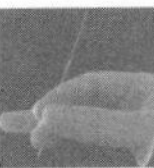

病因病機

該病多因氣滯氣結，氣血津液運行不暢，日久凝聚成痰，及氣滯血瘀，痰瘀互結而成；或陰虛火旺，痰熱互結而成。

辨證分型

1. 氣滯痰結

頸腫，胸脅痛，急躁，易怒，納差，體乏，苔白膩，脈弦緩。

2. 陰虛火旺

頸腫，形瘦，易饑，多食，失眠多汗，舌紅少苔，脈細數。

辨證施治

【治則】

疏肝解鬱，理氣化痰，滋陰清熱。

【取穴】

主穴：阿是穴。**配穴：**合谷、太衝。氣滯痰結加豐隆，陰虛火旺加太谿，均取雙側。

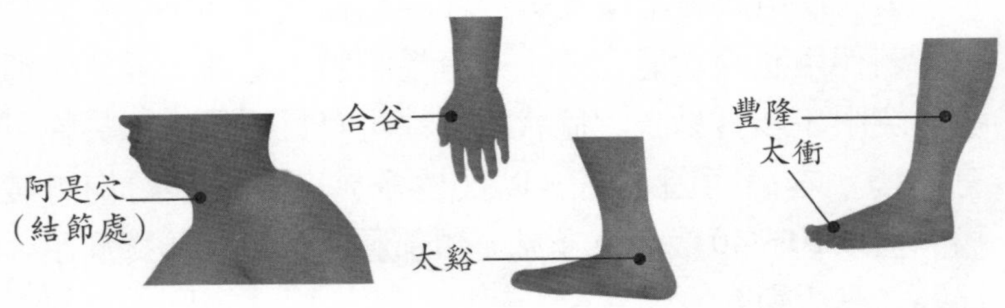

阿是穴為甲狀腺結節病灶處。

【操作】

皮膚常規消毒。用一手固定甲狀腺結節病灶處，另一手持微火針快速點刺之，一般2～3針，深度達結節中心即可，不留針；合谷、太衝用毫針針刺捻轉平補平瀉；豐隆用毫針針刺捻轉平補平瀉，太谿用毫針針刺捻轉瀉法。針孔消毒覆蓋。

【按語】

用微火針消腫散結，疏通病灶氣血。火針治癭氣可明顯縮短療程，改善臨床症狀，在臨床治療時多毫針、火針、內服中西藥配合應用。另外，甲狀腺處於頸部，周圍血管和神經較多，故在應用火針治療時，要掌握好針刺的方向和深度，避開頸部重要血管和神經。

名家驗案

路某，女，21歲。喉部左側發現一腫塊月餘。吞咽不便，食慾、二便正常，經期不準，量少。左側甲狀腺腫大如胡桃大小，可隨吞咽作上下移動。舌質淡，苔薄白。脈沉細。

診斷：氣機不暢，瘀阻經絡，結於喉間。

治則：解閉通結。

取穴：俞府、照海、肺俞、阿是穴。用中等火針速刺阿是穴，其他穴位用毫針刺之。經4次治療後腫物漸消，再連續針4次後腫瘤自滅，病已基本痊癒（賀普仁・針縣針法.）。

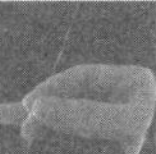

中醫百家

（一）挑治療法

1. 取穴 主穴：阿是穴、喉2、喉3、喉4、喉6、喉7、肝俞、鳩尾。配穴：心悸者加膻中、巨闕，消穀善饑者加中脘。喉2點：頸部正中線上，從甲狀軟骨結節上的凹陷正中至胸骨柄上切跡正中上1寸處的連線上1/3折點處。喉3點：頸部正中線上，從甲狀軟骨結節上的凹陷正中至胸骨柄上切跡正中上1寸處的連線下1/3折點處。喉4點：即胸骨柄上切跡正中上1寸處。喉6點：人迎穴直下，與喉2點相平。喉7點：人迎穴直下，與喉3點相平。

2. 治法 挑治法：患者仰臥，穴位常規消毒，以利多卡因在穴位皮下注射皮丘作局麻後，術者用已高壓消毒之大號縫衣針橫刺表皮，翹高針尖，抬高針體做左右搖擺動作，把挑起的表皮拉斷，再挑出一些稍具黏性的皮下纖維，直至把針孔周圍的纖維挑完為止。操作完畢，創口消毒外貼創可貼。每次1～2個主穴或配穴，開始每日挑1次，待常規點挑完後，可隔3～5天挑1次，10次為1個療程。1個療程未癒者，休息10天再行下1個療程。

（二）艾灸加火針療法

1. 取穴 主穴：大杼、風門、肺俞、風府、大椎、身柱、風池。配穴：內關、間使、太谿、照海、五里、三陰交。

2. 治法 每次取主穴3～4穴，輔穴2～3穴，穴位輪用。操作方法有3種：①取米粒大之純艾炷，著膚灸（無疤痕灸），每穴灸7壯。②以直徑為0.7cm之艾條，點燃後隔7～8層紙按壓在穴位上，一按即起為1壯，每穴灸5～7壯。③以小號平頭火針，在酒精燈上燒燙後，迅速點穴處1～2下。此三法可在一人身上施行，亦可分別施行或選擇施行。每日1次，10次為1個療程，間隔3～5天，再行下1個療程。

（三）針刺療法（1）

1. 取穴　主穴：分兩組。①平癭、氣癭。②上天柱、風池。配穴：分兩組。①內關、間使、足三里、三陰交。②攢竹、絲竹空、陽白、魚腰。平癭穴位置：在頸4～5椎間旁開7分處。氣癭穴位置：相當於天突穴，視甲狀腺腫大情況，而稍有出入。上天柱位置：天柱穴直上5分。

2. 治法　第①組主穴和配穴主治甲狀腺亢進症之高循環動力、高代謝症狀；第②組主穴和配穴主治內分泌突眼症。以主穴為主，酌加2～3個配穴。平癭穴要用徐進徐出之導氣法，進針0.5～1.0寸許，得氣後作徐入徐出手法，使針感達喉結下；氣癭穴進針後，採用拇指後退為主的捻轉瀉法；間使、內關、進針得氣後，以拇指後退為主的捻轉瀉法結合重提輕按的提插瀉法；足三里、三陰交，則採用拇指前進為主的捻轉補法結合重按輕提的提插補法。上天柱穴和風池穴，針尖向鼻尖做75°內斜，進針1.3～1.5寸，用徐入徐出手法使針感到達眼區。餘穴為：攢竹、絲竹空、陽白，3針齊刺，透向魚腰。留針均為30分鐘。每日或隔日1次。50次為1個療程。

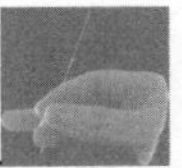

（四）針刺療法（2）

1. 取穴　主穴：人迎。配穴：突眼加攢竹、睛明、絲竹空，心率快加內關，高代謝症狀加足三里、神門、三陰交。

2. 治法　人迎穴相當於甲狀腺體中心，每次必取，配穴據症而加。人迎穴刺法：左手將甲狀腺體抬起，右手持針呈25°角刺入中心部位，如腺體腫大局部隆起，可據腫大情況選擇刺入最佳點，可稍向下或左、右移動一些均可，但無論從哪個位置刺入，針尖必須刺到腫大腺體或結節的中心。若腫大腺體結節堅硬如石，則須運用指力才行。進針後施提插補瀉手法，平補平瀉，一般針刺入後提插6遍即可出針。配穴應輕刺淺刺，平補平瀉，不重刺不留針。每日或隔日1次，10～15次為1個療程。

（五）穴位電療療法

1. 取穴　主穴：阿是穴。配穴：太陽、內關、神門。阿是穴位置：腫大之甲狀腺外側。

2. 治法　主穴、配穴均取。應用電脈衝理療儀治療，將交流電變直流電輸出，輸出電壓為25V。以電極板代替針刺。將高頻或音頻的兩側電極板置於阿是穴，行強刺激。兩組低頻輸出線，一組置於太陽穴，一組置於內關、神門穴。予中等強度刺激。每次刺激時間為30～40分鐘。每日1次，18次為1個療程，療程間隔7天。

腎下垂

概　述

腎下垂就是腎臟位置異位，其表現為腰部墜脹疼痛，尤其在久立、負重及遠行後更明顯。多見於年老、體弱或消瘦體型者。有時觸診可及下垂之腎臟，超聲波檢查可發現腎臟位置低於正常水平。

病因病機

身體瘦弱，脾腎虧虛，或陽氣不足而致內臟下陷。

辨證施治

【治則】

溫陽舉陷。

【取穴】

主穴：三焦俞、腎俞。**配穴：**臍周四穴（肚臍上、下、左右1寸各1穴）、陽陵泉。

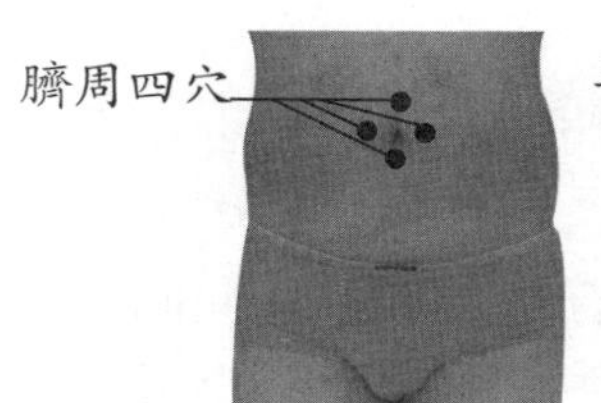

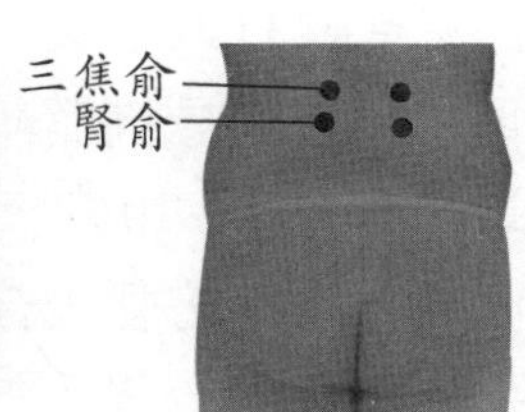

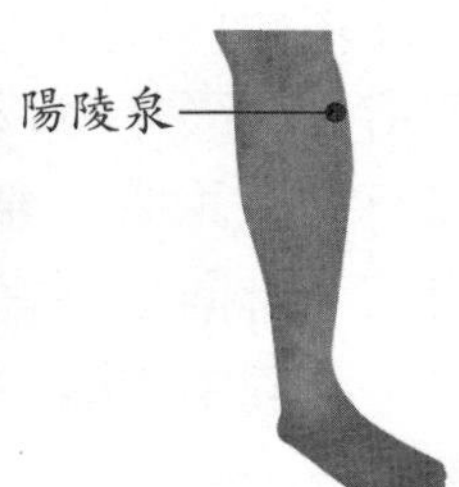

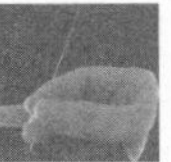

【操作】

皮膚常規消毒。用微火針快速點刺三焦俞、腎俞穴2～3針，深度0.5～0.7寸，不留針；臍周四穴，微火針快速點刺，深度0.6～1.0寸，不留針。火針後可以配合拔火罐。陽陵泉穴，毫針針刺捻轉補瀉手法，使針感上下傳導為佳。保護好針孔。

【按語】

微火針以溫熱之力，補益脾腎，升舉陽氣。陽陵泉穴，筋之會穴，能強筋穩固臟器。

艾灸或火針散刺百會穴及關元穴，療效亦佳。

中醫百家

（一）針灸療法

1. 取穴　主穴：夾脊胸11、胸12。配穴：腎俞、脾俞、胃俞、足三里。

2. 治法　一般僅取主穴，效不顯者，加取配穴。夾脊穴，宜快速直刺進針，然後緩緩送針，刺入1.0～1.5寸，以探索滿意針感。針夾脊胸11時，要求針感向腎區或下腹放射，針夾脊胸12時，要求針感向髂嵴旁或下腹放射。若伴有胃下垂時，兼取夾脊胸7～10穴，有針感即可。針以上穴，針向既不宜偏向脊骨，防刺入脊髓；又不宜偏向外側，防刺中內臟。留針20～30分鐘。配穴可用溫針，或無瘢痕灸3～5壯。針灸間日1次，10次為1個療程。

（二）體針加耳針療法

1. 取穴　主穴：分兩組。①水分、解垂、委中、陰谷（以上為體穴）。②腎、腰椎、尿道（以上為耳穴）。配穴：食納不佳加足三里，便秘加支溝或大腸（耳穴），便溏加關元，眠差加神門。解垂穴位置：髂前上棘內3寸。

2. 治法　以主穴為主，據症加用配穴。體針一般先取水分、解垂。直刺進針，深度約1.0～1.5寸，得氣之後，再調節針感方向，使感應向上。提腎時用瀉法。其中解垂一穴，針感明顯，可向四周放射，提腎時，宜使針感向上及向外側擴散至腰部。然後改為平補平瀉法。腎臟上升時產生噁心欲吐者，加陰谷；腎臟復原後，刺委中以鞏固效果，均直刺，施平補平瀉法。留針15分鐘。耳針，探得敏感點後，用5分毫針刺入，留針半小時。或採用埋針或耳穴壓丸法。體針及耳針均每日1次，10次為1個療程。療程間隔3～5天。第2個療程起，視症狀改善情況，改為隔日1次。

（三）電針療法

1. 取穴　主穴：腎俞。

2. 治法　患者俯臥位。用兩根1寸毫針針刺雙側腎俞穴，捻轉得氣後，行滯針手法。然後用電針治療儀夾於兩根毫針針柄上，以疏密波疏導30分鐘。1天1次，7次為1療程。

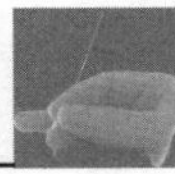

第三章

外科病症

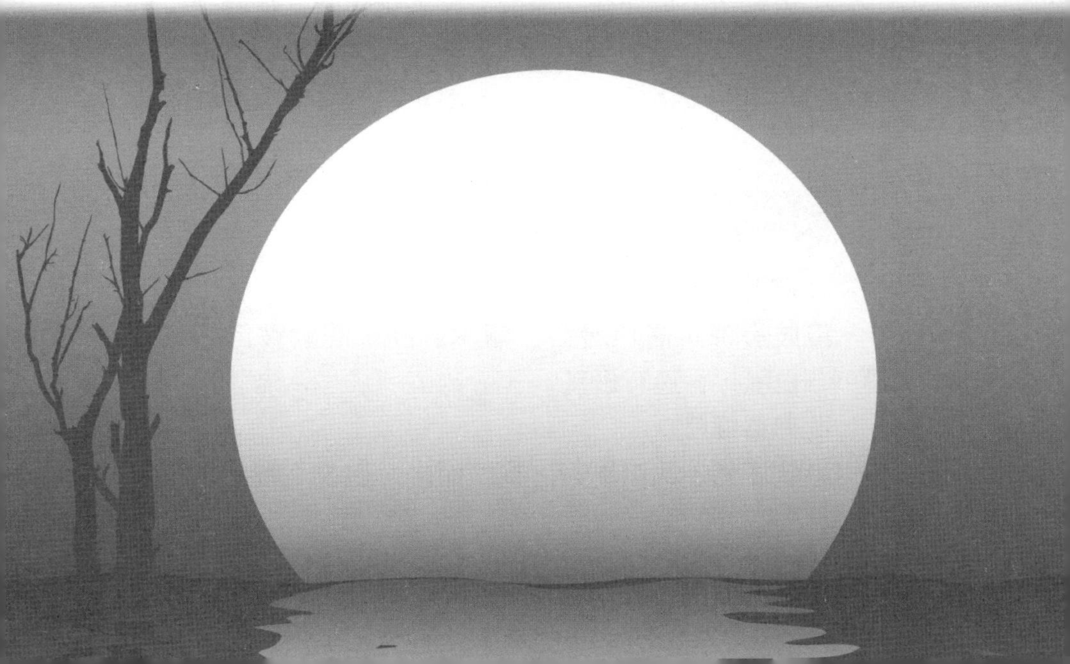

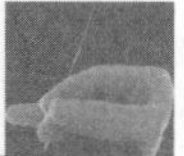

血栓閉塞性脈管炎

概　述

血栓閉塞性脈管炎是一種周圍血管慢性閉塞性炎症疾病。病變多累及四肢中、小動靜脈，以下肢為主。臨床表現為患肢缺血、疼痛、間歇性跛行，受累動脈搏動減弱或消失，嚴重者有肢端潰瘍或壞死。

本病以壯年男性多見，常在寒冷季節發病。現代醫學一般採用擴血管藥物或手術療法。

中醫將其歸為「脫疽」範疇。

病因病機

本病是因內傷情緒，傷肝血；房事不節，傷腎精；下肢外感寒濕、外傷或過度吸菸等刺激，導致肝腎不足，寒濕凝聚，經絡瘀阻，脈管痹塞不通，氣血運行不暢而發病。

辨證分型

1. 痰濕瘀阻

患肢發涼，膚色發白，麻木刺痛，間歇跛行，脈弦滑，苔白膩，舌邊有瘀斑。

2. 熱盛傷陰

患肢痛劇，入夜更甚，抱膝而坐，徹夜不眠，患肢焦枯，潰破腐爛，口乾發熱，脈弦細數，舌紅苔脫。

辨證施治

【治則】

祛濕散寒，養陰清毒，活血通脈，斂瘡生肌。

【取穴】

主穴：阿是穴（主筋結穴）。**配穴：**足十二井穴、八風穴。

主筋結穴為閉塞脈管處或皮膚破潰處。

【操作】

穴位處皮膚常規消毒。用微火針點刺閉塞脈管處，間隔0.3～0.5寸1針，足趾深度0.1寸，下肢深度0.3～0.5寸；皮膚破潰處，用微火針散刺法，快速密刺，不留針。足十二井穴、八風穴用微火針快速點刺，不留針。若腳趾頭紅腫，可用毫針點刺放血。

【按語】

用火針溫熱之力，活血化瘀，祛邪排毒，疏通脈管。火針治療還處於摸索、嘗試階段，但已取得一定的療效。其對早期病情控制和症狀改善有較好效果，但對於本病晚期治療尚需進一步探討。

名家驗案

【案1】

趙某，男，31歲，左腳患脈管炎3年。3年前之冬，初起左足背紅腫疼痛，漸轉變為紅褐色，足趾前端及腳掌青色，全足發涼，遇冷則痛劇，步履艱難，持杖蹉行。曾在

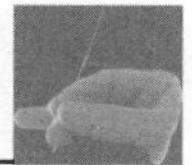

外院服用多種中、西藥物，收效甚微。

檢查：左足腫脹，發涼，色青紫，舌苔薄自，脈沉細。

辨證：寒邪留阻經絡，氣血凝滯，肢末失養發為陰疽。

治則：溫散寒凝，調和氣血。

取穴：第一階段，取足背痛處為腧，並配以衝陽、足三里、上巨虛、下巨虛。第二階段改用火針燔刺足背局部。

刺法：第一階段以毫針密刺局部，其他腧穴平補平瀉，留針半小時，並加灸。第二階段以中粗火針速刺1～5針。經用上述方法治療百餘次，諸症消失，臨床治癒。一年後追訪，情況良好，病未復發（賀普仁・針具針法.）。

【案2】

董某，男，31歲，幹部。於1989年4月3日以「血栓閉塞性脈管炎Ⅲ期（破潰期）」收住針灸病房。現病史：於1987年初，無明顯誘因左足發涼，麻木、疼痛、間歇性跛行，遠行、遇寒時疼痛加重，休息或遇熱疼痛減輕。1988年10月上述症狀開始加重。左趾尖端無任何誘因而逐漸潰爛，面積約2cm×2cm，結有黑褐色痂皮。疼痛日輕夜重，抱膝而坐，夜不能寐，口苦口黏，舌質紅，有少量瘀點，尖有齒痕，苔黃厚而黏膩，寸口脈弦澀。左足背動脈搏動消失，踝動脈較右側搏動明顯減弱。背部脾俞穴有明顯壓痛。

化驗室檢查：白細胞12.6×10^9/L，分葉0.74，淋巴0.24。多普勒檢查：左足背動脈搏動消失，太谿脈搏動明顯減弱。

入院初期，破潰處外敷一效膏（冰片、爐甘石、砂、滑石粉、香油）。艾條薰灸足三里，每日2次，每次灸1

小時。每天局部換藥1次。配合內服中藥湯劑四妙勇安湯，10天後將壞死組織清除。自擬中藥湯劑外洗（艾葉、白及、當歸、桂枝、黃蓍、三七粉）。用一分硬幣大艾炷直接灸雙側脾俞穴，每穴灸9壯，灸瘡達Ⅲ度燒傷。灸後患肢有針刺樣麻脹沉重之感。10多天後灸瘡開始化膿，色淡紅，有較多分泌物。約1個月後隨灸瘡的癒合而趾尖傷口痊癒。諸症消失，化驗正常。隨訪6年無復發（劉春華·化膿灸為主治癒Ⅲ期脈管炎1例〔J〕.中國針灸，1997：5.）。

經筋穴為閉塞脈管處或皮膚破潰處。次經筋穴多在八風穴或循經井穴處。

中醫百家

（一）針刺加灸療法

1. 取穴　主穴：分兩組。①氣海、中脘、膻中、肝俞、脾俞、腎俞。②內關、太淵、足三里、陽陵泉、三陰交、神門。配穴：分兩組。①環跳、委中、承山、血海。②衝陽、照海、申脈、解谿、太谿。

2. 治法　每次選主穴和配穴各1組。各組在血栓閉塞性脈管炎不同病變階段刺灸法有所不同 。早期，主穴第①組採用無疤痕著膚灸法，每穴灸3壯，壯如黃豆大；同時針配穴第①組，得氣後不留針。主穴第②組採用針刺，施熱補手法，留針20分鐘，同時用艾條灸配穴第②組，不計

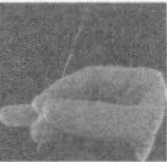

時間，以患者感舒適為度。

上述2組可輪換進行，隔日1次。至中期，在上面治法的基礎上，加三棱針挑刺委中出血，背部俞穴拔罐15分鐘。至晚期，以上療法加隔蒜灸衝陽、太谿，5～7壯，艾炷如小指頭大，並以艾條灸破潰處，及煎藥洗患部。針灸治療每日1次，藥水煎洗每日2次，隔日用玉紅膏換藥1次。針灸10次為1個療程。療程間隔3～5天。

（二）穴位雷射照射療法

1. 取穴　主穴：少澤、厲兌、商陽、至陰、關衝、大敦、少衝、隱白、少商、中衝、竅陰、湧泉。配穴：阿是穴。阿是穴位置：破潰處。

2. 治法　上述主穴係十二井穴，治療時，只選擇涼痛患趾（指）上的井穴。如大趾病變可選隱白、大敦，小趾病變只選至陰。多趾（指）涼痛可選多趾（指）井穴，但宜加湧泉。如為潰瘍壞死，則加用阿是穴。以功率為≥8mW之氦－氖雷射治療儀照射，波長6328λ。每穴照射10分鐘，每日1次，1個月為1個療程。

（三）針刺療法（1）

1. 取穴　主穴：三陰交、公孫。配穴：八風。

2. 治法　主配穴一般均取，三陰交直刺1.5寸，公孫穴直刺1.2寸，均用瀉法。留針15分鐘。八風穴斜刺0.8寸，採用放血療法，進針後即見血液流出，呈黑紅色，搖大針孔，使瘀血盡出，不留針。每日1次，不計療程。

（四）針刺療法（2）

1. 取穴　主穴：陽陵泉。配穴：委陽、委中、太谿。

2. 治法　陽陵泉穴兩側同時針刺。委陽、委中取患側，兩穴交替使用，太谿穴在右側交替使用。以上各穴均採用提插補瀉或捻轉補瀉法，以先瀉後補、重瀉輕補原則為佳，針刺深度根據患者的胖瘦，以得氣、上下傳導為度。留針30分鐘，每隔10分鐘提插1次。每日1次，針刺6次間隔1天，針4週為1個療程，療程間休息1週，繼而進行下1個療程（袁萍・針刺治療血栓閉塞性脈管炎〔J〕.中國針灸，1998：4.）。

靜脈炎

概　述

靜脈炎是靜脈腔內的炎症，同時伴有血栓形成，又稱血栓性靜脈炎。是一種常見的外周血管病。

中醫將其歸為「脈痹」範疇。

病因病機

該病多因久坐久臥、產後傷氣、盆腔手術、外傷、染毒、輸液及中風後臥床等，而致氣血不暢，瘀阻絡道，脈絡滯塞不通，營血回流受阻，水津外溢，聚而流注下肢，而成此症。亦有因濕熱之邪外侵、氣血瘀滯，脈絡滯塞不

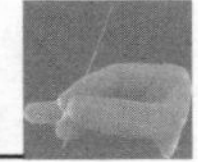

通而致者。

辨證分型

1. 淺靜脈炎

病變靜脈處疼痛，局部皮膚呈條索樣紅腫，有壓痛，紅腫消退後留有硬索，色素沉著，局部可有牽掣、隱痛或墜脹感，舌質紫黯，脈細。

2. 深靜脈炎（多為血栓性）

起病較急。患肢疼痛，腫脹。皮溫升高，淺靜脈擴張，病在小腿深靜脈者。腓腸肌疼痛、腫脹、壓痛，足背屈曲時疼痛加劇，踝以下水腫，靜脈怒張。病在髂股靜脈者可伴有發熱，臀以下疼痛水腫，皮膚發白，略發紺，大腿內側，股管處明顯壓痛，久則腰酸腿軟。肢冷麻木，患肢增粗，舌暗淡或暗紅，苔薄白，脈較數。

辨證施治

（一）淺靜脈炎

【治則】

活血祛瘀，和營通絡。

【取穴】

主穴：阿是穴。**配穴：**合谷、內關、太衝、三陰交。上肢發病者加太淵，下肢發病者加解谿。

阿是穴在病變靜脈處及周圍。

【操作】

皮膚常規消毒。選用微火針快速點刺法，點刺阿是穴

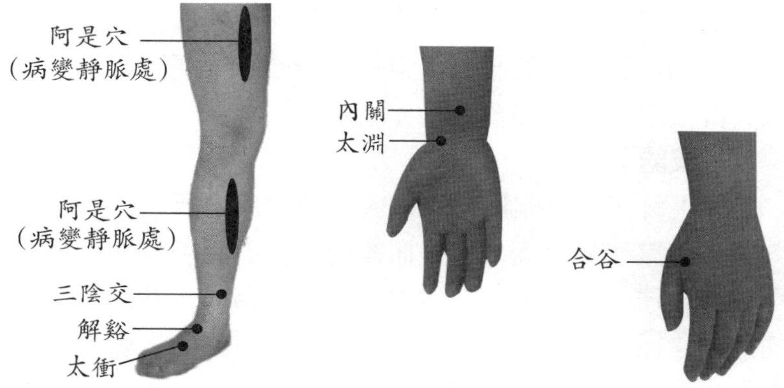

（病變部位）。針後流出黑紅色血，可不立即止血，待其敗血流盡自止後，消毒覆蓋。配穴用微火針淺刺即可。

（二）深靜脈炎

【治則】

早期清熱利濕、活血通絡。後期溫陽利水，活血化瘀。

【取穴】

主穴：阿是穴。**配穴：**早期可酌加合谷、血海、陽陵泉、太谿、太衝。後期可選用陽陵泉、足三里、三陰交、商丘等。

阿是穴在病變靜脈處及周圍。

【操作】

皮膚常規消毒。選用微火針快速點刺法，點刺下肢內側疼痛部位或條索狀物部位（應避開較大的神經和血管）；配穴亦可用微火針淺刺之。一般早期患者針後有惡血流出。而慢性久病患者針後則有清水和淡黃色液體流

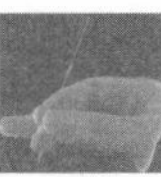

出，液體可持續數日從針孔流出，故此時務讓患者保護好針孔，切勿感染，加服抗生素。可3～5天治療1次。餘穴微火針快速點刺2～3針。

【按語】

取火針「以火開瘀」之法，消栓通脈，行氣活血，療效明顯。該法最大危險性是血栓脫落而導致肺栓塞，可出現突然胸痛、呼吸困難、發紺、咳嗽、略血，甚則休克。遇此種急症，需及時有效地搶救。平時可抬高患肢，鍛鍊要適可而止，並注意保暖防寒。注意配合使用通栓藥物。

名家驗案

【案1】

康某，女，40歲。上腹壁疼痛已有5年之久。上腹壁及臍兩側有條狀物，疼痛，伴壓痛，經其他醫院診為「上腹壁淺靜脈炎」。5年中經服中藥、理療多方治療，未見明顯好轉，並有加重趨勢。納差，二便正常。患者面黃，痛苦貌。上腹及臍兩側有條索狀腫物，紅腫，觸之劇痛，舌質淡苔白膩，脈沉數。

辨證：氣血瘀滯，阻於脈中，以致不通則痛及出現條索狀物。

治則：益氣活血，通絡散結。

取穴：局部阿是穴。

刺法：以中等火針行速刺法，點刺局部幾針至十幾針。每週火針治療2次，一次治療後上腹部疼痛有顯著減輕，條狀物亦顯著縮小，增加了患者的治療信心。共治療12次，症狀消失。（賀普仁・針具針法）

【案2】

趙某，女，32歲。1995年6月18日。半月前膽石症手術時，從右肘靜脈注入麻藥，術後即感右肘靜脈處紅腫脹痛，日漸加重，口服、肌注抗生素無效。來診時見右上肢內側順肘靜脈走行有一20cm×4cm大小的腫塊，顏色暗紅，觸之堅硬疼痛，溫度明顯高於正常皮膚，腋下淋巴結腫大，體溫38.5℃，白細胞1.6×10^9/L。

診斷：急性靜脈炎。

治法：令患者正坐位，將右上肢平放於桌面，局部常規消毒，於條索狀腫塊兩頭及中間分別用中粗火針速刺3～4下，進針深度為1cm，然後將2號火罐拔於針刺部，隨即見針孔處有黃紅色黏液流出，留罐5分鐘後取下，擦淨黏液後再拔罐5分鐘。次日來診，述針後脹痛大減，體溫已降，腋下淋巴結消腫，繼照上法治療2次而癒（陳冰·賀氏火針療法的臨床應用〔J〕.中國針灸，1998：4）。

中醫百家

深刺直透療法

1. 取穴　主穴：足三里、承筋、條口、承山、陽、陰陵泉、懸鐘、三陰交、崑崙、太谿。

2. 治法　足三里透承筋，由足三里直刺進針，向承筋穴方向透刺約2.5～3.5寸；條口透承山，由條口穴直刺進針，向承山穴方向透刺約2.5～3.5寸；陽陵泉透陰陵泉，由陽陵泉穴直刺進針，向陰陵泉穴方向透刺約3～4寸。懸鐘透三陰交，由懸鐘穴直刺進針，向三陰交方向透刺約

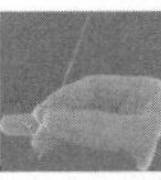

1.5～2.5寸；崑崙透太谿，由崑崙穴直刺進針，向太谿穴方向透刺約0.5～1.5寸。每穴針刺時，局部均要有酸脹感，或向上擴散，或麻電感向下擴散。留針30分鐘，每10分鐘行針1次，每日治療1次，10次為1個療程。療程之間休息3天（杜豁然·深刺直透法治療下肢栓塞性靜脈炎的臨床觀察〔J〕.中國針灸，1999：3.）。

下肢靜脈曲張

概　述

下肢靜脈曲張筋瘤是指體表絡脈曲張交錯而形成團塊的一種病變，屬淺表靜脈病變。臨床上常見於嚴重的下肢靜脈曲張所形成的團塊。

中醫將其稱為「筋瘤」。

病因病機

該病多因筋脈薄弱、長期站立或負重、妊娠等而致血壅於下、筋脈擴張充盈、交錯盤曲而成；或因勞累之後血脈充盈，涉水淋雨，寒濕侵襲，筋攣血瘀所致。

臨床表現

下肢內側或後側可見青筋累累，盤曲成團，如蚯蚓聚結，表面呈青藍色，質柔軟或因發炎而硬結，每至下午自覺患肢沉重發脹。病久者，皮膚萎縮，顏色褐黑，常伴濕瘡或臁瘡。

辨證施治

【治則】

散邪祛瘀，疏筋散結。

【取穴】

主穴：阿是穴。**配穴：**血燥火旺者加膈俞、血海、行間；寒凝血瘀者加腎俞、關元、三陰交。

阿是穴在青筋屈曲或盤踞成團處。

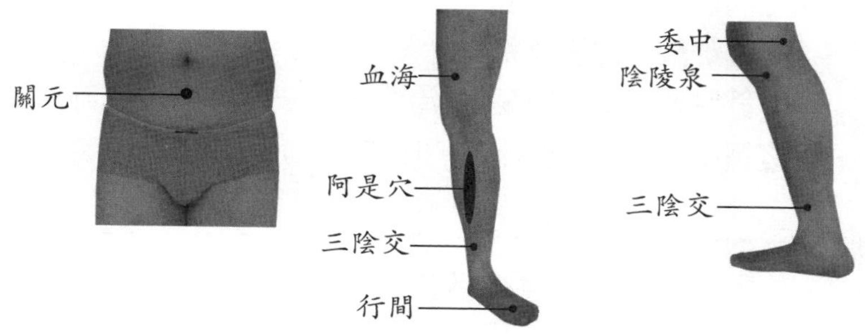

【操作】

皮膚常規消毒。主穴選用微火針快速點刺法。青筋屈曲者沿屈曲走行，隔1寸點刺一針；青筋盤曲成團者，視其大小散刺2～4針。針後可流出黑褐色瘀血，不必止血，讓其自行止血。若血出過多，或患者自覺不適，汗出心慌者，可在針眼處壓迫止血。配穴用微火針點刺。間隔1週左右治療1次，5次為1個療程。

【按語】

中醫認為，該病屬氣血不和、血脈壅滯所致。用火針

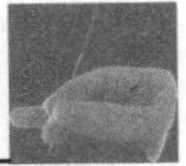

溫通血脈、疏經活絡、祛瘀止痛而獲良效。然因該病下肢血液循環不暢，抗病力低，故易於感染且感染後難癒合，在火針治療過程中要嚴格消毒，術後注意保護，謹防感染。同時還應做好術後的調養，注意其病因治療。

驗 案

欒某，男，68歲，農民。初診：1994年9月17日。主訴：雙下肢脹痛難忍，行走困難2年，加重7天。症見：急性痛苦面容，雙下肢靜脈呈蚯蚓狀隆起、曲張，靜脈曲張處疼痛劇烈，壓痛明顯。

中醫辨證：血脈壅滯。

火針點刺阿是穴，連續治療3次，疼痛消失（許豐敏·醫案選輯〔J〕.中國針灸，1997：2.）。

火針治療後瘀血得以祛除，患肢可自覺輕快，青筋亦萎縮。因病情不同，青筋或於3～5天後復出，可隔1週再行治療。

中醫百家

（一）高頻電針療法

1. 取穴 主穴：阿是穴。阿是穴位：靜脈曲張部位。

2. 治法 患者平臥，局部常規消毒並皮膚麻醉。調好高頻電針，用電針在曲張靜脈部位刺治，針距約1mm。令針穿透血管前壁，達到後壁，勿傷及健康組織，針刺入深淺要一致，針在血管內停留時間一般為3～5秒。提針後如有出血現象，將電針距皮膚約1mm時，便會發生火花放電，對皮膚起燒灼止血和防感染的效果。放電的方式是電針橫移動之後再豎移動，將創面織成羅底狀，這樣可不留或僅留輕微疤痕。曲張部位長的靜脈曲張可分段刺治；對結節或團狀部位，先在結節周圍刺治，再在中心刺治。治後，創面須包紮處理（雷夫奴爾紗條敷面上，2天換藥1次）。每日針1次，6天為1個療程，療程間歇2天。

本法在操作前應作檢查，須確定無深、淺組靜脈梗阻和血栓，而僅為淺組靜脈曲張者方可進行。本法亦不適於有心腦血管疾病或血友病患者。

（二）磁圓梅針療法

1. 取穴　主穴：足三里→解谿，三陰交→陰陵泉，阿是穴（靜脈曲張部位）。

2. 治法　患者倚托直立，重心放在患肢上，以使靜脈曲張充盈；術者左手固定患肢，右手持磁圓梅針，以腕部活動形成叩擊之力，先從足三里循胃經叩刺至解谿，再從三陰交循脾經叩刺至陰陵泉，各速叩3～5遍。然後，術者用左手拇指固定按壓在曲張靜脈團的最上方（近心端），由曲張靜脈遠端開始，垂直叩刺，漸至近端，叩至曲張靜脈團局部隆起，藍色蚯蚓狀曲張團消失，並有溫度升高（局部發紅或手觸發熱）為度。隔15天治療1次。3次為1個療程。

本法操作前，需做深靜脈回流試驗，回流良好者方可

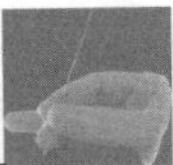

用磁圓梅針治療。

（三）穴位注射療法

1. 取穴　主穴：阿是穴。配穴：足三里、三陰交。阿是穴位置：曲張的靜脈叢處。

2. 治法　阿是穴必取，若為大隱靜脈曲張加三陰交，小隱靜脈曲張則加足三里；大、小隱靜脈曲張者，配穴均取。藥液為複方麝香注射液和10％葡萄糖注射液各4mL的混合液。先在阿是穴避開曲張的靜脈垂直刺入，得氣後推入藥液2mL。配穴注入藥量相同，但三陰交穴要求針感向上傳導至曲張的靜脈叢；足三里穴則要求向下傳至曲張靜脈處。每日1次，10次為1個療程，一般要求3個療程。

臁瘡腿

概　述

臁瘡腿是由於下肢的靜脈曲張引起的下肢炎症性改變，臨床特徵為水腫、色素沉著、濕疹樣改變，甚至潰瘍等。西醫稱為「下肢靜脈潰瘍」。

病因病機

本病多因先天不足，加之長久站立，勞累後耗傷氣血；中氣下陷，經脈失養，導致局部氣血運行不暢，瘀血稽留於脈絡之中，肌膚失養，又因濕熱下注，或因臁腿皮膚破損、蚊咬、濕疹感染而誘發。

現代醫學

本病多因下肢靜脈曲張、靜脈血栓、靜脈炎、糖尿病等疾病的併發症。

臨床表現

本病多發於內踝上方或後方，初期可見局部紅腫疼痛，繼則形成潰瘍，邊緣堅硬，瘡面紫暗，上覆膿汁或腐肉，瘡口周圍皮膚糜爛，一般日久不癒，即使潰瘍收口也易復發。常伴患肢水腫，膚色暗淡，肢冷畏寒，瘡面肉芽晦褐，滲液清稀，難以痊癒。

辨證施治

【治則】

解毒祛濕，活血化瘀，斂瘡生肌。

【取穴】

主穴：取皮膚破潰處。**配穴**：取足三里、血海、三陰交，皆取雙側穴位。

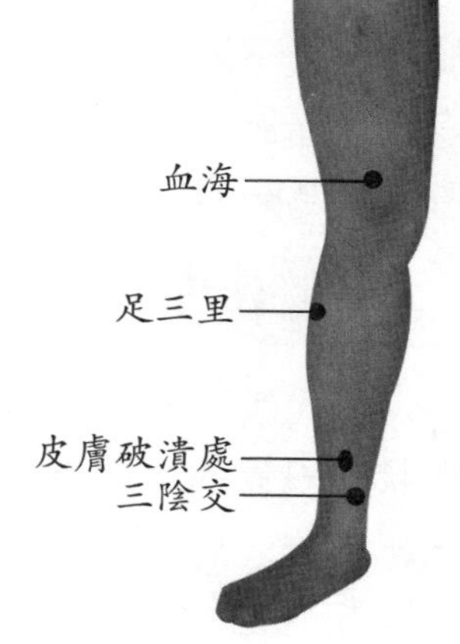

【操作】

選取1寸0.4mm毫針，用酒精燈燒紅後快速密且散刺破潰瘡面和邊緣，深度0.1～0.3寸，不留針。根據情況可以適當用火罐拔出瘀血。餘穴微火針快速點刺2～

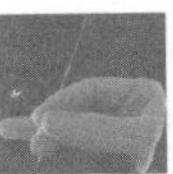

3針。一般3～5天治療一次。

【按語】

以溫熱之火化解濕毒，活血通瘀，清除瘡面腐肉，促進新肉生成。

火針點刺後塗抹硼酸氧化鋅軟膏，創面癒合快速，效佳。

丹毒

概述

丹毒是溶血性鏈球菌所致的皮膚及皮下組織的一種急性炎症。其特點為局部皮膚黏膜突然焮紅灼痛，色如丹塗脂染的一種急性病證。本病證擴展迅速，邊界清楚，好發於顏面及下肢。中醫把發於頭面稱「抱頭火丹」，走游全身稱「赤游丹」，生在脛踝叫「流火」等。均倡導刺血治療，認為頗能獲效。

現代醫學

現代西醫學之丹毒與本證基本一致。丹毒是皮膚及其網狀淋巴管的急性炎症。好發於下肢和面部。其臨床表現為起病急，局部出現界限清楚之片狀紅疹，顏色鮮紅，並稍隆起，壓之褪色。皮膚表面緊張熾熱，迅速向四周蔓延，有燒灼樣痛。伴高熱畏寒及頭痛等。

病因病機

本證發病，因血分本有熱，復感風熱外邪，內外邪侵於肌膚，甚則風火相煽，火毒熾盛，內陷入營，上擾神明；又因皮膚破損，感染毒氣，濕熱下注化火，鬱於皮膚；或肝膽濕熱，蘊結化火，蒸騰於外，發為丹毒。

辨證分型

1. 風熱化火

常見於頭面，發病急驟，惡寒發熱，顏面潮紅腫痛，皮膚光澤，呈片狀紅斑，焮紅灼熱，迅速蔓延至全面及頭部，頭痛口渴，便秘溺赤，脈浮數，舌紅苔黃；如毒熱內攻，則寒戰高熱，噁心嘔吐，神昏譫語，脈象洪數，舌質紅降。

2. 濕熱下注

則見下肢局部皮膚焮紅，灼熱腫痛，界限明顯，膚色光亮，惡寒發熱，伴周身疼痛，脈滑數，苔黃膩。

3. 肝膽濕熱

則見腰腹局部皮膚紅赤，灼熱疼痛，惡寒發熱，口苦脅痛，小便短赤，脈弦滑，苔黃膩。

辨證施治

（一）風熱化火

【治則】

清散血熱，祛風排毒。

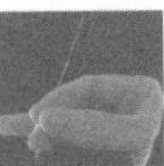

【取穴】

主穴：阿是穴。**配穴：**委中、曲池、血海，皆取雙側穴位。

阿是穴為皮膚紅腫最鮮亮處。

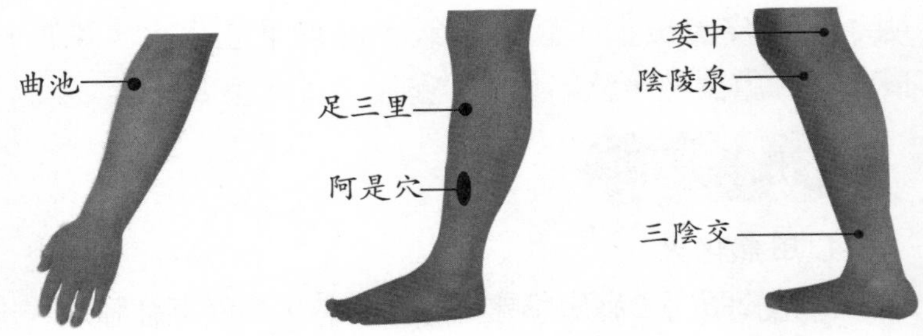

【操作】

皮膚紅腫最鮮亮處常規消毒後，用微或細火針快速散刺阿是穴，針刺深度約在0.1～0.2寸左右，每穴點刺3～6下，血隨針出為佳，可用火罐拔之，使毒血排出。委中、曲池、血海穴（先消毒）以4號注射針頭散刺後拔火罐放血。火針處消毒後創可貼覆蓋。

【按語】

取「以熱引熱」之法，借火排毒。太陽為經外奇穴，善疏風而清血中之熱；曲池為手陽明經之合穴，陽明經上達面部，擅長於泄熱，血海擅長驅風涼血；阿是穴係病灶所在，用火針散刺之法祛血毒，通鬱阻；加「血郄」委中涼血解毒。

（二）濕熱蘊結

【治則】

清熱利濕，通鬱散結。

【取穴】

主穴：阿是穴。**配穴：**足三里、委中、陰陵泉、三陰交，皆取雙側穴位。

阿是穴為皮膚紅腫最鮮亮處。

【操作】

皮膚紅腫最鮮亮處常規消毒後，用微火針快速散刺上述主穴，針刺深度約在0.1～0.2寸左右，每穴點刺3～6下，血隨針出為佳，可用火罐拔之，使毒血排出。足三里用微火針點刺，委中、陰陵泉、三陰交穴散刺後拔火罐放血。火針處消毒後創可貼覆蓋。

【按語】

取「以熱引熱」之法，借火排毒。阿是穴，泄毒散結，疏通病所氣血。

足三里為足陽明胃經合穴，能健脾化濕，瀉腸熱，逐癰毒；濕熱下注，陰陵泉尤擅清之，加委中導引邪毒外出；三陰交能清理三陰經濕熱，疏通經脈。

本病應注意臥床休息，多飲水，患肢抬高30°～40°。保護病灶局部皮膚清潔。對有原發病灶者（如濕腳氣），應徹底治癒或積極預防治療，以免感染毒邪而復發。注意配合使用抗生素治療。

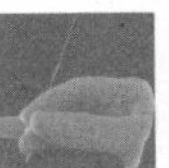

驗　案

張某，男，67歲，退休工人。左下肢外側紅腫熱痛一天。患者於來診前2天在河邊釣魚竿劃傷左下肢外側（相當於懸鐘穴），至當日下午即出現局部紅腫熱痛，服麥迪黴素療效欠佳而來診。

現症：下肢小腿外側猩紅腫痛，狀如塗丹，邊界分明，紅腫範圍約有4×6cm，伴有發熱，體溫37.6°，周身乏力，頭痛，納呆，大便乾，小便黃，舌質紅，苔薄黃，脈弦數。患者自述既往有類似病史。

治療用中等火針速刺病灶局部，火針後再用大火罐拔出暗紅色血液約有5mL。患者當即痛減。為防止病情進一步惡化，囑其服抗生素。

第二天患者來診，自述已不發熱，疼痛明顯減輕，唯大便難下。用毫針刺大腸俞、天樞、支溝、陽陵泉、上巨虛用瀉法。三診，大便通暢，紅腫部位已隱約可見。用細火針淺刺不拔罐，毫針法同前。又治2次而告癒。

【古籍輯錄】

《外科證治全書・卷五》：「凡赤游、丹毒……法用細瓷器打碎，取有鋒芒者一塊，以箸一根劈開頭尖夾之，用線縛定，兩手指輕撮箸尾，令瓷鋒正對患處，約懸寸許，再用重箸一根，頻擊箸頭，令毒血遇刺即出，毒氣自退」。

中醫百家

（一）刺絡拔罐療法

1. 取穴　主穴：阿是穴。

2. 治法　用常規消毒方法消毒患處，在雲片狀紅斑部的浮淺絡脈或紅腫處，用三棱針點刺，再用閃火拔罐法，將罐留於點刺處5分鐘，使其出血。出血量約在1～5mL，起罐後用無菌乾棉球擦拭局部，再用酒精棉球清潔刺絡部位，操作完畢。每日或隔日1次，5次為1個療程。

（二）針刺放血療法

1. 取穴　主穴：阿是穴、委中。配穴：分兩組。①環跳、陽陵泉、三陰交。②足三里、陰陵泉。

2. 治法　以主穴為主，先於患部周圍皮下尋得呈現紫暗色怒張之小血管（如小血管怒張不顯，可選周圍顯現靜脈），消毒後，用圓利針（如無此針具，可用28號半寸針代替）迅速刺入血管，搖大針孔，緩慢出針，待黑血自行溢出後，用消毒乾棉球按壓針孔，每次可刺4～5針。委中穴取患側，尋找怒張之絡脈，刺血3～4滴。配穴二組，任選一組，用28號毫針直刺1～1.5寸，得氣後施提插結合捻轉之瀉法，不留針。開始每日1次，2次以後改隔日1次，不計療程，以癒為期。一般治3～6次，如治2～3次效果不明顯者，應考慮用其他方法。

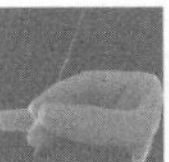

（三）粗針療法

1. 取穴　主穴：神道透至陽。

2. 治法　選用牙科用直徑為1.0mm的不銹鋼合金鋼絲加工成長125mm（針體100mm，針柄25mm）的粗針，讓患者端面坐，雙手半握拳，屈肘交叉放在兩臂上，肩下垂，頭部屈曲下低，使背部皮膚拉緊，充分暴露椎體棘突。取準穴位後，皮膚常規消毒，用左手固定棘突上緣皮膚，右手將針以30度角快速刺入皮下，繼而將針壓低貼緊皮膚，針尖在皮下沿棘突中線緩緩向下刺時，針的方向和脊柱中線平行，切忌向側歪斜，一般留針2～8小時，每日1次，5次為1個療程，療程間休息3天。

癤腫

概　述

癤腫是一種急性化膿性毛囊及毛囊周圍的感染，常擴展到皮下組織。多發或反覆發作者稱為癤病。以頭面、頸項及腋下、臀部多見，也可見於其他部位。

病因病機

西醫認為，本病主要因金黃色葡萄球菌感染引起。

中醫認為，本病主要因火熱之毒為病，恣食膏粱厚味、醇酒辛辣之品，致臟腑蘊熱，火毒結聚於肌表；或由感受火熱之氣，復經抓破染毒，蘊藏肌膚，以致氣血凝滯而成。

辨證分型

1. 熱毒熾盛證

多發於肌膚之表，形如粟米，漸現紅腫熱痛，觸之堅硬灼熱疼痛，數日後漸見膿頭，甚者畏寒發熱、口苦咽乾、溲赤、舌紅苔黃、脈弦數。

2. 熱入營血證

多為顏面疔瘡，開始呈紅色丘疹，迅速腫大，清潤明顯，疼痛劇烈，膿頭內陷，伴發熱惡寒，心煩口渴，便秘溲赤，舌絳紅苔黃膩，脈細數。

3. 濕熱蘊結證

始為丘疹，腫熱局限，稍痛，黃白膿頭易潰破，皮疹反覆發作，伴體乏，納呆便溏，舌苔白或黃膩，脈滑數。

臨床表現

臨床表現為初起呈紅、腫、痛的圓錐形毛囊炎性丘疹，之後逐漸腫大成堅硬結節，自覺灼痛，最後癤中央變軟化膿。以後見壞死性膿栓，膿栓脫去後，排出膿液，腫脹消退而癒。較大癤腫，可伴畏寒發熱，其中面部癤腫危險性大，處理不當易致顱內感染。

辨證施治

【治則】

清泄火毒。

【取穴】

主穴：阿是穴。**配穴：**身柱、靈台，面疔加合谷，疔瘡走黃加委中、十宣、大陵。

阿是穴為癤腫頂尖處。

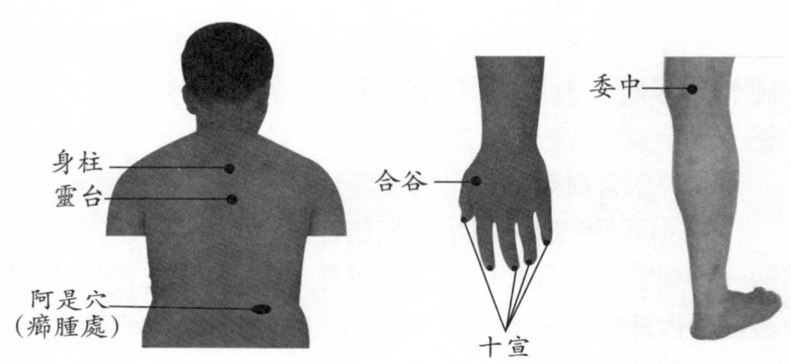

【操作】

癤腫頂尖局部消毒後，用細火針從頂端快速刺入膿腔，可以反覆點刺3針，立即出針。然後用小火罐拔之5分鐘，使膿血盡流出。身柱、靈台穴以一次性3.5mm注射針頭散刺拔火罐放血，十宣、委中穴以一次性3.5mm注射針頭點刺出血。合谷穴施毫針捻轉瀉法。

【按語】

癤腫頂尖穴乃直取病所，敗毒祛邪；身柱、靈台均係督脈之穴，督統諸陽，取此以泄熱毒之火邪，是治療疔毒之經驗要穴。面疔多發於陽明經分佈區城，故取手陽明之原合谷不僅可疏利面及手足局部之經氣，且可清解陽明之熱毒。疔瘡走黃，加十宣通接陰陽，配委中清血中火毒，心包經之原穴大陵清心寧神。

名家驗案

【案1】

張某，男，28歲。右臀部生長二塊癰腫3天。患者於3天前即發覺右臀部有一腫脹不適處，繼之在其鄰處又生出一腫塊物，腫處灼熱疼痛，遂在本單位醫務室服消炎藥3天無效而來診。

檢查：右臀部環跳穴處下方有一約3cm×3.5cm的腫塊，在其下方有一約1cm×1cm的腫塊，腫塊局部紅硬，光亮，觸之痛劇，無波動感。舌質紅，苔薄黃，脈弦數。

診斷：癰瘍。

治法：選用中等火針速刺較大腫塊4針，刺小腫塊2針。隔日1次。二診，紅腫明顯消退，觸之已不覺痛，治之同前，又治2次而癒（賀普仁・針具針法.）。

【案2】

丘某，女27歲。左側大腿根內側長一硬癤半月餘。初起時僅有黃豆粒大小，幾天後漸長到雞蛋大小，經某醫院診為「前庭腺膿腫」手術引流並服藥治療後雖有好轉。但傷口不癒合仍有疼痛，行走不便，納差，二便正常，舌苔黃膩，脈數。

辨證：肝失條達，氣血瘀滯，發為癰腫。

治則：清熱解毒，條達氣機，行氣活血。

取穴：局部阿是穴。

刺法：以粗火針行速刺法，點刺膿腫3～5針，出惡血數毫升，隔日火針1次。療效：1次火針治療後，腫漸消，疼痛明顯減輕，已能行步。共治療6次，傷口癒合，症狀全

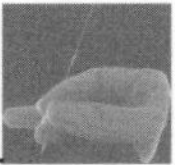

部消失。教月後追訪，病未復發（賀普仁·針具針法）。

效驗法：頸、背、腰、臀部癤腫者取病灶局部阿是穴加委中穴或陰谷穴；胸腹壁取局部阿是穴加陽交穴。

【古籍輯錄】

《神應經·瘡毒門》：「疔瘡生面上與口角：灸合谷；疔瘡生手上：曲池（灸）」。

《類經圖翼·十一卷》：「又有疔瘡一證，……甚則以蒜膏遍塗四周，只露毒頂，用艾著肉灸之，以爆為度，如不爆者難癒。更宜多灸，百壯以上，無弗癒者」。

中醫百家

（一）火針療法

1. 取穴　主穴：阿是穴。阿是穴位置：病灶區。

2. 治法　根據癤腫的不同時期，採用不同方法。癤腫初期，皮膚局部呈現紅、腫、熱、痛，根部淺，觸之為一硬結。可於病處消毒，用火針從癤腫頂部直刺一針，深達根部。若範圍較大者，可在癤體左右或自癤頂向中央斜刺兩針，速入即出，令出血。此期不拔罐。膿成未潰期，為拔罐適應期。病變皮膚呈紫色，癤腫觸之有波動感。可於常規消毒後，將火針燒成紅亮，從癤體或頂端快速刺入膿腔，立即出針，然後將小型抽吸罐（即去底之青鏈黴素瓶）置於針孔，用注射器抽氣吸拔，每次留罐3～5分鐘。去罐後，勿按壓針孔，讓殘餘膿血繼續外流。再用消毒紗巾包敷，以防感染。

（二）挑治療法

1. 取穴　主穴：背部足膀胱經。

2. 治法　患者背向外騎坐在椅子上，兩手扶椅背，軀幹前屈。在脊背兩側距背正中線1.5寸的部位，先以75%的酒精消毒皮膚，然後用三棱針從大椎穴水平開始向下，沿足太陽膀胱經每隔1寸左右挑刺皮膚一下，使能滲出少許血為度，向下達第五腰椎水平。用乾消毒棉球將血擦淨。每3天挑刺1次，3次為1個療程。患病局部用酒精棉球擦淨，注意保持清潔。已出現膿頭者可將其刺破，用提膿散藥捻插入膿頭內，次日拔出藥捻時即可將膿頭帶出。治療期間忌食辛辣魚腥刺激性食物。

（三）粗針療法

1. 取穴　主穴：神道透至陽。配穴：大椎、命門。

2. 治法及針具　為特製不銹鋼針。主穴針長72mm（針體55mm，針柄17mm），直徑1.2mm；配穴針長64mm（針體47mm，針柄17mm），直徑1.0mm。以主穴為主，病程短、體格壯者加大椎，病程久、體格弱者配命門。

操作：取準穴後用左手固定棘突上緣皮膚，右手持針以

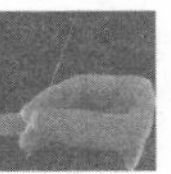

30°角快速刺入皮下，繼而將針體壓低貼近皮膚，循脊中線向下緩緩進針。主穴進針55mm，配穴約40mm，針體須與脊中線平行，留針1～6小時（病久者3小時左右）。每日針1次，10次為1個療程。

（四）艾灸療法

1. 取穴　主穴：阿是穴。配穴：手三里、養老、風池、曲池、委中。阿是穴位置：即癤腫之頂部。

2. 治法　以主穴為主，據症選加配穴，頸項部癤加風池，面部癤加手三里，發熱加曲池等。阿是穴用艾捲回旋灸，或隔蒜隔薑灸，艾炷底徑0.6～0.8cm，高1.0～1.2cm，成錐形，蒜片或薑片厚如硬幣。灸的時間與數不拘，痛灸至不痛，不痛灸至痛（一般6～15分鐘）。阿是穴亦可消毒後以三棱針挑出膿液（無膿者刺血），再薰灸，灸後用紗布包敷。手三里、養老、委中灸至局部感熱者至不熱，不感熱者至灼熱。針刺用瀉法，留針15分鐘，每日治療1次。

（五）火罐加隔薑灸療法

1. 取穴　主穴：阿是穴。

2. 治法　待患者背部癤癰成膿之後，取1～2處毛囊自行潰破或將要潰破處，用消毒針具挑破一個小口，使膿液流出，然後在其上拔一火罐，膿液拔出後，將鮮生薑切成3cm左右的薄片，放在背部癰紅腫青紫處，再將艾捲製成的小椎體形，其底邊要稍小於薑片大小，放在每個相應的薑片上，將艾絨點燃，燃燒時須注意防止局部燒傷，如患者自覺有灼熱感需移動薑片。艾絨燒完後，取下薑片，在破潰處放置小引流條，覆蓋傷口，此後隔天治療1次，直至痊癒。

（六）針刺肩井療法

1. 取穴　主穴：肩井。

2. 治法　針刺肩井穴，深度為0.5～0.8分，提插捻轉20秒鐘後，留針30分鐘，每隔10分鐘捻轉一次，起針時各捻轉提插20秒鐘。用瀉法，強刺激。另在癤腫外圍呈「十」字形向中心底部針刺，注意不針刺癤腫處。針刺肩井治療瘡瘍在紅腫期未化膿之前可自行消退；已有輕度化膿時，針後能促使成膿潰破，有利於瘡瘍痊癒。

（七）拔罐療法

1. 取穴　主穴：阿是穴。配穴：按經絡走行，在病灶附近或遠道取穴。

2. 治法　以主穴為主，如效不顯可酌加配穴。阿是穴即指患部，可用三棱針或毫針在癤腫中央部位點刺，點刺前應嚴格消毒。然後以閃火法或抽吸法拔罐。一般出血30mL左右，如血出如湧，宜即去罐。每日或隔日吸拔1次，不計療程，以癒為期。

注意：刺絡拔罐不適宜應用於面部癤腫，對尚未成熟之身體其他部位癤腫，亦宜慎用。

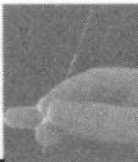

急性淋巴管炎

概　述

急性淋巴管炎係毛囊、皮膚或軟組織損傷後細菌侵入而形成的局部感染，致病菌從感染灶蔓延至鄰近淋巴管內，所引起的淋巴管及其周圍組織的急性炎症。本病中醫稱為「紅絲疔」、「紅線疔」。

病因病機

本病多由於四肢末端的局部皮損感染，癤腫、疔毒等細菌沿表淺的淋巴管蔓延而致。中醫認為本病是因心腸積毒、氣血凝滯而致，或是氣血不足、復感毒邪、毒流經脈而成。

臨床表現

本病常見於四肢在手或足部多先有外傷感染或原發性化膿病灶。淺層淋巴管炎在傷口近側出現一條或多條紅線，硬而有壓痛；並伴發熱、惡寒、乏力等；深部淋巴管炎，一般不出現紅線，局部皮溫升高也不明顯，但患肢常感覺發脹及深壓痛。可伴有發熱、惡寒、頭痛、食慾不振等全身症狀。

辨證施治

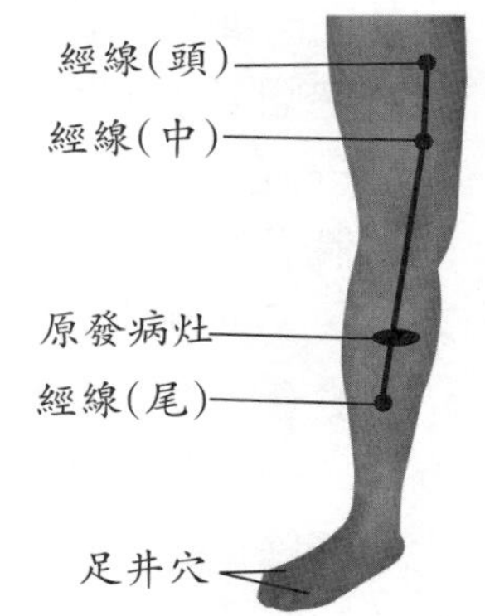

【治則】

清熱排毒，活血通瘀。

【取穴】

主穴：阿是穴（原發病灶及紅線處），**配穴：**手足十二井穴。

紅線處（壓痛明顯）取紅線處之頭尾部及中間部。

【操作】

皮膚常規消毒。找準原發病灶後，將1寸0.3mm毫針針尖在酒精燈上燒紅，對準病灶快速刺入，深0.1～0.3mm，散刺3～5針，不留針。在紅線處（壓痛明顯）之頭尾部及中間部，每處僅刺1針，不超過5針。要求針刺快進快出，刺後局部酒精消毒，外蓋創可貼。

手足十二井穴點刺放血（病在上肢者取手部井穴，病在下肢者取足部井穴）。

【按語】

借溫熱之火力，「以熱治熱排毒」，疏通病灶經氣及血脈。取原發病灶及紅線處乃直取病所，敗毒祛邪；取手足十二井穴點刺放血以泄熱毒之火邪。醫治該病時，一定要配合中西醫其他療法。

驗　案

梁某，女，48歲，農民。右下肢小腿內側有一紅絲3天，伴發熱，頭痛。患者既往有腳氣史，3天前因在污水

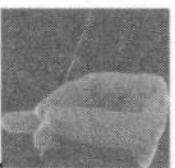

中站立時間過長當晚即出現右腳腳氣部位紅腫，疼痛，自塗香港腳氣水，疼痛反加重，至第二天上午發現小腿內側長出一紅絲。自用紅線紮緊紅絲盡頭，無效，並出現發熱，體溫達38.3°，惡寒，身痛。在某衛生所診治囑其服消炎藥一天仍無效而來診。

檢查：右下肢自內踝部位向腘窩部位有一約0.5cm米寬的紅絲，顏色較紅，質較正常皮膚硬，腹股溝淋巴結腫大，紅絲走行部位壓痛，周圍有條索狀物。化驗：白細胞13000 / L。

診斷：急性淋巴結炎。

治療：首先用細火針點刺紅絲循行部位，在紅絲盡頭用中等火針速刺3針，使其少量出血。囑患者24小時後用黃柏50g煎水放涼後加入芒硝30g、冰片5g，頻搽患處，並內服清熱解毒湯藥3劑，3日後來診。二診時，患者已無發熱，紅絲隱約可見。治之同前共治3次而癒。

中醫百家

（一）刺灸療法

1. 取穴　主穴：阿是穴、紅絲附近或兩旁的經穴3～5處。配穴：紅絲所過或所屬經脈的郄穴。阿是穴位置：係紅絲之頭部和根部二處。

2. 治法　僅取主穴，如效果不明顯可加用或改用配穴。主穴刺灸：先在經穴針刺，得氣後作中強刺激捻轉提插，留針；繼在阿是穴施灸，用點燃的艾捲，從紅絲的頂頭部向根部緩慢移動，灸火離皮膚3cm左右，以患者感熱而舒適為度，灸15～20分鐘，待原來較細的紅線灸成一寬而紅的帶，隨即起針停灸。配穴刺法：在選定郄穴之兩端各1寸處，用左手拇指、食指按壓，使靜脈怒張，右手持三棱針對準穴位速刺入2～3mm，立即出針。如此反覆左右上下點刺四、五下，呈梅花形，針點距離1～2mm，血出如珠即可。刺入手法應輕捷，不宜過深。如血出不暢，可稍作擠壓。術後用碘酒消毒後，用紗布包敷。每日1次。如症情緩解，針刺或刺血穴點數可減少。

（二）燈心爆灸療法

1. 取穴　主穴：阿是穴（皮膚紅線處）。

2. 治法　用燈心草一根，蘸菜油點燃，找準紅絲疔的盡頭爆灸一下，可發現紅絲慢慢縮短，然後再在紅絲縮短的頭上再爆一下，經幾次爆灸，紅絲可縮至疔瘡的根部，在開始爆灸點處再爆1次。

（三）體針療法

1. 取穴　主穴：新奇、阿是穴。配穴：靈台、大椎。新奇穴位置：紅線頂端1cm處。阿是穴位置：此指紅線頂端。

2. 治法　以主穴為主，每次取1穴，效不顯時加配穴。新奇穴行常規消毒後，用30號2～3寸不銹鋼毫針，與皮膚成30°角刺入，待針尖通過皮膚後，即將針體放平，貼著皮膚表面，沿皮膚下循直線向「紅線」頂端方向進針。進針要慢，要無酸、麻、脹、痛等得氣感，否則表示針刺較深，應重新將針尖退至皮下更表淺地刺入。待至

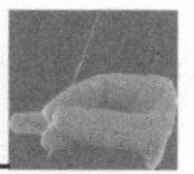

「紅線」頂端離「紅線」1～2mm處捻針，留針5～15分鐘。其間，行針數次，觀察紅線消失情況，經捻轉及留針2～3次後，待紅線消失到1.5～2.5cm長時，取針。阿是穴，用1寸毫針刺1針，針尖向下， 然後沿紅線正中每隔2寸向下針刺一針，直到病灶。進針深度0.5～1.0寸，留針30分鐘。配穴用28號毫針行瀉法，提插捻轉2分鐘後，取針。每日1～2次，不計療程，以癒為期 。

（四）刺血療法

1. 取穴　主穴：井穴 。配穴：阿是穴、合谷。阿是穴：指紅線。

2. 治法　先確定井穴，係指紅線所循或所過經線之井穴。消毒後，用三棱針點刺，使之出血。出血不暢者，應作擠壓。然後，取阿是穴，從紅線起點到止點，每隔1～2cm點刺1針，放血少量；亦可用28號毫針刺；第1針刺在紅線盡頭處，隔2～3cm刺1針，共刺數針。單數針，疾進疾出，搖大針孔，放出少量血；雙數針可留針至症狀緩解。如伴頭痛、發熱，針合谷，留針15分鐘。每日1次，不計療程。另可配合草河車60g，水煎2次分服。

闌尾炎

概　述

闌尾炎分為急性和慢性。

急性闌尾炎是最常見的急腹症。其臨床表現為持續伴陣發性加劇的右下腹痛，噁心嘔吐，多數患者白細胞和嗜中性粒細胞計數增高。而右下腹闌尾區（麥氏點）壓痛則是本病重要的一個體徵。

急性闌尾炎一般分四種類型：急性單純性闌尾炎，急性化膿性闌尾炎，壞疽及穿孔性闌尾炎和闌尾周圍膿腫。

慢性闌尾炎症狀可以不典型，多時輕時重，疼痛不如急性闌尾炎嚴重，但是也有急性發作者。

中醫將其歸為「腸癰」範疇。

病因病機

腸癰之發生，係因外邪侵襲，壅熱腸腑；飲食不節，損及脾胃；飽食後暴急奔走或憂思惱怒，氣機受阻等，導致腸腑傳導失職，氣血瘀滯，敗血濁氣壅遏，濕熱積滯腸間，發而為腸癰。如熱毒過盛，則敗肉腐敗，化而為膿。

辨證分型

1. 氣血瘀滯

則身熱不高，腹痛隱隱，持續不休或陣發性加重，且多位於右下腹，或可觸及包塊，脈弦或弦細，舌質正常現瘀斑，苔薄白或白膩。

2. 濕熱壅積

則身熱口渴，腹痛明顯，噁心嘔吐，大便秘結或泄瀉，小便短赤，脈弦數或滑數，舌紅，苔薄黃或黃膩。

3. 熱毒熾盛

則高熱口乾渴，腹硬滿劇痛，面紅目赤，口焦唇裂，

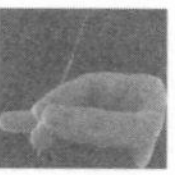

大便乾結或熱結旁流，小便短赤，脈弦滑數或洪大，舌乾紅或降，苔黃燥或起芒刺。

辨證施治

【治則】

活血化瘀，清熱通腑。

【取穴】

主穴：主筋結穴（阿是穴）。**配穴：**闌尾穴、大腸俞；瘀滯加氣海，濕熱加太白，熱毒加天樞、曲池。

主筋結穴在右下腹部最明顯壓痛處（麥氏點），次筋結穴多在闌尾穴、大腸俞附近。

闌尾穴位置：足三里穴下約2寸處。

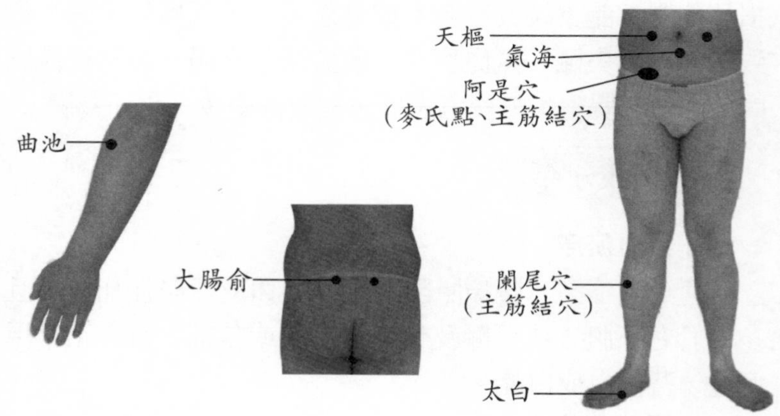

【操作】

皮膚常規消毒。先取阿是穴，微火針快速點刺2～3針，深度0.5～1寸；再取闌尾穴，宜在穴區內按壓，找出壓痛最明顯點微火針快速點刺1～2針，深度0.5寸左右，或毫針深刺，施以瀉法，適當加強刺激強度。餘穴亦用瀉法，留針時間可長，直至症狀改善，其間應反覆作間斷運針。

【按語】

阿是穴乃腹部觸壓之最痛點，用以疏利局部經氣。闌尾穴為近人總結之治腸癰的有效穴，具顯著的泄熱鎮痛作用；大腸俞為大腸之背腧穴，取之可逐積滯而通腸腑。如瘀滯為主，配氣海加強行氣之力，氣促血行，則化瘀通滯；如濕熱為重，加脾之原太白，清利濕熱；如屬熱毒熾盛，病勢最為危急，宜急取大腸經之合曲池，清陽明氣分之熱毒，選大腸募穴天樞，利腸腑氣機。

熱毒型須配合其他中西醫療法。急性者儘量勸其手術治療。

【古籍輯錄】

《普濟方・針灸門》：「治腸癰及諸癰腫，灸兩手後肘尖上，各一七壯，左右同；又灸兩足大指歧間，各三壯。」

中醫百家

（一）拔罐療法（1）

1. 取穴　主穴：分兩組。①府舍、腹結、闌尾穴。②

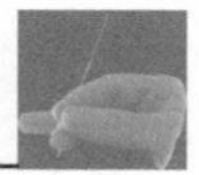

大橫、阿是穴、闌尾穴。配穴：噁心、嘔吐加上脘，反跳痛明顯加天樞，體弱加關元。

2. 治法　每次取一組主穴，闌尾穴取雙側，餘取右側。據症加配穴。腹部穴除關元外，均用三棱針快速點刺5～10下後，立即拔罐，關元穴僅拔罐不點刺，均留罐15分鐘。闌尾穴僅針刺，進針得氣後留針30分鐘，中間行捻轉瀉法1次。兩組主穴可交替輪用。每日1次，7次為1個療程，療程間歇3天。

（二）穴位注射療法

1. 取穴　主穴：闌尾穴。

2. 治法　藥液：注射用水。闌尾穴雙側均取。體質強壯、針感遲鈍者，針尖向上斜刺與皮膚呈45°角，注射速度稍快，每穴10mL，5分鐘內注射完畢；體質弱或針感強者，針尖直刺或向下斜刺，每穴5mL，緩慢推入。每日1次，3～4次為1個療程。

（三）拔罐療法（2）

1. 取穴　主穴：神闕、膈俞。配穴：天樞、中脘、關元、闌尾穴。

2. 治法　令患者先取仰臥位，針刺配穴，每次選2～3穴，得氣後用強刺激瀉法，留針1小時左右。留針期間，每隔10～15分鐘捻轉提插一次。取針後，囑患者轉成坐位，用皮膚針彈刺主穴，至局部潮紅並輕度出血，之後在神闕穴吸拔大罐，膈俞穴左右分別吸拔中罐。留罐15～20分鐘，以局部皮膚呈深紅色為宜。上述方法，根據症情，每日治療1～2次。不計療程。

（四）耳針療法

1. 取穴　主穴：新闌尾點。配穴：發熱加皮質下、耳輪，嘔吐加迷根。新闌尾點位置：位於對耳輪耳腔緣，在臀與腰椎之間。

2. 治法　主穴，每側注入注射用水0.2mL左右，每日2次，症情緩解後每日1次。依據症情酌配配穴1～2穴。用毫針刺法，探得敏感點以後，速刺入快速捻轉，刺激宜強，持續捻轉2～3分鐘後，留針30分鐘～1小時，其間可行間斷刺激。每日1～4次。耳輪穴用刺血法，每日1次。

（五）穴位雷射照射療法

1. 取穴　主穴：阿是穴。配穴：闌尾穴。

2. 治法　急性期上述穴位均取，緩解後取主穴。用氦——氖雷射治療儀照射，波長623.8nm，輸出功率3～5mW，雷射管口距治療部位為30～60cm，先照射阿是穴10分鐘，繼而照射雙側闌尾穴各5分鐘。每日2次，不記療程。如為闌尾包塊，則可直接照射包塊及周圍壓痛點。

（六）體針療法（1）

1. 取穴　主穴：闌尾穴、足三里、阿是穴。配穴：噁心嘔吐加上脘、內關；發熱加曲池、尺澤；腹脹加大腸俞、次髎。闌尾穴位置：足三里穴下約2寸處。阿是穴位置：係右下腹壓痛最明顯點（麥氏點）。

2. 治法　一般僅取主穴，每次取2～3穴。如某些症狀

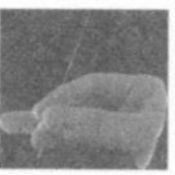

明顯，酌加1～2個配穴。治法上，除尺澤以三棱針刺血外，餘穴均以大幅度撚轉結合提插之瀉法，行強刺激1～2分鐘，留針30分鐘～1小時，隔5～10分鐘運針1次。亦可接通G6805型電針儀，用疏密波，電流強度以患者能耐受為度。每日針1～2次。

（七）體針療法（2）

1. 取穴　主穴：膝四、大橫。膝四穴位置：右臏骨外緣上4寸。

2. 治法　主穴均取。令患者仰臥屈膝，以28號2寸毫針直刺膝四穴，快速進針，深度以得氣為度，採用拇指向後、食指向前撚轉手法，使其針感沿大腿向上傳導，以過腹股溝到小腹為佳。大橫穴，可沿腹向下呈45°角斜刺，以拇指向前、食指向後撚轉之法，促使針感向下傳至腹股溝，使兩側針感相接。留針30分鐘，每隔10分鐘撚轉1次。每日1～2次。

（1）較重的急性闌尾炎，可配合應用抗生素、輸液或清熱解毒、活血化瘀的中藥。

（2）手術治療指徵：①急性梗阻性闌尾炎，臨床表現腹痛嚴重或嘔吐劇烈者。②急性壞疽性闌尾炎全身中毒症狀重者。急性闌尾炎合併腹膜炎，一般情況差，中毒症狀重者。

急性腸梗阻

概　述

急性腸梗阻是指多種原因引起的腸內容物在腸道內正常通過發生障礙。病情複雜，發展迅速，處理不當常能危及生命。是臨床常見急腹症之一。一般可分機械性腸梗阻、動力性腸梗阻（麻痹性多見）和缺血性腸梗阻三類。

中醫將其歸為「腸結」範疇。

病因病機

寒邪凝滯，或熱邪鬱閉，或蟲食阻滯等均可以導致腸道通降功能下降，腸內容物阻塞而致。

臨床表現

臨床的共同表現為劇烈的腹痛、嘔吐、腹脹，停止排便和排氣。並有腹部膨隆觸痛、腸鳴音亢進（機械性腸梗阻）或消失（麻痹性腸梗阻）等體徵，危重者可出現中毒和休克徵象。

辨證施治

【治則】

疏通腸腑，消積導滯。

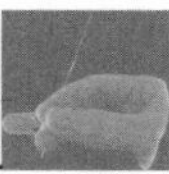

【取穴】

主穴：阿是穴（主筋結穴）。**配穴**：足三里、上巨虛、下巨虛。

主筋結穴在腹部明顯壓痛處，次筋結穴多在天樞、上巨虛、下巨虛附近。

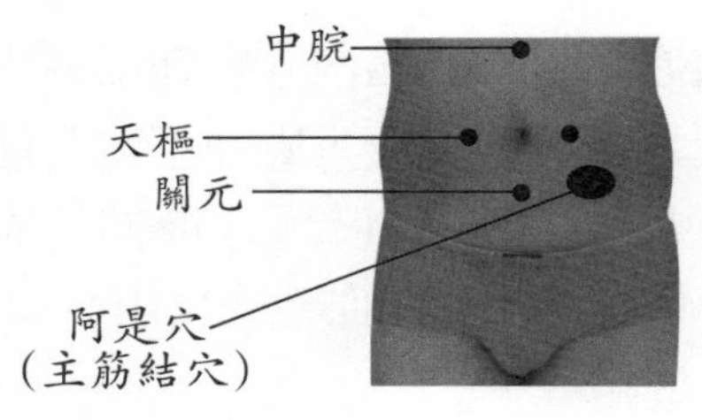

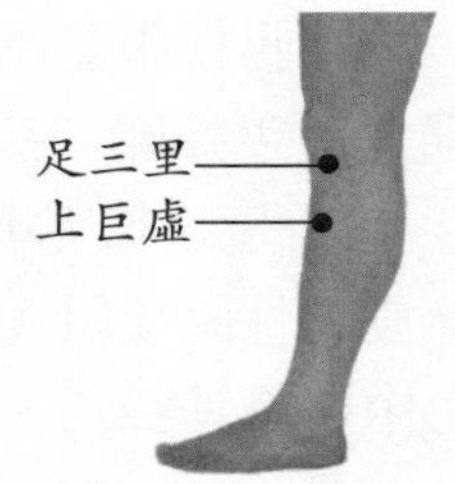

【操作】

皮膚常規消毒。微火針快速點刺上述主穴2～3針，深度0.5～0.8寸，不留針。配穴毫針針刺提插撚轉瀉法，強刺激，留針30分鐘。

【按語】

腸腑梗阻筋結處，微火針刺之，能快速疏通病灶經氣，恢復腸道正常升降蠕動功能。餘穴皆為足陽明經穴，能調節胃腸氣血運行，上巨虛、下巨虛又是大小腸之下合穴，能通調胃腸，消導積滯。

病情嚴重者，酌情火針針刺關元（小腸募穴）、大腸俞、小腸俞。

針對不同類型的腸梗阻，積極配合中西醫療法。

中醫百家

（一）穴位封閉療法

1. 取穴　主穴：天樞。

2. 治法　首先根據患兒脫水程度，腹脹情況，酌情給予輸液，置胃腸減壓管。採用2mL注射器、4號針頭，抽取1%普魯卡因1mL。取天樞，穴位常規消毒後，先取一側天樞穴，垂直刺入0.5mL，並利用針頭刺入作強刺激，快速注藥0.5mL，爾後將剩餘半量同法注入對側天樞穴，整個過程僅需數秒鐘即可完成（天樞穴封閉治療小兒蛔蟲性腸梗阻42例〔J〕. 中國針灸，1992，3.）。

（二）針刺療法

1. 取穴　主穴：公孫、內關，行燒山火手法。配穴：足三里（補）、中脘（瀉）、天樞（瀉）、神闕（隔鹽灸）。

2. 治法　毫針針刺，進針後約1分鐘許絞痛止，全腹呈困痛感，其他症狀及體徵亦隨之而輕，10分鐘後，腹痛已止。共留針40分鐘，起針後已如常人。又連續針灸治療3天以鞏固療效。半年後隨訪，上症未見復發（針灸治療痙攣性腸絞痛〔J〕. 中國針灸，1996，9.）。

（三）電針療法（1）

1. 取穴　主穴：足三里。

2. 治法　墊高臀部，雙側足三里電針持續刺激，在左

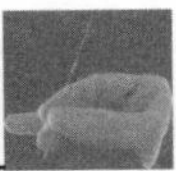

恥骨肌後方閉孔處稍用力加壓將突出物推入。約5分鐘後，閉孔處觸痛減輕，左下肢疼痛減輕，腹脹開始減輕。2小時後解醬色稀大便3次，腹脹腹痛緩解。給予少許番瀉葉泡水服以緩下。次日再給予足三里電針治療1次，上述症狀消失。入院3天後病癒出院，隨訪半年無復發（閉孔疝腸梗阻案〔J〕. 中國針灸，1998，3.）。

（四）體針療法

1. 取穴　主穴：分為兩組。①中脘、大橫、足三里。②大腸俞、天樞、上巨虛。配穴：合谷、內庭，嘔吐加內關、上脘，腹脹加關元、氣海、次髎、大腸俞，發熱加曲池，上腹痛加章門、內關，下腹痛加關元、氣海。

2. 治法　主穴每次選一組穴，據症情酌加配穴。針刺得氣後，大幅度捻轉提插強刺激2～3分鐘，使背部穴針感走於小腹，腹部穴針感在腹部擴散，下肢穴位針感受向腹部傳導。留針30分鐘～1小時，每隔5～10分鐘運針1次。亦可於第一次運針後，將大橫或天樞（陰極）、足三里或上巨虛（陽極）接通電針儀，電壓6V，用疏密波，頻率80～100次／分。行持續電刺激30分鐘。腹部常用穴針後，加艾捲雀啄法灸30分鐘。每日針2～3次。不計療程，以癒為期。

（五）穴位注射療法

1. 取穴　主穴：足三里、天樞、氣海、中脘。配穴：上脘、下脘、合谷、大腸俞、關元、內關。

2. 治法　藥液：0.25%～0.5%普魯卡因注射液、新斯的明或阿托品注射液。以主穴為主，據症酌加配穴。以5號齒科針頭深刺（腹部穴位不宜過深），出現痠、麻、脹等注入普魯卡因液，每穴3～5mL。如為動力性麻痹性腸梗阻，足三里穴注入新斯的明，每穴0.25mg；如為動力性痙攣性暢梗阻，在足三里、天樞、內關中選擇2穴，注入阿托品，每穴0.25mg，總量不超過1mg。本法適用於單純性機械性腸梗阻，蛔蟲性腸梗阻和動力性腸梗阻。

（六）穴位敷貼療法

1. 取穴　主穴：神闕。

2. 治法　敷藥製備：丁香30～60g，研成細末，加75%酒精（對酒精過敏者用開水）調和。將敷藥貼敷於臍窩高及其周圍，直徑約6～8cm，上蓋以塑料薄膜、紗布，並以膠布固定。每日用藥1次。

（七）電針療法（2）

1. 取穴　主穴：臍周四穴、足三里。配穴：上巨虛、公孫、三陰交、豐隆、下巨虛。臍周四穴位置：下脘、天樞（雙）、石門。

2. 治法　主穴必取，配穴據症酌加。囑患者仰臥，以28號1.5～2.0寸毫針直刺足三里穴，進針0.5～1.8寸，以中等強度提插至得氣，針尖略向上，調節針感向腹部方向傳導，臍周四穴，以28號2.0～2.5寸毫針刺入，針尖指向臍中，進針1.5～2.0寸，提插得氣後，用G6805型電針儀，連續波，強度以患者可耐受為度，留針30分鐘。每日1次，不計療程。

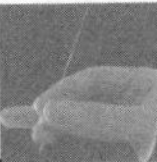

直腸脫垂

概　述

直腸脫垂是指直腸黏膜、肛管、直腸和部分乙狀結腸向下移位，脫出於肛外的一種慢性疾病。以大便時直腸黏膜脫出，下腹墜痛，便之不淨；重者可發生直腸黏膜充血、水腫、潰瘍、出血等為主要臨床表現。

中醫將其稱為「脫肛」。

病因病機

本病多因氣血不足、氣虛下陷、溼熱下注大腸等所致。

辨證施治

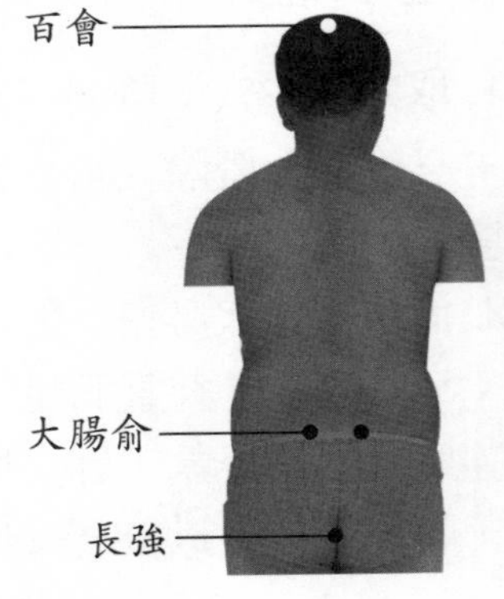

【治則】

益氣舉陷。

【取穴】

主穴：大腸俞、長強。

配穴：百會穴。

【操作】

用微火針快速點刺上述主穴，每穴2～3針，不留針，深度0.3～0.5寸；百會穴用微火針點刺3～5針，淺刺0.1寸即可。

【按語】

用微火針溫熱之力，益氣升陽，舉陷提脫，療效理想。

中醫百家

（一）針灸療法

1. 取穴　主穴：分兩組。①長強、承山、大腸俞、氣海俞。②百會、次髎。

2. 治法　第①組穴用於針刺，第②組穴用於艾灸。每次取2～3穴，穴位可輪用。針刺得氣後，留針20～30分鐘，艾條作回旋灸，每穴20分鐘，每日1次，7次為1個療程，療程間隔3～5天。

（二）艾灸療法

1. 取穴　主穴：百會、長強。配穴：大腸俞、上巨虛、脾俞、腎俞、氣海、關元。

2. 治法　分兩法。一為艾條灸，一為隔薑灸。如為艾條灸，主穴每次必取，配穴2～3個，輪流取用。將艾捲點燃後，對準穴位，距離約3～5cm，以患者感溫熱而不灼燙為度。百會穴施灸時，可用左手分開頭髮，以暴露穴位，食指、中指置於施灸穴位兩側，一般每穴灸5～7分鐘，以局部出現紅暈為度。百會穴，宜在溫和灸之後，再行雀啄灸5～10分鐘。小兒施灸時，應注意隨時調節時間和溫度，以防止燙傷。上法每日1次，7天為1個療程，療程間歇3天。隔薑灸主要用於小兒脫肛，僅取百會一穴。令家

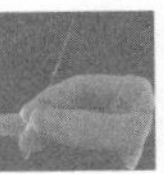

長抱患兒正坐，醫者站在後面，先以拇指揉按穴區，至有熱感後，以2.5cm厚之鮮老薑一片貼於該穴之上。以純艾製成綠豆大之艾炷，作隔薑施灸，如患兒覺燙，可將薑片略略提離穴位。每次灸2～4壯，每日1次，連灸3～5天。

（三）艾灸加耳針療法

1. 取穴　主穴：百會、足三里。配穴：取耳穴，分2組：①心、肝；②脾、腎（均為雙側）。

2. 治法　百會配用第①組配穴，足三里配用第②組配穴，每次取一組，兩組穴位交替使用。百會、足三里用艾灸，術者手持已點燃的艾條，用雀啄法施灸，以患者自覺溫熱為度，每次灸20分鐘。耳穴用針刺法，用0.5寸不銹鋼毫針，針尖達皮下至耳軟骨之間為宜，每5分鐘以捻轉法行針1次，留針20分鐘。艾灸與針刺均為每天治療1次，12次為1個療程，間隔5天再進行第2個療程。

（四）針刺療法（1）

1. 取穴　主穴：長強、會陽。配穴：承山、百會。

2. 治法　主穴均取，配穴每次加1個。長強穴，從尾骨尖凹陷處進針，針尖向上與骶骨平行刺入1.5寸，會陽穴針尖向內刺1.5寸，快速進針後，緊按慢提9次；配穴用弱刺激，緩慢捻轉4～5次。留針20分鐘。每日1次，6次為1個療程。

（五）穴位埋植療法

1. 取穴　主穴：百會、長強、承山。

2. 治法　患者端坐，充分暴露百會穴，以艾灸盒施灸15～20分鐘，至患者自覺局部發熱向下感傳為度；然後令患者取俯臥位，以艾捲行雀啄條長強穴，15分鐘，至肛門有向上收縮感為度。每日1次，7日為1個療程。承山雙側局部消毒、局麻，以三棱彎針將30號羊腸線植入，消毒紗布覆蓋，膠布固定，20日1次。

（六）針刺療法（2）

1. 取穴　主穴：肛門四穴，分別在肛門上下左右各旁開0.5寸（肛緣黑白皮膚交界）處，即膀胱截石位3、6、9、12點位處。

2. 治法　患者取側臥位，暴露肛門，常規肛緣皮膚消毒，將脫出的組織回納入肛內。取4支28號3寸毫針備用。右手持針，先直刺3點或9點處，當針破皮後，緩慢進針至2.0～2.5寸施捻轉補法，當患者有酸脹感或肛門有上提感時即為得氣，後再行針3～5分鐘。接著用同樣手法針刺6點及12點位，12點處進針深度控制在1.5寸左右。留針20分鐘，其間行針3次。每天治療1次，10次為1個療程，連續2～3個療程後觀察療效。若患兒不易配合，可以進針施用手法後不留針（陶孟・針刺肛門四穴治療直腸脫垂〔J〕.中國針灸，1999，9.）。

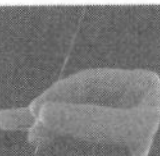

痔瘡

概　述

痔瘡是指直腸末端黏膜下和肛管及肛緣皮下的靜脈叢瘀血曲張，擴大形成柔軟的血管瘤樣病變。據痔的部位而分為外痔、內痔、混合痔等。發作時有便血、疼痛、脫肛和墜脹等。

中醫學亦稱為痔或痔瘡。

病因病機

中醫認為，多因臟腑本虛、氣血虧損，而情志內傷、勞倦過度、長期便秘、飲食不節、婦女妊娠等誘發本病。使臟腑陰陽失調，氣血運行不暢，經絡受阻，燥熱內生，熱與血相搏，血脈壅滯不散而成。

臨床表現

在肛周生有贅肉，時有腫痛，時有瘙癢，大便時偶見鮮血。

辨證施治

【治則】

清熱化濕，活血散結。

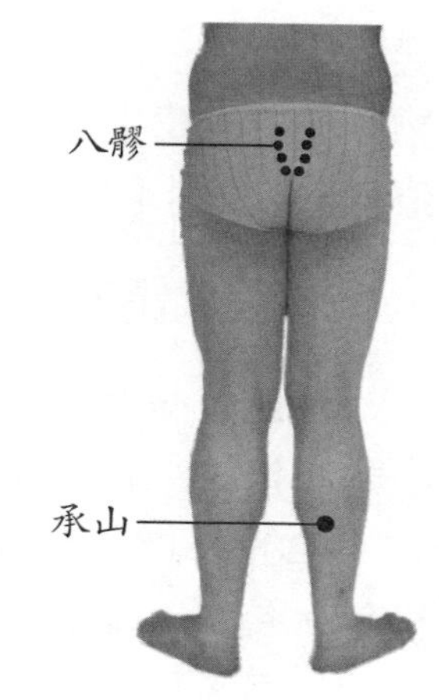

【取穴】

主穴：阿是穴。**配穴：**八髎（尋找次筋結穴）、承山穴，均取雙側。

阿是穴為痔核處。

【操作】

用微火針快速散刺痔核處，一般3～5針，不留針。根據痔核大小可以酌情增加針刺數。注意針刺時一定要刺到痔核根部。

【按語】

火針直刺痔核處病灶，快速散瘀消腫止痛。承山穴善治「久痔腫痛」，八髎處筋結穴火針點刺之，能快速清除肛周濕熱，排毒消結。

中醫百家

（一）刺血拔罐療法

1. 取穴　主穴：大腸俞（雙側）。

2. 治法　患者俯臥，兩側大腸俞穴位皮膚常規消毒，取小號三棱針一枚，垂直快速刺入一側大腸俞穴中，深度視患者形體胖瘦而定，一般深0.5～1.0cm。進針後將針體左右搖擺撥動5～6次，使同側下肢有明顯酸脹放射感時起針，迅速用閃火法扣一大號玻璃火罐乾針眼處（另一側操作法相同）。留罐20分鐘，起罐時如見瘀血較多時，可用衛生紙圍在罐口周圍，以免起罐時瘀血流出污染床單。擦淨汙血後，用75%酒精棉球壓迫針眼、膠布固定。每隔3

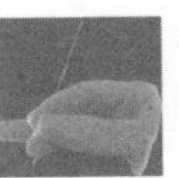

天治療1次，3次為1個療程。治療期間忌食生冷、辛辣食物，保持規律生活，忌過勞（周品林・大腸俞刺血拔罐治療痔瘡100例〔J〕.中國針灸，1992，2.）。

（二）體針療法

1. 取穴　主穴：二白、承山。

2. 治法　每次只取1穴，效不顯時可兩穴同取。二白穴，進針約1寸深，得氣後，施三進一退之瀉法，留針20分鐘，每5分鐘運針1次；承山穴，患者取俯臥位，術者一手托患者足跟，囑其用力著於術者掌心，術者另一手標記穴位，然後用26號寸毫針，快速進針1.5寸左右，作強刺激快速捻轉，每分鐘約350次，以患者感到酸麻脹樣針感向2窩、小腿、足底部放散為度。留針30分鐘，5分鐘行針1次。隔日1次，2週為1個療程。

（三）挑治刺血療法

1. 取穴　主穴：痔陽性反應點。

2. 治法　在口腔內上唇系帶上查找陽性反應物（多為圓形或長形濾泡）及其陽性反應物的位置，以確定肛腸病是屬於內痔、外痔、混合痔、肛裂、脹腫、肛瘺；是輕度、中度還是重度；是單純性，還是合併症；是新發病，還是復發性。然後在上唇系帶上常規消毒，用無菌剪刀剪除（或用手術刀片割除）其陽性反應物。最後用無菌紗布塊或乾棉球壓迫止血。術後2小時內不能漱口，避免口腔感染。在腰骶部沿足太陽經和督脈循行路線尋找痔反應點（痔點似丘疹、紅色或暗紅色、壓之不退色）。痔點有一

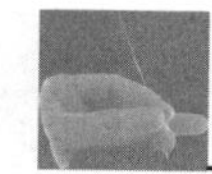

個或數個，選擇的原則是越明顯越好，越靠近肛門部、脊柱越好。如果痔點不明顯或無痔點，可挑大腸俞穴或上、次、中、下髎穴。每次只挑一個痔點（或穴位）。

痔點（或穴位）常規消毒後，用左手拇食指捏起消毒皮膚，右手用消毒三棱針刺入痔點（或穴位）深約0.5cm，然後用力挑斷皮下白色纖維組織，挑淨為佳，最後敷以消毒紗布固定好即可。

挑割的最佳時機是發病最重、症狀最明顯時效果最佳，7天挑割1次，不癒再進行挑割（李繼平・上唇系帶割治和痔點挑治治療肛腸病216例臨床觀察〔J〕.中國針灸，1990，1.）。

（四）梅花針療法

1. 取穴　主穴：華佗夾脊穴。

2. 治法　讓患者俯臥於床上，選取第2腰椎至第2骶椎之間的華佗夾脊穴（脊柱正中旁開0.5～1.5寸區域）。碘酒、酒精常規消毒，用梅花針從下向上均勻叩刺脊柱兩側華佗夾脊穴，以局部充血潮紅和輕微出血為度，然後用消毒棉球擦去血跡。再取中號玻璃火罐4只，分別在兩側叩刺部位上拔罐5～10分鐘，以使拔罐部位充血發紫並拔出少許血液，起罐後用消毒棉球拭淨血跡，外塗抗生素軟膏以防感染。叩刺和拔罐總出血量控制在15～30mL內，隔日治療1次。若有痔核壞死感染者，可配服足量有效抗菌素（周世傑・梅花針加拔罐治療嵌頓內痔32例〔J〕.中國針灸，1994，1.）。

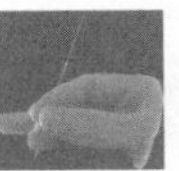

（五）拔罐療法

1. 取穴　主穴：阿是穴。阿是穴位置：長強上端，臀縱紋盡頭中央。

2. 治法　令患者俯臥於床上，定準穴位後行嚴密消毒，左手將其局部皮膚捏緊，右手持三棱針快速進針，挑破絡脈之後隨即抽氣法或貼棉法拔罐。此部位不易吸緊，故盡可能採用抽吸罐。留罐10～15分鐘，以局部出現紅暈為度。每日1次，5次為1個療程。療程間隙3～5天。

（六）艾灸療法

1. 取穴　主穴：八髎。

2. 治法　取準穴位後作常規消毒，用皮膚針緩慢地叩打往返多次，直至局部輕微出血。然後將丁桂散（丁香、肉桂等量組成，並研成細末）均勻地撒滿八髎穴區，上蓋一方關節止痛膏。將純艾捲點燃一端後，先在藥物覆蓋區作回旋灸，約10分鐘，再在8個穴點作雀啄灸，每點3～5分鐘，以患者感局部灼熱為度。隔日1次，10次為1個療程。

（七）耳穴壓丸療法

1. 取穴　主穴：肛門、交感、直腸下段、敏感點。配穴：神門、大腸、肺、皮質下。

2. 治法　主穴取3～4穴，配穴酌加1～2穴。以油菜子或王不留行子置於0.7cm × 0.7cm之膠布上，貼壓所選之耳穴上，反覆捏壓至有疼痛燒灼感，耳廓發熱潮紅。囑患者自行按壓，每日4～5次。每次一側耳，兩耳輪替，每隔1～2天換貼1次，10次為1個療程。

肛瘻

概　述

肛瘻多是肛門直腸周圍膿腫的後遺症。一般由原發性內口、瘻管和繼發性外口三部分組成。內口多數在肛管齒狀線外的肛竇內，外口在肛門周圍皮膚上，一個或多個。

中醫將其歸為「痲疸」範疇。

病因病機

肛瘻為肛門直腸周圍膿腫破潰後，餘毒未盡，蘊結不散，血行不暢；或因肺脾不足，膿瘍不能盡除，腐肉傷皮而成。

臨床表現

在肛門周圍可見有流膿，久不收口，膿水或黃稠或稀薄如水，伴有疼痛。局部墜脹感，肛周瘙癢或濕疹。如屬急性炎症期或慢性複雜性肛瘻，可伴有發熱，貧血，消瘦，食慾不振等。

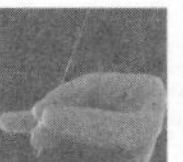

辨證施治

【治則】

祛腐生肌。

【取穴】

主穴：阿是穴。

阿是穴在肛瘻外口及其周圍。

先用探針探明瘻管的走向，並且查清共有幾個外口。

【操作】

患者取截石位，在助手幫助下，充分暴露外口。首先清創瘻道中的膿瘍，然後選用合適長度的中號火針，快速而準確地從外口進針並速順瘻管方向滑刺至其內口，並且適當做旋轉擴管動作。無膿瘍則不留針；如有膿瘍不易清洗乾淨者，則留針5分鐘以上。如複雜性瘻管者，每一外口均需同法灼刺。其後可於瘻管外口阿是穴，淺刺2～4點。

如患者伴有發熱、消瘦、食慾不振者，可用微火針點刺中脘、天樞、下巨虛、陽谿等穴，承山可用刺血拔火罐法，或作艾條灸大椎、曲池等穴。

一般1次即可。若不效者，1週後可再施治1次。

針刺後，用黃柏、黃連、苦參、乳香、沒藥，各等份水煎2000mL藥汁，坐浴20分鐘。每日1次。

【按語】

用火針焮灼瘻道，可破壞瘻道壁，灼除膿瘍，又可因灼傷的炎性修復，使瘻道閉合。療效同於手術，然而方法簡單，療程短，見效快，痛苦少，乃是一種可以推廣的療法。

血管瘤

概　述

血管瘤是體表血絡擴張，縱橫叢集而形成的一種體表腫物。其特點是腫塊紫暗，軟硬兼雜，或見皮膚隱約有紅絲纏繞，瘤有壓縮性。本病多為先天而得，女性多見，由血管組織形成。多生長緩慢，隨年齡、發育而增長。

中醫將其稱為「血瘤」。

病因病機

血管瘤多因心火妄動或先天腎中伏火或胎火旺盛，迫血妄行而致氣血縱橫，脈絡交聚，凝聚成形，顯於皮膚。

臨床表現

血管瘤是生長在體表的半圓形腫物，界限清楚，瘤體呈暗紅色或紫藍色，亦可為正常皮色，小如豆粒，大如拳頭，瘤體柔軟，狀如海綿，壓之縮小，褪色，鬆手後恢復原狀，肢體活動脹大。常於出生後發現，隨年齡增長而瘤體增大。

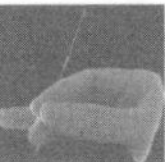

辨證施治

【治則】

清火涼血，散瘀消腫。

【取穴】

主穴：阿是穴。**配穴**：心俞、肝俞、膈俞。

阿是穴在瘤體處。

【操作】

常規消毒後，用微火針快速點刺瘤體凸起處，直達瘤體基底部，速進疾出，可以根據瘤體大小點刺3～5針。心俞、肝俞、膈俞穴用微火針點刺法。隔1週左右治療1次，直至病癒。

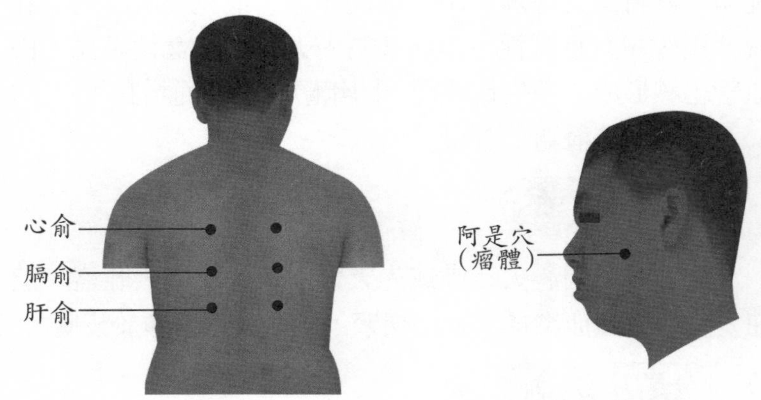

【按語】

微火針治療血管瘤，快捷高效且不留疤痕。火針治療血管瘤是利用火針的高溫直接灼傷瘤體組織，使其發生血栓並致無菌性炎症反應，最後結締組織增生、纖維化，導致其萎縮、消退。

驗　案

劉某，男，3個月。於1992年3月4日初診。患兒出生後第2天發現面部有一小紅點，日漸增長。曾到幾家醫院檢查，因患兒幼小未予治療。檢查：左顴部有一紫紅色黃豆大斑塊，界限清楚，局部壓迫時退色。

診斷：毛細血管瘤。

治療：用火針，擠出血液。治療2次後血管瘤縮小，共治療4次，血管瘤消失。隨診1年療效鞏固。

中醫百家

（一）火針療法

1. 取穴　主穴：阿是穴（瘤體）。

2. 治法　選用大小縫衣針數支。根據瘤體大小選用適宜者燒紅後，垂直插入瘤體中心突出部位約0.1～0.2cm，隨即拔針。術後2～3天勿污染術處。絕大部分治癒後不留瘢痕（漢維亭・漢氏用火針治療蜘蛛狀血管瘤50例〔J〕. 中國針灸，1987，4.）。

（二）火針療法

1. 取穴　主穴：阿是穴（瘤體處）。

2. 治法　局部常規消毒，術者左手固定瘤體，右手持0.75mm的中粗火針在點燃的酒精燈火上燒紅，刺入瘤體1～5mm深，擠出血液少許，用乾棉球按壓針孔。每週治

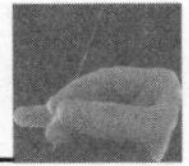

療1次。一般治療1～2次後見效，4～6次即可痊癒（曾令德·火針治療血管瘤26例〔J〕.中國針灸，1998，10.）。

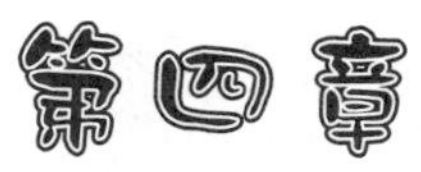

第四章 軟傷外科病症

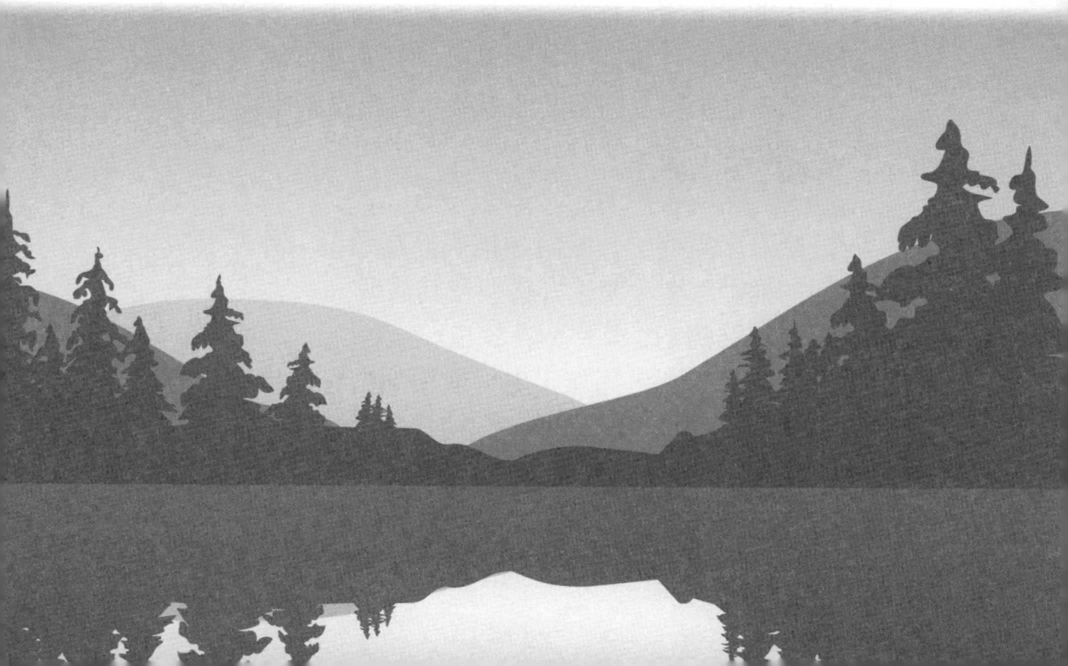

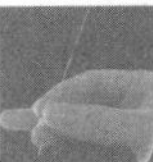

頸椎病

概　述

頸椎病又稱頸椎綜合證，是中老年的常見病，多發病。屬中醫「痹證」範疇。

病因病機

本證中醫認為人體正氣不足，衛外不固，風寒乘虛侵襲頸項太陽脈絡，致氣血凝滯，脈絡不通，項筋失養，引發疼痛；或因頸項部用力不當、夜寐位置欠佳、外力損傷等造成血瘀氣滯，經脈痹阻，而致項強不利，疼痛難忍。

根據其病理特徵可分為兩個階段，即椎間盤退變期和骨刺形成期。前者以椎關節失穩、鬆動為主，表現為小關節紊亂及其繼發性炎症；後者常因骨刺刺激或壓迫脊神經根、脊髓、椎動脈及周圍其他組織而引起臨床症狀。

辨證分型

根據臨床需要，一般將頸椎病分為頸型、神經根型、脊髓型、椎動脈型、交感神經型及其他型。

1. 風寒強痛

項背疼痛如掣，痛無定處，或項痛拘急而冷，痛連背脊，得溫稍緩，脈浮或緊。

2. 血瘀強痛

痛有定處，如錐如刺，日輕夜重，難以轉側，脈澀。

臨床表現

主要因頸椎及間盤退行性變本身及其繼發性改變，刺激或壓迫鄰近組織，並引起症狀和體徵者，疼痛、眩暈、肢體麻木、活動障礙。

辨證施治

（一）風寒強痛

【治則】

疏風散寒，溫經止痛，散瘀解筋。

【取穴】

主穴：阿是穴（筋結穴）。**配穴：**列缺、後谿，皆取雙側穴位。

主經筋穴在最明顯壓痛處，次經筋穴多在風池、大杼、秉風、肩井、膏肓附近。

【操作】

皮膚常規消毒。用微火針快速點刺上述主、次筋結

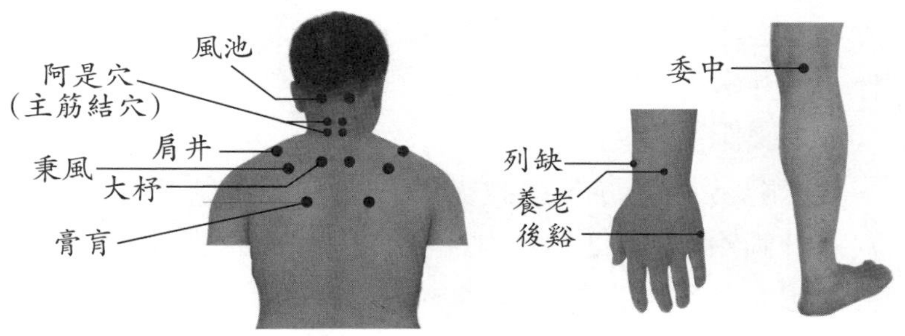

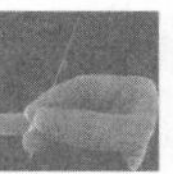

穴，針刺深度0.2～0.5寸，每穴點刺2～3下，然後火針處可用火罐拔之。列缺、後谿穴，用1寸0.25mm毫針針刺，捻轉瀉法，可留針15～30分鐘。注意囑患者活動頸部。火針孔處創可貼覆蓋。

【按語】

頸部筋結穴，屬疼痛最明顯處，用微火針快速點刺之，然後局部拔火罐，借溫熱之火力，驅除風寒，疏通局部血脈，消淤散結；大杼屬足太陽膀胱經，屬骨會穴，足主陽主一身之表，火針之可解表而祛風寒，又屬局部取穴，更可疏調項背部經氣；後谿，為手太陽小腸經之輸穴，通督脈之交會穴，小腸經主表而通於頸項，故取之可增強解表鎮痛之功；風池為治項部病症要穴；列缺為手太陰經穴，通任脈之交會穴，是古人治療項強痛的要穴。

（二）血瘀強痛

【治則】

活血化瘀，止痛。

【取穴】

主穴：阿是穴（筋結穴）。**配穴：**委中、養老，皆取雙側穴位。

主經筋穴在最明顯壓痛處，次經筋穴多在風池、大杼、肩井附近。

【操作】

皮膚常規消毒。用微火針快速點刺上述主、次筋結穴，針刺深度為0.2～0.5寸，每穴點刺2～3下，然後可用火罐拔之。委中穴先消毒後，用4號注射針頭散刺後拔火罐；養老穴，用1寸0.25mm毫針針刺，捻轉瀉法，可留針15～30分鐘。注意囑患者活動頸部。

【按語】

頸部筋結穴，屬疼痛最明顯處，用微火針快速點刺之，借溫熱之火力，以疏理項部壅滯阻塞之氣血，疏通頸部經筋；大杼屬足太陽膀胱經，屬骨會穴，足主陽主一身之表，火針之可疏調項背部經氣；風池為治項部病症要穴；委中為足太陽經合穴，又稱血郄，刺血之，善治頭項背腰血瘀強痛。養老，為手太陽小腸經之郄穴，為治項部損傷疼痛的驗穴，直刺得氣後行提插瀉法，令患者活動項部，並留針至症狀緩解。

名家驗案

吳某，女，58歲，職工。初診日期：1995年1月21日。主訴：頸項痛，轉側不利，伴頭暈、手麻月餘。時有針刺樣疼痛向肩臂和手放射，且以左手臂明顯。檢查：頸部活動受限，第6頸椎旁側壓痛，壓頂試驗陽性。

頸椎X光片示：第6頸椎骨質增生。

取中火針直刺痛點，即刻自覺疼痛減輕，頸部活動受限有所改善，連續治療5次，痛止，活動自如（許豐敏·醫案選輯〔J〕.中國針灸，1997，2.）。

有頸椎或胸椎棘突旁明顯壓痛者則採用手法復位治療。頸椎復位採用椎旁定點扭轉復位法，胸椎復位用按壓復位法。療效奇佳。

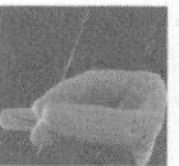

【古籍輯錄】

《扁鵲神應針灸玉龍經》：挫枕項強，不能回顧：少商、承漿、後谿、委中。

《素問·骨空論篇》：大風，頸項痛，刺風府。失枕在肩上横骨間，折使榆臂，齊肘正，灸脊中。

中醫百家

（一）頸叢五針配合溫灸療法

1. 取穴　主穴：頸叢五針（雙側風池、雙側天柱、風府）。配穴：神經根型、肩胛上背痛配天宗，上肢酸痛或感覺異常配臂中；頸項僵硬酸痛配頸椎夾脊；椎動脈型頭暈、頭昏配百會。兩型均配合艾盒溫灸頸椎局部。

2. 治法　頸叢五針：風池穴採用毫針，針尖向對側眼球方向，深1寸針感酸脹明顯遍及整個後頭部。天柱穴直刺1寸。風府穴直刺1寸，針尖向下，不可向上。天宗穴根據患者胖瘦情況，胖人以針刺1.5寸左右為宜，瘦人以1寸為度，針感局部酸脹明顯，並向頸部上竄。臂中穴針刺1.5～2.0寸，使針感上達肩部下達腕部為好，對上肢感覺異常者（如酸、脹、麻木、疼痛）效果明顯。頸椎夾脊斜刺1寸左右，以頸椎棘突旁開1.5寸，針尖朝向頸椎方向，每次取1～2穴為宜。百會穴以1寸毫針，刺入時針尖向前順著督脈經走行方向。取針後用薰灸器薰灸1～1.5小時。

用清艾條，點燃後吹滅明火，蓋上盒蓋，置於頸椎上，局部溫熱，防止燙傷，可先針刺，再溫灸30分鐘。每天治療1次，每次針刺20分鐘，7次為1個療程，療程之間間隔3天。

（二）小針刀加拔罐療法

1. 取穴　主穴：阿是穴（頸肩部壓痛反應點）。配穴：肩井、新設穴、大椎、大杼、天宗、肩髃、曲池等。每次選2～3穴。

2. 治法　在所選穴位處做好標記，常規消毒，局麻後，右手持小針刀順肌纖維方向垂直刺入，深達腱膜、肌肉或骨膜（深度應因穴位不同靈活掌握），然後進行局部刺激，劃割、剝離，疏通鬆解，出針後立即拔火罐，拔出少量瘀血，起罐後用無菌紗布封蓋針孔，包紮。5～7天治療1次。注意：嚴格無菌操作，預防感染。醫者應熟悉局部解剖關係，防止損傷血管神經。治療後囑患者加強頸肩部功能鍛鍊，以鞏固治療效果。

（三）針灸療法

1. 取穴　主穴：患側風池、病變頸椎夾脊穴。配穴：肩井、肩中俞、肩外俞、病變胸椎夾脊穴、肩胛骨內側緣壓痛點、天宗、曲池。

2. 治法　病變頸椎夾脊穴用2.5～3.0寸毫針與皮膚成30度角向下斜刺入2寸，針體與脊柱平行。胸椎夾脊穴、肩井、風池、肩中俞、肩外俞、肩胛骨內側緣壓痛點、天宗用1寸針，曲池用3寸針，常規進針，針刺後用G6805

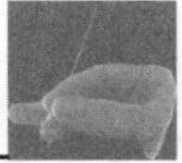

治療機連接患者最痛的兩穴（或兩點）上的針柄。用連續波，頻率2～4次/秒，每次留針20～30分鐘，每日1次，10次為1個療程。

（四）電針療法

1. 取穴　主穴：夾脊頸2～7。配穴：養老、天柱、大椎、腎俞、大腸俞、曲池、外關、合谷、陽陵泉、秩邊。

2. 治法　主穴，根據增生部位，選擇相應夾脊穴。配穴，每次取4～5穴。主穴以2寸毫針作45°角向脊椎方向刺入，運針至針感出現傳導，配穴進針得氣。平補平瀉1分鐘，然後接通電針儀，負極接主穴，正極接配穴，連續波，頻率120～250次／分，電流強度以患者感到舒適為宜，一般在1.0～1.5mA。每日1次，每次30分鐘，15次為1個療程，療程間隔4～5天。

（五）拔罐療法

1. 取穴　主穴：分兩組。①阿是穴或大椎。②大杼、風門。配穴：天宗、肩井、肩貞。阿是穴位置：頸部壓痛點。

2. 治法　主穴第①組為刺絡拔罐法，第②組為竹罐法。每次1組，可交替選用。如僅用主穴療效不顯，改用或加用1～2個配穴。刺絡拔罐法操作：可先以鈹針刺，直入直出，深至骨膜，出針後有少量血液流出（一般不超過5mL），亦可以皮膚針局部叩刺至皮膚微出血。針後加火罐，留罐15分鐘，去罐後作局部按摩及頭部做旋轉運動，3～5天1次，3次為1個療程。療程間隔1週。

（六）竹罐療法

將大小不同之竹罐在煮沸的藥水鍋內煮2～3分鐘，取出並甩盡藥水，然後迅速置於穴位上使吸住皮膚，7～10分鐘後取下，以出現瘀斑或充血為度。每日或隔日1次，10次為1個療程。療程間隔3～5日。

藥液製備：艾葉、杜仲、防風、麻黃、木瓜、川椒、穿山甲、土鱉蟲、羌活、蒼朮、獨活、蘇木、紅花、桃仁、透骨草、千年健、海桐皮各10g，乳香、沒藥各5g，布包加水煎煮而成。

取穴　主穴：肩井、阿是穴、大椎、天宗。

配穴：神經根型加天鼎，椎動脈型及交感型加風池。

新設穴位置：風池穴直下方，後髮際下1.5寸。

阿是穴位置：頸部壓痛點。

（七）挑治療法

1. 取穴　主穴：阿是穴。阿是穴位置：即反應點。多出現在頸、背部，為黨參花樣的皮損改變。一般為圓形或橢圓形，豆粒或花生米粒大，邊緣整齊，邊的顏色稍深於正常皮膚，且反光弱。以大椎及頸椎增生部位更為多見。

2. 治法　每次選3～4個阿是穴。常規消毒後局麻，以細三棱針先破表皮，再挑斷淺表皮膚纖維絲。挑纖維絲時，針尖宜貼皮平刺，先平行向前滑動，再輕輕把針向上抬起，將纖維絲挑斷，挑淨。下一次挑時，將上一次挑過露在表皮外的纖維絲頭剪去。每隔5天挑治1次，5次為1個療程。注意每次選挑治點時，其中一定要有一個點在頸

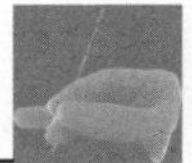

椎上。

（八）穴位注射療法

1. 取穴　主穴：頸部夾脊穴。配穴：風池、天宗、肩井、肩髃、合谷、外關、中渚。

2. 治法　先取主穴，針刺得氣後，用架火法或抽吸法拔罐，一般每次取1～2對夾脊穴。另選2～3對配穴針刺，得氣後施平補平瀉手法。留罐時間，以局部皮膚紅紫為度。留針15分鐘。次日，可交叉取2對夾脊穴，分別注入維生素B_{12} 250mg / mL（每穴0.5mL）和當歸寄生注射液2mL（每穴1mL）。上法每日1次，交替進行，兩個月為1個療程。療程間隔1個月。

（九）點按療法

1. 取穴　主穴：陰谷。

2. 治法　患者端坐，醫生蹲於病者前面，以雙手中指指尖交叉點按足少陰腎經雙側的陰谷穴。產生酸、脹、麻、痛感。以患者能忍耐為度。同時，令患者緩慢且大幅度的做頸部左右旋轉、左右側偏、前後屈伸等活動各10次。然後囑患者自然放鬆頸部，醫者在頸部壓痛明顯處或X光片顯示之病變相應部位，用拇指、食指拿提斜方肌，快速拿提10次後，施順筋手法鎮靜。3～4次為1療個程。

（十）挑撥療法

1. 取穴　主穴：①崇骨、肩井（雙）。②大椎、附分（雙）。

2. 治法　皮丘局麻後，用7～9號注射針頭直刺0.5～1.0寸，崇骨、大椎與附分穴行左右挑撥，肩井行縱向挑撥。挑撥時針尖斜口與挑撥方向一致，挑撥斜度可達50°。將部分肌纖維就皮內或至皮外挑斷後放血數滴，酒精棉球覆蓋1天。①、②兩組穴位交替使用，每週2次，4次為1個療程（蔣賢耀・臨床報導〔J〕.中國針灸，1992，3.）。

落　枕

概　述

落枕是指頸項強痛不舒，活動受限的一種病證。多在起床後發現，為一側項部至肩背部的肌緊張、強痛、活動受限，當轉頸、仰頭或低頭時疼痛加重，可有明顯的壓痛點。本病多發生在成年人，小兒少見。常與頸椎的疾患有關。

病因病機

中醫認為，本病是由各種原因致使局部脈絡受損，筋脈拘急而發病。

項背受涼，強痛不適，活動受限，因項背感受風寒，致使經氣阻滯，氣血不和，項背筋脈拘急之故；或因項背脈絡受損，氣血瘀阻所致。

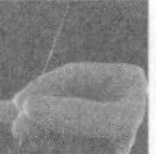

辨證分型

1. 風寒外襲

項背受涼，強痛不適，活動受限，或見畏寒肢冷，苔白，脈遲或緊。

2. 筋脈勞損

體位不適，頸項疼痛或在頸椎處有壓痛，舌淡紅或有瘀點，脈弦。

辨證施治

【治則】

祛風散寒，疏筋通脈。

【取穴】

主穴：阿是穴（筋結穴）。**配穴：**後谿。

主經筋穴在百勞穴附近最明顯壓痛處，次筋結穴多在風池、肩井、大杼附近。

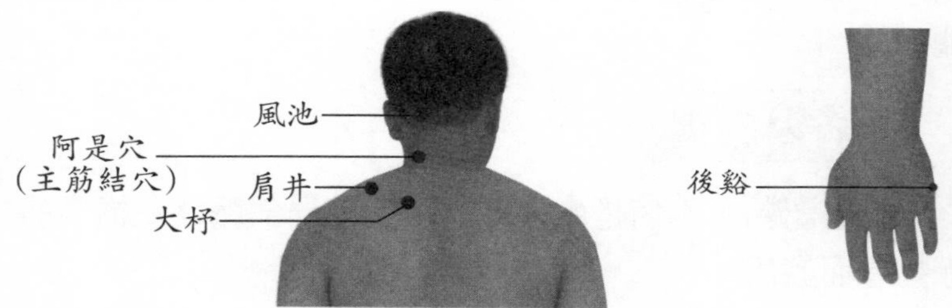

【操作】

皮膚常規消毒。用微火針快速點刺筋結穴2～3針，不留針，拔火罐；然後用1寸0.25mm毫針針刺後谿穴（患側），透向手少陽經（中渚穴），捻轉瀉法，留針15～30分鐘，囑咐其活動頸部。保護火針孔。

【按語】

微火針散刺筋結穴，以溫熱之火力直達病灶，祛風散寒，疏筋通脈；後谿穴屬手太陽經，乃八大交會穴之一，擅通頸部血脈。一般1次治癒。

驗　案

劉某，女，32歲，頸部僵硬不適半個月而來診。患者於半月前中午休息受電扇吹後面出現頸部僵硬不適，經按摩10次症狀有所緩解，但未治癒。現症：頸部僵硬不適，不能右顧，低頭時間長則頭有酸沉感，左肩外俞、曲垣等部位有壓痛。

診斷為落枕。

治療：先以毫針刺大椎，進針1分左右，按倒針柄，針體向左肩井透刺，使氣至病所，然後刺後谿，用捻轉瀉法不留針，患者當即感頸部舒適，最後用中等火針點刺肩外俞、曲垣等壓痛點部位，共治療3次而癒。

該病臨床較為常見，各種方法治之均可收效。用毫針治療時，對局部痛點配合火針點刺，則療效更佳。

名家驗案

麥某，女，27歲，教師。1987年9月4曰初診。

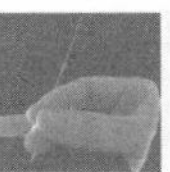

主訴：右側頸項強直3天。

病史：患者3天前清晨起床後自覺右頸部強直，酸楚疼痛，不能俯仰和轉側，經本單位醫院按摩治療2次，效果不顯，前來求治。

檢查：右側項部肌肉痙攣強直，右側天柱穴壓痛，喜得熱敷，頸項活動不利。舌淡紅，苔薄白，脈浮緩。

診斷：落枕。

治則：活血化瘀，舒筋通絡。

取穴：手三里（右）。

治法：急取右側手三里，施以指針，頓感項強略減，遂以針刺該穴，直刺行瀉法，同時令患者緩慢左右轉動頸項，留針30分鐘，其間行針3次。

針刺後患者項部強直、疼痛已大減，頸項活動範圍增大。次日加針右側天柱穴，3次而癒。

中醫百家

（一）拔罐療法

1. 取穴　主穴：阿是穴。配穴：風門、肩井。阿是穴位置：頸部壓痛最顯處。

2. 治法　阿是穴，用力揉按片刻，常規消毒後，以三棱針快速點刺3～5下，或用皮膚針中等度叩打，叩打面積，可相當於罐具口徑。然後，選用適當口徑之罐具吸拔。配穴可取1～2個，針刺得氣後，留針，再於針上拔罐。吸拔時間均為10～15分鐘。起罐後，可在阿是穴用艾捲回旋灸5～7分鐘。每日1次，不計療程。

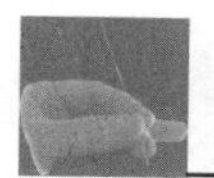

（二）指針療法

1. 取穴　主穴：外關、內關、阿是穴。配穴：風池、肩井、肩貞、養老、天柱、風府、大椎、理想穴。理想穴位置：風池至肩井穴之中點。

2. 治法　主穴為主，效不佳時加配穴。先輕拍或指按疼痛處即阿是穴1分鐘。術者以拇指掐壓患者內關穴，中指或食指抵於外關穴，每次2～3分鐘，用力由輕而重，使壓力從內關透達外關，患者可有酸、麻、脹、熱感，或有此類得氣感上傳的感覺。掐壓過程中，宜囑患者左右旋轉頸部。配穴，單手拿風池穴20次，雙手拿肩井穴20次，餘穴可採用指壓法，或上下左右推按，每穴1～2分鐘。上述方法每日1次，3次為1個療程。

（三）耳穴壓丸療法

1. 取穴　主穴：頸、神門。

2. 治法　雙側主穴均用。取綠豆1～2粒，置於以市售活血止痛膏或傷濕止痛膏剪成的1cm × 1cm的方塊中，粘貼於所選耳穴，將邊緣壓緊。之後，按壓該耳穴0.5～1分鐘，手法由輕到重，至有熱脹及疼感為佳，並囑患活動頸部2～3分鐘。要求患者每日自行按壓3次，貼至痊癒後去掉。

（四）針灸療法

1. 取穴　主穴：大椎。配穴：肩井。

2. 治法　令患者端坐於椅上，頭向前傾。取準穴後，

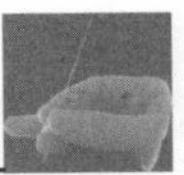

針尖偏向患側進針深度約0.5～1.0寸，使針感向患側頸、肩部傳導，得氣後，治法者用一手按患側肩井穴，讓患者作最大限度左右活動頸部，同時，另一手捻針3～4分鐘。如效果不顯著，加取肩井穴常規消毒。醫者持30號1.5寸毫針，快速刺入0.5寸許（切不可深刺，以免傷及肺尖），行捻轉手法之瀉法，得氣後留針30分鐘左右。每隔10分鐘左右再以捻轉瀉法行針，時間約1分鐘，加強得氣感，刺激量以能忍受為度。

取針後囑患者稍活動頸部。針後取艾條長約5cm，插於針柄上點燃，至灸完後起針，或配以紅外線直射患部（以患者感到有溫熱感而不灼痛為度）。穴區加拔罐10～15分鐘。每日1次。

（五）穴位注射療法

1. 取穴　主穴：天牖。配穴：會宗。

2. 治法　藥液：654–25mg，當歸注射液2mL，利多卡因1mL。臨用時，以5mL注射器將上述三種藥吸入並混合，刺入患側天牖，反覆提插，使針感向下傳導至疼痛部位，回抽無血，注入藥液。相隔1分鐘後，囑患者取坐位，伸出同側手臂，平放於桌面上，以28號2寸毫針直刺會宗穴，針尖略朝上，反覆提插，促使針感向上傳導，強刺激瀉法，運針2分鐘，囑患者活動頸部。留針5分鐘，取針。一般只治療1次。

肩周炎

概　述

肩關節周圍炎是以肩關節及關節周圍軟組織的一種炎性病變。其臨床表現以肩關節酸痛為主，日輕夜重；晚期則以外展、外旋及後伸等運動受限為主證。多見於50歲左右年齡患者。

中醫稱本病為「漏肩風」、「肩凝症」等，屬痹證範疇。

病因病機

本病多因年老體虛，筋骨衰退，致使風寒濕邪乘虛而入，經脈痹阻，經筋瘀結；或跌仆損傷，傷及筋骨，氣血瘀滯，經筋功能失常而致本病。

辨證分型

1. 風寒濕邪侵襲

肩痛，喜溫，多肩關節活動受限輕。風重則可牽涉項背，寒重則痛劇，喜按；濕重則腫脹拒按。

2. 外傷閃挫筋骨

肩痛，日久肩關節活動受限重。

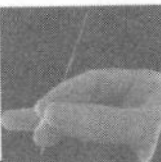

辨證施治

【治則】

祛風散寒，解筋消結。

【取穴】

主穴：阿是穴（筋結穴），**配穴：**陽陵泉穴（對側穴位）。

主筋結穴在肩髃、肩內陵、臑俞附近，次筋結穴多在膏肓、天宗、肩井、肺俞穴處。

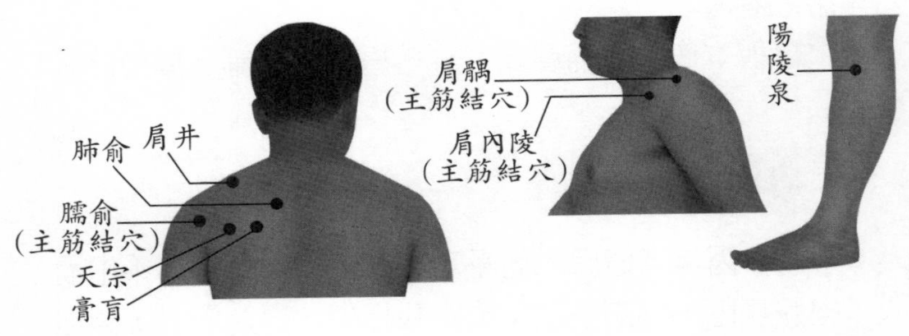

【操作】

皮膚常規消毒。首先，用1寸0.25mm毫針針刺陽陵泉穴，捻轉瀉法，使針感上傳。同時，醫者幫助患者活動患肩，以便改善肩關節粘連。然後，查找肩周附近筋結穴（明顯壓痛點），用微火針快速點刺3針，不留針，可以用火罐拔10分鐘。間隔2～5日治療1次，5次為1個療程。

【按語】

局部微火針點刺，以溫熱之火力，震盪陽氣，驅散風寒濕邪，疏通局部經脈，消散病灶筋結，止痛迅速。陽陵泉穴，擅長疏通氣血，透達四肢，濡養筋骨，通利關節，是作者多年臨床經驗用穴。

驗　案

趙某，男，67歲。左肩疼痛伴抬舉受限3月餘。始則肩膀酸痛，活動受限，未在意。漸痛加重，夜間尤甚。梳頭、洗臉困難，不能後背。檢查：肩部無腫脹，肩前、肩後、肩峰下明顯壓痛，肩外展45°，搭肩不行，上舉90°，後伸指達腰骶。舌淡紅，苔薄白，脈沉細。

診斷：肩痹。

治則：活血化瘀，溫經散寒。

取穴：條口透承山（左側），肩髃，肩前後動痛點、阿是穴。

治法：條口透承山（左），2.5寸0.25mm毫針直刺進針後小幅度提插捻轉，針感達足，囑患者活動患肩。20分鐘後痛減，活動幅度增大。找出肩部動痛點、阿是穴，行火針點刺，每穴2次。囑咐患者配合「爬牆」、伸臂鍛鍊。針後第3天二診，肩痛減輕，夜間已能安睡。活動仍受限。選膏肓透肩峰，使針感達肩前，起針後再刺肩髃、肩髃透極泉，速刺不留針，針後火針點刺動痛點。此後隔2天火針1次，點刺動痛點、阿是穴。共經12次治療，痊癒。

肩周炎早期，速刺對側足三里下1寸左右肩平穴，使針麻感向足部放射，療效亦佳。

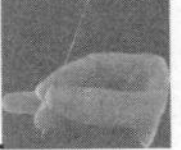

中醫百家

（一）火針療法

1. 取穴　主穴：患側肩局部敏感點。

2. 治法　在患肩肱二頭肌上方及三角肌前後緣部尋找，一般有3～6個不同的最敏感的壓痛點，做好標記，常規消毒。用市售鎢鋼火針（2寸）在酒精燈上燒至白亮，對準做好標記的反應點速刺疾出。一般每次針3～5個點，進針1寸左右，不留針。以上治療5～7天1次，一般治療3～5次可痊癒。個別患者可增加次數。火針治療後，局部5天內不宜著水，針後第二天開始功能鍛鍊。

（二）拔罐療法

1. 取穴　主穴：阿是穴。阿是穴位置：肩部壓痛點。

2. 治法　首先在患肩上進行按壓，找到壓痛點，在最明顯的一處用三棱針或鈹針迅速刺入，深1～2分左右，即出針。如此上、下、左、右，進行點刺，共5針，呈梅花狀，範圍以稍大於罐具口徑為宜，點刺處則應血出如珠。如痛點較分散，每次刺絡2～3個痛點。用閃火法或真空拔罐器拔罐10～15分鐘，拔出1～3mL血為度。去罐後，用消毒棉球按壓針孔，並行被動活動5～10分鐘，每隔2～4天1次，連續3次為1個療程。 患者平時加強功能鍛鍊。

（三）刺血療法

1. 取穴　主穴：尺澤、曲池、曲澤。配穴：肩貞、肩髎、肩內陵、阿是穴。

2. 治法　主穴每次僅取一穴，配穴據症酌取，均為患側。先在穴位及其周圍仔細尋找有瘀血現象之靜脈，然後用消毒三棱針刺破血管，出血10～20mL，血止後拔罐5分鐘。每10～20天治療1次，3次為1個療程。

（四）體針療法

1. 取穴　主穴：肩髃透極泉，天宗透秉風、肩貞、條口透承山。配穴：曲池、尺澤、肩陵、肩井、合谷、陽陵泉。肩陵穴位置：陰陵泉下8～9分。

2. 治法　以主穴為主，酌加配穴。囑患者垂曲肘。宜以28號針，長3～4寸，行深刺透刺，使局部有較強的酸、麻、脹感。條口透承山及肩陵穴、陽陵泉均宜針對側穴，為提高療效，可先針此類穴，待明顯得氣後，令患者活動肩部，內外旋轉、前伸後屈等；然後再針局部穴。每日或隔日1次，10次為1個療程。療程間隔5天。

（五）耳針療法

1. 取穴　主穴：肩、鎖骨、神門、肩關節。配穴：肝、脾、皮質下。肩關節穴位置：在肩穴與鎖骨穴之間。

2. 治法　主穴取2～3穴，酌加配穴。探得敏感點或陽性反應物後，用5分普通毫針快速刺入，得氣後，行捻轉手法，中強度刺激，約持續半至1分鐘。在運用手法的過程中，令患者適量活動患肩。疼痛較劇烈者，肩或肩關節穴用三棱針點刺出血數滴。毫針刺每天1次，刺血隔2～3天1次。

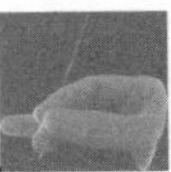

（六）割治療法

1. 取穴　主穴：阿是穴。

2. 治法　以左手食指、中指繃緊阿是穴，右手持鋒鉤針迅刺入皮下組織，患者有酸、麻、脹感時停止進針，然後上下提動針柄，鉤割數下，出針。加拔火罐，10～15分鐘。每週2次，4次為1個療程，療程間隔1週。

軟組織損傷

概　述

急性軟組織損傷，是指人體肌肉、肌腱、韌帶等因跌、仆、閃、扭、衝撞等造成的閉合性損傷，是常見的骨傷科病症之一。其損傷部位多為腰、胸及肢體關節處（腕、踝關節）扭傷等處。

病因病機

中醫認為，多因外傷或活動不慎導致氣滯血瘀、經筋瘀阻引起傷處疼痛，活動受限，可見瘀腫、壓痛明顯、舌質暗有瘀斑，脈弦緊。

臨床表現

本病以局部疼痛和功能障礙為主要症狀。

辨證施治

【治則】

活血化瘀，疏筋止痛。

【取穴】

主穴：阿是穴（主筋結穴）。**配穴：**取對應點（上病下取、下病上取，左病右取、右病左取）。

主筋結穴在局部腫脹疼痛最敏感處。

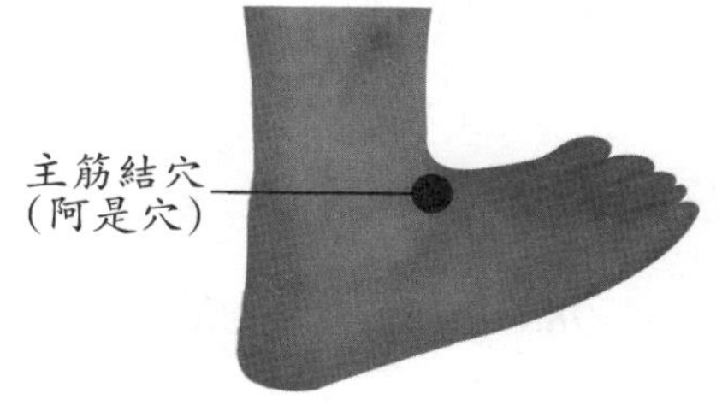

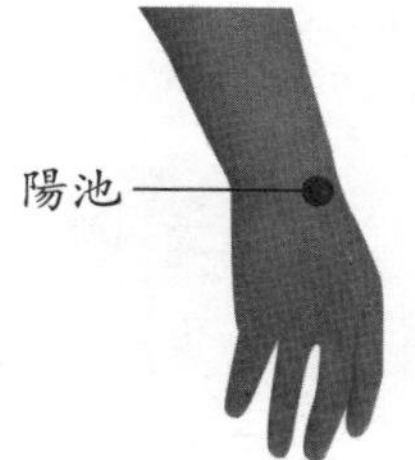

【操作】

皮膚常規消毒。用微火針散刺筋結穴3～5針，能出血最佳。若不出血則用火罐拔10分鐘。對應點則用1寸0.25mm毫針以15°角刺入皮下0.5寸，行提插撚轉強刺激瀉法，隔5分鐘行針1次，留針30分鐘。

【按語】

用火針溫熱之力，行氣活血，疏通病灶經氣，消散局部瘀結經筋，通則不痛。取對應點針刺法，是根據中醫經絡「同名經取穴法」施治，療效顯著。

驗 案

石某，男，19歲，學生。右足髁部扭傷半天。患者在

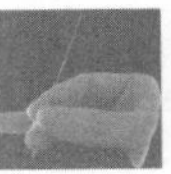

踢足球時不慎摔倒扭傷右踝關節，遂在附近醫院經拍片除外骨折，建議其臥床休息及熱敷。現症：右足踝關節腫脹，右丘墟部位腫脹明顯，皮膚呈紫色，觸痛明顯，活動受限，右足不能著地行走，右踝關節尚能活動但劇痛。

診斷：右踝關節扭傷。

治療：先用毫針刺左丘墟，並讓患者活動右踝關節，10分鐘後可著地行走，但仍不敢用力，用力則痛。然後用細火針速刺右踝關節腫脹部位4針，出瘀血約3mL。患者可快步行走不覺痛甚。囑其回家外敷七厘散。又治一次而癒。

名家醫案

李某，男，48歲，職工。1988年7月18日初診。

主訴：右踝扭傷1天。

病史：患者昨天下午打乒乓球，扭傷右踝關節，主要症狀為右踝關節腫脹疼痛，在場的人當即為其揉按患部，回家後腫痛更甚，影響睡眠，現從內踝至膝關節以下皆腫脹，不能正常步履。

檢查：右踝關節內踝腫脹呈青紫色，小腿亦水腫，按壓小腿內側面皮膚凹陷不起。檢查壓痛點在左足少陰腎經太谿穴及左足厥陰肝經中封穴上。舌質暗紅苔白，脈弦緊。

診斷：右踝關節扭傷，瘀血型。

治則：活血散瘀，消腫止痛。

取穴：大敦、隱白、通里、大陵。

治法：先取大敦、隱白、足中趾背面距爪甲約1分許處點刺出血，然後在通里、大陵穴各刺入1針，針刺得氣

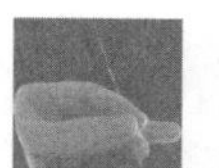

後，雙手運針先用瀉法然後平補平瀉。當捻針10分鐘左右，患區有熱感並覺輕鬆，疼痛減輕，留針10分鐘，觀察患者發現內踝及小腿腫脹逐漸消退，起針後運動障礙也隨之明顯恢復。

二診：隔日來診，檢查患部腫脹大部消退，為其繼針上穴，捻轉針10分鐘左右，留針10分鐘，腫消痛止。1個月後隨訪，功能恢復正常。

中醫百家

（一）針刺療法（1）

1. 取穴　主穴：扭傷穴、中渚、液門、陽池。配穴：阿是穴（或痛點附近經穴）。扭傷穴位置：令患者稍曲肘、半握拳、掌心向下，於陽池與曲池連線，近曲池之1/4處。

2. 治法　主穴每次僅取1穴，效不顯時酎加配穴。扭傷穴以28號1.5寸長之毫針直刺進針，深約0.8～1.2寸，提插捻轉行強刺激；中渚穴用同樣型號長度之毫針，以45度角斜刺進針1寸左右，用強刺激瀉法；液門穴，用上述毫針由穴點進針後，沿皮下軟組織透中渚，進針1寸許，得氣後行大幅度提插捻轉，強度以患者可忍受為宜。陽池按常規進針，用瀉法。均留針15分鐘左右，在留針期間，囑患者反覆活動扭傷部位。針刺阿是穴或其附近之穴位，亦要求針感明顯，針後可加罐。主穴多取腱側穴。每日或隔日針刺1次。

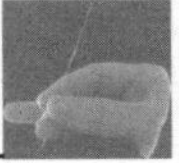

（二）針刺療法（2）

1. 取穴　主穴：膻中、阿是穴。配穴：內關、曲池、支溝。

2. 治法　主穴均取，配穴據症情取1穴，胸前部挫傷加內關，腋中線部挫傷加曲池，腋後線部挫傷加支溝。膻中穴平刺，進針約1寸；內關穴，針尖向近心端斜刺入；阿是穴及其他配穴均直刺，得氣後，主穴行提插捻轉瀉法1分鐘，並令患者作腹式呼吸運動，呼氣出針，不按針孔；餘穴留針10～15分鐘，留針期間，令患者做深呼吸及咳嗽等運動，並行瀉法2～3次。每日1次。

（三）手針療法

1. 取穴　主穴：腰穴、頸穴、敏感點（第二掌骨全息針法）。敏感點位置：腕關節扭傷在同側踝關節相應部位尋找敏感點，腕關節橈側找踝關節內側，腕關節尺側找踝關節外側。踝關節扭傷則反之在腕關節相應部位找敏感點。膝關節內側扭挫傷在肘關節的橈側相應部位找敏感點，膝關節外側扭挫傷在肘關節的尺側相應部位找敏感點。髖關節或肩關節扭挫傷以髂前上棘為最高點，肩關節以肩峰為最高點做標誌。

2. 治法　急性腰扭傷：取同側第二掌骨側腰穴。頸部扭挫傷：取頸穴。其餘部位損傷，在以上相應敏感點，其中髖肩關節損傷的對應點可刺入兩針，以免部位廣而影響療效針刺至得氣後，行提插捻轉強刺激留針30分鐘以上，在留針期間，每過3～5分鐘行手法捻轉1次，加強針感。

（四）拔罐療法

1. 取穴　主穴：阿是穴。

2. 治法　在阿是穴即痛點先用皮膚針叩刺，強度為中或重度；或用毫針先在痛點中心刺1寸，繼在周圍刺數針，留針片刻，緩緩去針。接著以閃火法或抽吸法拔罐，留罐7～15分鐘。每日1次。

（五）針灸療法

1. 取穴　主穴：阿是穴。

2. 治法　視疼痛部位大小，取阿是穴3～6個，取1.0～1.5寸28號毫針快速刺入穴位，捻轉提插使針感擴散至整個疼痛部位，留針，然後將截成1寸長左右之艾條段點燃並插在針柄上（燃著端宜向下）。留針15～20分鐘，每日1次。

（六）眼針療法

1. 取穴　主穴：上焦、中焦、下焦。配穴：反應點。反應點位置：依據看眼選穴的方法，將眼球區血管變化最明顯的經區定為反應點。

2. 治法　主穴應據損傷部位而選，頸、胸及上肢損傷取上焦，胸背部損傷取中焦，腰及下肢損傷取下焦。酌加反應點。患者取坐位或臥位，醫者左手指壓住眼球，並繃緊眼眶皮膚，右手持30號1寸毫針，輕輕刺入皮膚，用平刺或斜刺法進針0.5寸，以頻率為150次／分捻轉1～2分鐘，得氣後留針10～30分鐘，每隔5分鐘行針1次。每日1次，不計療程。

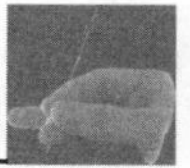

（七）皮膚針療法

1. 取穴　主穴：阿是穴。配穴：病灶周圍經穴。

2. 治法　阿是穴必取，配穴一般在患處上下5～10寸的循行過該區域的經脈上選擇1～2點。阿是穴用麥粒型皮內針，以鑷子夾住平刺入穴，至一定深度後作小幅度垂直運動，令產生酸、麻、脹的感覺，然後以小塊膠布，粘面向外置於皮內針針柄下，再用大塊膠布固定。主穴用1.5～2.0寸之毫針，針尖向病灶平刺入，沿經脈走行緩慢進針1.2～1.5寸，不求得氣感，留針30分鐘～24小時，長時間留針宜用膠布固定。阿是穴5～7日換埋針1次，配穴每日或隔日1次。

（八）刺絡放血療法

刺絡放血古稱「刺絡」或「刺血」，是以三棱針點刺穴位或淺表血絡、放出少量血液治療。

1. 取穴　主穴：阿是穴（扭傷局部周圍，每次3～5穴）及疼痛明顯部位怒張之靜脈。

2. 治法　患者坐位，穴位常規消毒，右手持三棱針，快速刺入1～3分，擠壓局部使之出血，每日治療1次，酌情配合艾灸。

項背肌筋膜炎

概　述

項背肌筋膜炎中醫又稱項背痛，通常是指因筋膜、肌肉、肌腱和韌帶等軟組織的損傷性炎症，引起的項背部疼痛、僵硬、運動受限和軟弱無力等一系列症狀。

病因病機

該病多因長期勞累、局部感受寒邪等，或急性損傷後遷延不癒而致項背部肌筋膜出現經筋結節性病灶。

臨床表現

多有項背部慢性勞損史。項部及上背部疼痛，並牽涉兩肩胛之間，以一側為甚。晨起或感受寒邪後加重，活動或遇熱則減輕。項背部活動受限，肌緊張，壓痛處見結節性病灶。

辨證施治

【治則】

溫經通脈，散寒消結。

【取穴】

主穴：局部阿是穴（筋結穴）。**配穴：**背部夾脊穴、大杼、合谷、後谿。

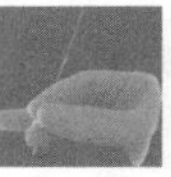

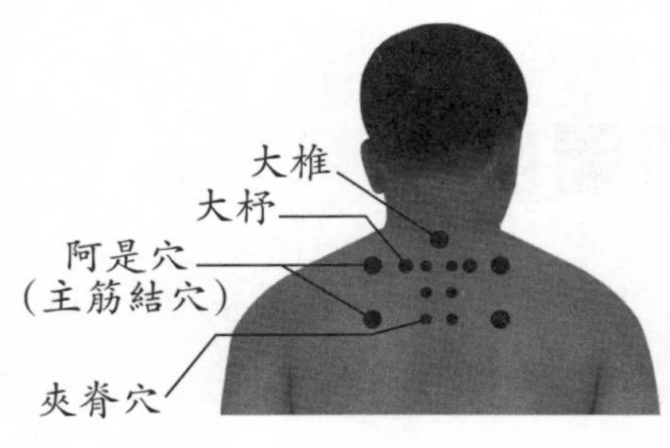

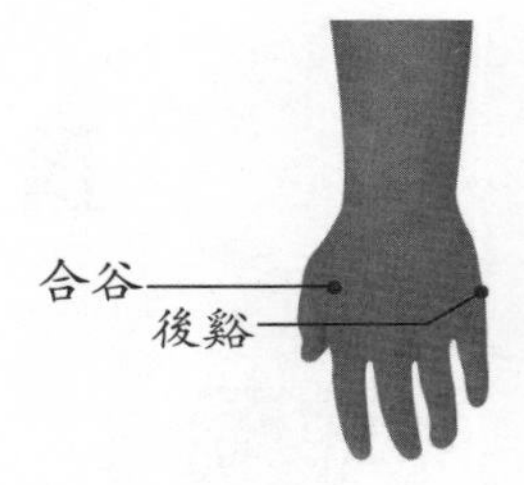

【操作】

局部阿是穴，用微火針散刺3～5針，深度達肌筋膜處，然後以閃罐法拔火罐；餘穴用微火針淺點刺之。

中醫百家

（一）隔薑灸療法

1. 取穴　主穴：阿是穴。配穴：氣血虧虛者加患側腎俞穴。

2. 治法　切取3cm × 4cm大小的鮮薑片3～4片，每片厚約0.2cm，中間紮數個小洞；在薑片上放置大艾炷（炷底直徑約1.5cm，炷高約2cm，重量約2.0～2.5g）。然後將薑片置於穴位上施灸，每穴灸7～10壯不等，如患者感覺灼熱不可忍受，可上提薑片，在穴位上襯乾棉花薄片，放下薑片繼續施灸，直到局部皮膚潮紅、僵硬肌肉變軟為止。隔日治療1次，輕者1次即可（饒豔秋・隔薑灸治療背肌筋膜炎46例療效觀察〔J〕.中國針灸，1998，7.）。

（二）體針療法

1. 取穴　主穴：壓痛點、結節或條索狀物。

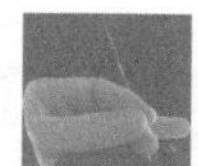

2. 治法　患者取坐位，醫生以左手揣穴，尋找痛點、結節或條索，在確定患病肌筋膜後，用左手食指和拇指按壓在肌束的兩側加以固定，皮膚常規消毒，根據肌筋膜的長度，選擇30號1.5～2.5寸的不銹鋼毫針，以右手持針呈15度角平刺進針後，將針身放平沿肌束長軸緩慢地通過其痛點、結節或條索（這時肌肉常會急劇收縮），將針順時針方向捻轉3～5週，滯針後用左手彈撥肌束5～8次（此時肌肉常常突然鬆弛，疼痛消失，結節或條索消失或變軟），再將針逆時針方向捻轉3～5週後出針，不留針。同時囑患者雙手抱頭做屈頸、撫肩活動，使該肌束全屈全伸3～5次，每日治療1次，10次為1個療程。

（三）火針加拔火罐療法

1. 取穴　主穴：局部阿是穴（患側頸1～4椎棘突旁開1.5寸及肩胛骨內上角處）。配穴：為大椎、大杼、腎俞、陽陵泉、委中等。

2. 治法　將針刺部位常規消毒後，用直徑0.5mm長1.5寸的鎢錳合金針，將針身的前中段置於酒精燈上燒至透紅，迅速刺入穴位，深達肌腱和骨結合部，隨即拔針，用消毒乾棉球重按針眼片刻，在每平方公分病灶上散刺2～5針。然後拔罐10～20分鐘，起罐時有少量淤血或淡黃色組織液滲出，用棉球擦盡。

配穴每次選2～3個，每穴用火針輕淺點刺2～4刺，每週治療1～2次，5次為1個療程。火針治療後，囑患者2日內不要洗澡，避免針孔感染，影響療效。另外在治療間歇中，每天用艾條溫灸針處30分鐘。

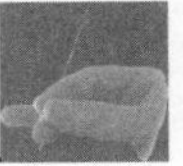

（四）按摩、皮膚針加拔罐療法

1. 取穴　主穴：頸背部。

2. 治法　患者先坐於平板凳上、自然放鬆，先由頸部開始，用輕柔按摩手法，由頸部至岡上肌至斜方肌至脊肋部肌肉，按揉法由輕到重，重點是肩井、秉風、天宗穴點按，用拇指點揉兩側膀胱經部穴位，反覆交替操作15分鐘左右，然後在頸部輕提牽引。根據病情不同，可用頸椎旋轉手法。手法治療後，患者俯臥於硬板床上，後背暴露，選2～4個穴位或阿是穴，局部常規消毒，用梅花針叩打，根據病情輕重叩刺20～30下不等，微出血，隨即拔火罐，5～10分鐘後起罐。可連續拔1～3次，擦乾局部血跡，用酒精棉球消毒，不用包紮。隔日治療1次，7次為1個療程，如病情未能痊癒，再進行第2個療程，中間休息3天。

腰肌勞損

概　述

腰部疼痛為主的退化、勞損性病痛通稱為腰肌勞損。本病男性居多，常在25歲以上發病，多有各種腰部急、慢性損傷史或風寒濕邪侵入史。腰痛纏綿不癒，時輕時重，可反覆發作，久坐、久立或勞累後加重，休息則減輕，腰痛往往在凌晨發作或是被痛醒，當活動腰部之後疼痛減輕，之後才能再入睡。

病因病機

該病多因居寒濕之所，或勞作後汗出受涼等導致寒濕滯留筋脈，氣血運行不暢，而發腰痛；或因外傷或不當用力損傷腰部經筋，導致氣血瘀阻，筋脈壅滯而發腰痛；或人體本虛，精氣不足，過度房勞或體力勞作，導致腰部筋脈失於濡養而發腰痛。

辨證分型

1. 寒濕腰痛

腰部沉重、酸痛、拘急屈伸不利，陰雨寒冷天氣易加重疼痛，重時痛引臀處，苔白膩，脈沉緩。

2. 血瘀腰痛

腰痛如錐刺，痛有定處，拒按，仰臥不便，重時轉側困難，舌暗或有瘀斑，脈沉澀。

3. 腎虧腰痛

腰部隱痛，酸軟無力，時輕時重，勞作加重，腎陽虛則伴神疲腰冷，滑精，脈沉；腎陰虛則伴煩熱尿赤，舌紅，脈細數。

辨證施治

【治則】

祛邪通瘀，疏筋通脈，補腎養精。

【取穴】

主穴：阿是穴（腰部筋結穴）、委中穴。**配穴：**寒濕腰痛取大腸俞穴（雙側），血瘀腰痛取膈俞穴（雙側），

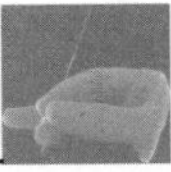

腎虛腰痛取關元、照海穴（雙側）。

主筋結穴在腰部腎俞附近。

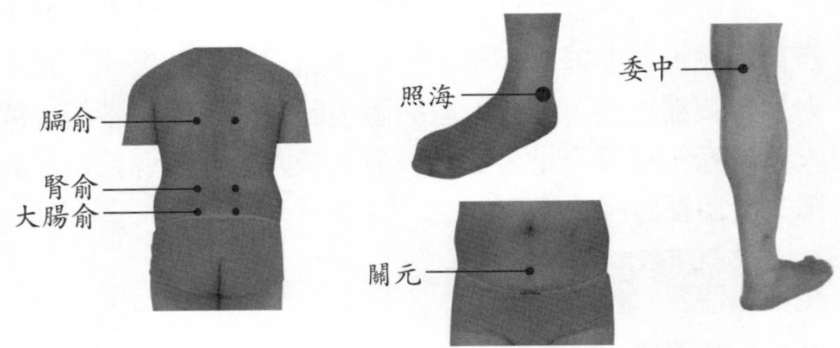

【操作】

皮膚常規消毒。用微火針快速散刺腰部筋結穴3～5針，深度0.3～0.6寸，不留針；委中穴點刺放血。大腸俞，微火針點刺1～2針，深度0.5～0.8寸，不留針；膈俞穴，微火針點刺1～2針，深度0.2～0.5寸，不留針。

上述穴位針刺後可以用閃罐法拔火罐10分鐘，寒濕及血瘀腰痛證拔出血最佳。關元穴，微火針點刺2～3針，深度0.1～0.2寸，不留針，改用灸法亦可；照海穴，微火針點刺2～3針，深度0.1～0.2寸，不留針，改用毫針針刺捻轉補法亦可。保護好針孔。

【按語】

用微火針溫熱之力，祛濕散寒，疏通局部病灶經氣，使腰部氣血運行暢通，經筋得其濡養。委中乃足太陽經之合穴，善治腰部疾病；大腸俞，善治腰部濕寒之邪；膈俞「血之會穴」，善治腰背血瘀疼痛。關元，乃足少陰經和任脈之交會穴，善能助陽補腎；照海，乃通陰蹺脈之交會穴，善能滋陰補腎。

驗　案

高某，男，32歲，工人。1994年8月20日就診。左側腰痛5年。5年前因抬儀器不慎扭傷腰部，當時疼痛劇烈，活動受限，不能轉側。經某醫院推拿、理療後，疼痛逐漸減輕，但每遇勞累和氣候突變時，腰痛發作，且伴活動受限。5天前因搬家勞累過度，誘發疼痛加重，彎腰或轉身時疼痛劇烈。

檢查：患者痛苦面容，左側腰肌緊張，壓痛明顯，雙下肢無疼痛及水腫。X光拍片提示：第2～4腰椎骨質增生。

診斷：腰肌勞損。

治則：遂針左側委陽、委中、陰谷。

操作：常規消毒穴位，取30號2寸不銹鋼毫針，委陽直刺1.2寸，用提插瀉法；委中直刺1.5寸，用 提插瀉法；陰谷直刺1.2寸，用捻轉補法。留針30分鐘。當晚疼痛緩解。經8次治療後疼痛消失，活動功能恢復而癒。1年後追訪未復發。

腰部筋結穴，乃是腰肌勞損病灶之所，多在腎俞附近。各種腰痛，在委中穴附近均可出現壓痛點；寒濕腰痛，在大腸俞附近多有壓痛點；血瘀腰痛，在膈俞附近多有壓痛點；腎虛腰痛，在關元、照海處多有壓痛點。有火針或刺血法治療，療效皆佳。

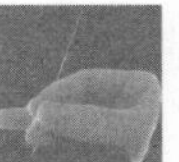

中醫百家

（一）三針療法

1. 取穴　主穴：患側委陽、委中、陰谷。

2. 治法　患者俯臥位，下肢伸直。常規消毒穴位，取30號2寸不銹鋼毫針，委陽直刺1.2寸，用提插瀉法；委中直刺1.5寸，用提插瀉法；陰谷直刺1.2寸，用捻轉補法。留針30分鐘。每日1次，10次為1個療程，休息3～6天進行下1個療程（陳龍・膕三針治療腰肌勞損126例觀察〔J〕.中國針灸，1997，11.）。

急性腰扭傷

概　述

本病多因劇烈轉動軀體，腰部肌肉用力過度使其失衡所致。損傷常見於骶棘肌及腰背筋膜、腰椎間關節等處。其表現為不當動作後突感腰部劇烈疼痛、活動受限，咳嗽、深呼吸時加重。腰部肌肉緊張，可有明顯壓痛點。

中醫將其歸為「閃腰」範疇。

病因病機

1. 氣滯血瘀

腰痛局限，活動受限，或見瘀腫，壓痛明顯，舌質暗有瘀斑，苔薄黃，脈弦緊。

2. 經絡瘀阻

腰痛時輕時重，痛無定處，行走不利，咳嗽震痛，舌淡苔薄，脈澀。

辨證施治

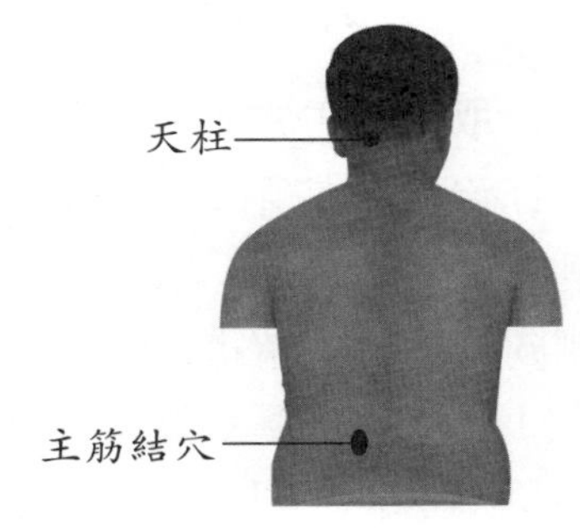

【治則】

活血化瘀，舒筋通絡。

【取穴】

主穴：阿是穴（主筋結穴）。**配穴：**天柱穴。

主筋結穴在腰痛最明顯處。

【操作】

皮膚常規消毒。用微火針快速散刺筋結穴（腰痛最明顯處）3～5針，然後在其上拔火罐10分鐘，出血最好；微火針點刺天柱穴，深度0.3～0.5寸，不留針；或毫針針刺同側天柱穴，撚轉瀉法，留針30分鐘。

【按語】

以火針溫熱之力，配合放血，可以活血祛瘀，疏通病灶氣血，疏理腰部經筋；天柱穴乃是足太陽經、足太陰經、足少陽經的交會穴，針刺之，疏通腰背部經氣迅速，是筆者經驗用穴。

效驗法：針刺腦門處神庭至印堂連線中點—「腰痛穴」。正中腰痛則沿皮下直刺1寸，左側腰痛則向右側斜刺，右側腰痛則向左側斜刺。配合活動腰部，效果明顯。

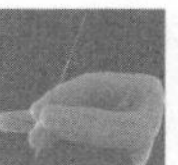

中醫百家

（一）針罐療法

1. 取穴　主穴：阿是穴。

2. 治法　使用1.5寸毫針，在扭傷部位尋找阿是穴，直刺1寸，得氣後，用大號火罐套入針柄閃火拔罐。均為雙側同時施治。留罐20分鐘。起罐後輕微按壓幾次即可。皆在1～2次痊癒（張文元・針罐並用治療急性腰扭傷〔J〕.中國針灸，1992，2.）。

（二）手針療法

1. 取穴　主穴：腰腿點（手背腕橫紋前1.5寸，第二伸指肌腿橈側及第四伸指肌腱尺側處，共兩點）。

2. 治法　患者取坐位，手放於桌上，手指自然微屈，皮膚常規消毒，取30號2.5寸毫針兩根，針與皮膚呈15°～30°角，針尖刺向對側掌緣，針刺8.0～1.0寸。用同樣方法，在另一個刺激點上進針，針刺得氣後，雙手分別提插撚轉兩根針，刺激10～20秒鐘，同時囑患者做各個方向的腰部活動，幅度由小到大，直至疼痛減輕或消失為止。一般留針15～20分鐘，每天1次，連續治療3天。3次未癒者改用理療治療（鄭龍妹・手針治療急性腰扭傷100例療效觀察〔J〕.中國針灸，1997，3.）。

（三）針刺療法

1. 取穴　主穴：委中、阿是穴。配穴：華佗夾脊、腎俞、志室、腰眼。阿是穴位置：腰背部壓痛點在腹部之對應處即是。如壓痛點在督脈，即在任脈與痛點對應處取穴。

2. 治法　先囑患者俯臥硬板床上，雙手置於頭上部，術者雙右手拇、食指，在腰骶椎間及兩側腰肌逐一按壓，查出壓痛點。脊正中損傷：醫者用右手掌根放於壓痛點處，左手疊於右手光背上，輕輕按揉，乘患者呼氣時，用力猛按1～3下。然後先針委中，深刺至1.5寸，撚轉提插使針感傳至足；繼針華佗夾脊（取痛點二側之夾脊穴）和阿是穴，均瀉法不留針。腰軟組織損傷：委中，針法同上；阿是穴，施瀉法；酌選配穴，深刺，平補平瀉。亦不留針。每日1次。

（四）頭針療法

1. 取穴　主穴：枕上正中線，枕上旁線。配穴：阿是穴。阿是穴位置：腰部壓痛點。

2. 治法　上述穴位均取。先針主穴，用28～30號1.5寸長之毫針。正中腰痛以枕上正中線為主，兩側腰痛以枕上旁線為主，交叉取穴。 針向下斜刺1寸左右，深度以達到帽狀腱膜為度，並要求產生一定針感（多為酸、痛、脹），然後持續撚針2～3分鐘，撚轉頻率控制在100～150次／分之間，撚轉角度控制在360°～720°之間。同時令患者作腰部前屈、後伸、左右側彎及旋轉運動，留針20～30分鐘。如症狀未完全緩解，可再撚針2～3分鐘。並在阿是穴針刺，得氣後提插撚轉2分鐘，使出現較強烈的針感，不留針或留針10分鐘。為鞏固療效，頭針可留1～2小

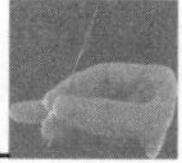

時，或讓患者帶回家中自行取出。

（五）拔罐療法

1. 取穴　主穴：阿是穴。配穴：委中、養老。

2. 治法　阿是穴必取，施拔罐法。可分3法：

一為針罐法：患者取坐位或俯臥位，在阿是穴直刺進針，得氣後，再在其四周進針數枚，待得氣後，將針緩緩拔出，僅留中心一針，採用架火法（即在針尾置一蘸有95%酒精的棉團點燃），或用真空拔罐器抽氣吸拔。留罐15～20分鐘。每日1次，4次為1個療程。

二為拔罐法：在阿是穴及其附近，以閃火法吸拔2～3個，留罐10分鐘，直至局部出現瘀斑。取罐後，在該部位用手掌面由輕一重一輕手法按摩數分鐘。每日或隔日1次，不計療程。

三為刺絡拔罐法：術者首先在壓痛最明顯之阿是穴，用手掌按壓推揉片刻，使周圍之絡脈怒張。消毒後，用三棱針快速點刺3～5下，使之出血2～5mL，即以投火法將罐具吸附其上，留罐10～15分鐘，直至局部出現紅暈。起罐後以藥艾條施溫和灸5～7分鐘。隔日1次，不計療程。配穴每次取1穴，養老穴提插捻轉強刺激不留針；委中穴以三棱針點刺出血6～8滴。一般需配合拔罐法。

（六）指針加艾灸療法

1. 取穴　主穴：阿是穴。

2. 治法　以拇指腹按壓阿是穴，由輕漸重，患部有酸脹得氣感後持續1～2分鐘，並緩慢放鬆，反覆5～7次後施以插法，亦由輕到重，得氣後持續0.5～1分鐘並緩慢放鬆，配合指揉法。然後施隔薑灸4～6壯，灸畢於局部回旋揉動片刻。每日1～2次。

（七）腕踝針療法

1. 取穴　主穴：踝上6區、5區。踝上6區位置：踝關節上3寸，跟腱外側。踝上5區位置：相當於絕骨穴。

2. 治法　腰部正中扭傷取6區，兩側扭傷取5區。單側痛針一側穴，雙側痛針兩側穴。以1.5寸30號毫針，速刺進皮後將針放平，緊貼皮膚表面向上進針，以患者不感到酸、麻、脹、痛感為度，否則為進針過深，應退出重針。針深1寸，留針30分鐘。留針期間囑患者活動腰部。

（八）針刺攢竹療法

1. 取穴　主穴：攢竹。

2. 治法　患者取坐位。在眉毛內側端，眶上切跡處取患部同側攢竹穴。針刺至骨，得氣後施捻轉手法，平補平瀉1～3分鐘，留針30分鐘，留針時囑患者站立活動腰部，做俯、仰、下蹲等動作，幅度由小至大，有微汗出者更佳。每5～10分鐘行針1次，每日針刺1次或2次。一般1～3次即癒或明顯好轉（姚偉・針刺攢竹穴治療急性腰扭傷〔J〕.中國針灸，1992，2.）。

（九）針刺後谿療法

1. 取穴　主穴：後谿。

2. 治法　先請患者伏臥位，在腰部患處按摩片刻後，

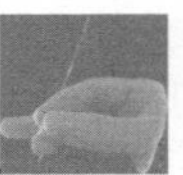

再緩慢起床取站立姿勢，兩手微握拳取穴。用32號1.0～1.5寸毫針直刺後谿穴，行捻轉瀉法，令患者有強烈的針感，然後鼓勵患者最大限度地活動腰部，儘量向受限方向活動。注意開始時活動幅度不宜過大，隨著針感的加強，可逐步擴大活動範圍。在此過程中，如後谿穴針感減弱，再捻針促使氣至後繼續進行腰部活動。如此反覆多次，直至腰部活動自如或有所好轉後再起針（石輝瓊・針刺後谿穴治療急性腰扭傷〔J〕.中國針灸，1992，2.）。

（十）針刺外關透內關療法

1. 取穴　主穴：外關、內關（雙側）。

2. 治法　取毫針針刺雙側外關透內關。患者取站立位，雙足略分開與肩同寬，進針後雙側同時行針，強刺激3～5分鐘後患者感酸、麻、脹，令患者前、後、左、右活動腰部，動作由慢到快、幅度由小到大，活動10～30分鐘，期間間斷行針，直至腰部活動時發生輕微「喀嗒」聲為止。起針後再囑患者活動10分鐘左右。根據病情輕重及治療效果決定針刺次數（張華平・針刺外關透內關療法治療急性腰扭傷〔J〕.中國針灸，1992，2.）。

腰椎骨質增生症

概　述

腰椎骨質增生症是以腰椎關節軟骨的慢性退行性變和

繼發性骨質增生為主要病理變化的一種疾病。

中醫將其歸為「腰痛」、「骨痹」範疇。

辨證分型

1. 肝腎虧虛

腰酸痛不止，下肢乏力，久站立尤甚，喜按。偏陽虛者，畏寒喜暖，手足不溫，舌淡，脈沉細。偏陰虛者，心煩，失眠，口燥，手足心熱，舌紅，脈弦數。

2. 風寒濕痹

腰冷痛重著，強硬拘急，俯仰不便，夜臥及陰雨天痛重，活動後痛減，舌淡，苔薄白，脈沉遲。

3. 血瘀氣滯

腰部劇痛如針刺，痛有定處，按之痛甚，晝輕夜重，甚則痛引下肢，舌暗紫或有瘀斑，脈澀。

辨證施治

【治則】

補腎溫陽，祛邪散瘀。

【取穴】

主穴：阿是穴（筋結穴）。**配穴：**大杼（骨會）、陽陵泉（筋會）、崑崙等。

主筋結穴在病變椎體部位相應的夾脊穴附近，次筋結穴多在腎俞、大腸俞附近。

【操作】

皮膚常規消毒。首先，筋結穴用微火針快速點刺2～3針，深度0.5～0.8寸，針刺後拔火罐10分鐘。大杼、陽陵

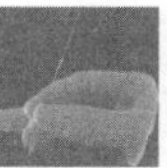

泉用微火針快速點刺，深度0.2～0.3寸，崑崙散刺淺點爛皮即可 。筋結穴施針須深達筋結點處。每2～3天治療1次，5次為1個療程。

【按語】

老年督脈陽氣不振或腎精虧損，外加風寒濕邪乘虛內襲，導致該病邪結瘀凝而成。治則以補腎溫陽、祛邪散瘀。

火針療法兼針刺和艾灸的雙重作用，溫通及祛邪效果明顯優於其他療法，因此，能使症狀緩解快，維持時間長，是治療腰椎退行性病變的良法。

中醫百家

（一）火針療法

1. 取穴　主穴：選擇與增生部位相應的夾脊穴及其相鄰上、下椎旁夾脊穴（雙側）、阿是穴。配穴：腎俞、志室、氣海俞（均雙側）、環跳、陽陵泉、風市、懸鐘、崑崙等。

2. 治法　每次選取上穴2～4對，局部常規消毒。將火針在酒精燈上燒紅，在已選定的穴上快速進針即刻出針，其中腰部夾脊穴及阿是穴，均施以深而速刺法，深度為2寸。其餘穴進針深度則基本同毫針之深度。每3天治療1次，6次為1個療程，療程間休息3天。治療時間短者為2

次，最長不超過2個療程（劉百生・火針治療腰椎退行性病變64例臨床觀察〔J〕.中國針灸，1998，4.）。

（二）長圓針療法

1. 取穴　主穴：受損的筋結點（即結筋病灶點）。針具：長圓針為不銹鋼針，針身直徑1mm，末端有斜行偏刃，針身長50 mm，針柄直徑5 mm，長50 mm。

2. 治法　根據經筋自四肢末端向心性循環分佈，並於關節頸腰等處結聚的特點，尋找受損的筋結點即結筋病灶點（結筋病灶點以臨近的腧穴加「次」命名），每次取1～5點。常規消毒皮膚，用長圓針快速刺入皮膚（為減輕進針和操作時可能的疼痛，可先在進針點注入0.5%利多卡因0.2mL，結筋點處1～2mL），在結筋點與表層筋膜粘連處行左右刮剝的「關刺法」。

在結筋點兩旁，分別深刺至結筋點底部，並由下向上舉針，以分離肌腱周圍粘連的「恢刺法」。

如有結筋點下骨膜反應者，可深刺至骨膜處，行切割樣摩骨，使骨膜減壓的「短刺法」。

操作結束即出針，並按閉針孔，防止出血。為減少出血的可能，可沿原針孔和針法操作處，注入注射用水，每點2～3mL（可加入治療性藥物），以局部加壓。針孔用消毒紗布敷蓋2天。每週治療1次，治療1～5次統計療效（薛立功・長圓針治療腰椎骨痹60例〔J〕.中國針灸，2000，10.）。

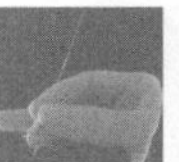

腱鞘炎

概　述

腱鞘炎是一種常見的腱鞘疾病。

如果拇指掌根部疼痛，伸屈受限，當勉強伸直時發出彈響聲，並且在掌指關節掌側有壓痛及米粒大結節，此稱為屈指肌腱腱鞘炎，亦稱彈響指。

如果橈骨莖突部疼痛，握拳外展時疼痛加劇、提物乏力，並且在橈骨莖突部有明顯壓痛及觸及豆大結節，此稱為橈骨莖突狹窄性腱鞘炎。

中醫將其歸為「筋痹」範疇。

病因病機

本病多因勞損傷及經筋，或寒濕侵及脈絡，經脈瘀阻，氣滯血瘀而致。

辨證施治

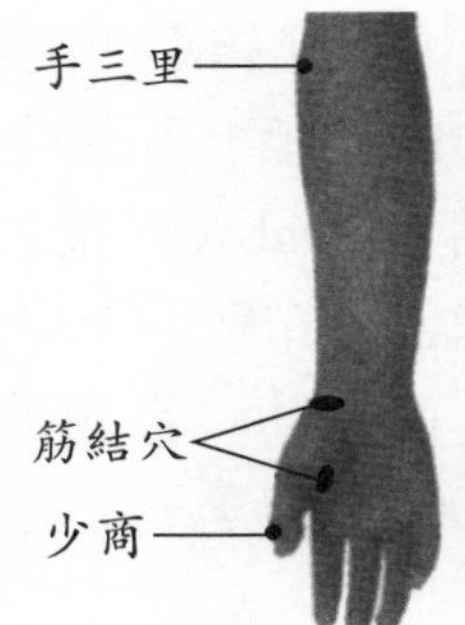

【治則】

活血化瘀，疏筋通脈。

【取穴】

主穴：阿是穴（筋結穴）。**配穴：**取手三里、少商穴。

【操作】

首先，手三里穴常有壓痛，毫針針刺，使針感向下傳導；少商穴點刺放血；然後用微火針快速點刺筋結穴（壓痛最明顯處）2～3針，注意讓腱鞘壓痛點充分顯露時下針。間隔1～3天治療1次。

【按語】

用火針溫熱之力，活血消腫，散瘀消結，疏理經筋。手三里穴為手陽明經穴，陽明經多氣血，主筋肉，故針刺手三里能滋生氣血，濡養筋肉，並且取「氣達病所」之效。

病灶部位上下循經取穴針刺後，用梅花針輕輕扣刺病灶處微出血，效果亦佳。

中醫百家

（一）穴位注射療法

1. 取穴　主穴：陽谿、陽池、外關。

2. 治法　藥液：強的松龍1mg，利多卡因2mL，用生理鹽水稀釋。僅取患側。將所選藥液抽入注射器內，混勻，以6或5號注射針頭，直刺入穴位，得氣後每穴注入1mL藥液，隔2～5天1次，3次為1個療程。

（二）艾灸療法

1. 取穴　主穴：阿是穴。配穴：屈指肌腱腱鞘炎加合

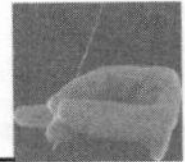

谷、魚際；橈骨莖突腱鞘炎加陽谿、列缺。阿是穴位置：壓痛最明顯處。

2. 治法 有兩法，一為隔藥灸，一為無疤痕直接灸。灸材製備：取公丁香、肉桂等量，研末和勻，即為丁桂散。鮮老生薑洗淨切成2mm厚之薑片，中間用三棱針刺6、7個小孔。

阿是穴灸法：先在壓痛點撒丁桂散少許，厚薄均勻，上置薑片，將花生米大之艾炷放在薑片上點燃施灸，至患者感灼熱難耐時，另換1炷，連灸3～5壯，使局部出現深紅暈。

無疤痕直接灸法：將純艾絨製成麥粒大艾炷，直接置放在穴上，用燃著的線香將其點燃施灸，至患者感到灼熱難耐時，另換1柱，連灸3～5壯，使局部出現深紅暈。

腱鞘囊腫

概　述

該病是一種關節囊周圍結締組織退變所致的病症。以圓球狀囊性腫物隆起於皮下，柔軟可推動，多發於腕部中央、足背、膕窩等處。觸摸時皮下飽滿並有波動感，伴有不適或疼痛，囊液飽滿時較堅硬。

中醫將本病歸為「聚筋」、「筋瘤」範疇。

病因病機

腱鞘囊腫多因外傷或勞損筋膜，經氣鬱滯，運化不暢，濕邪積聚於骨節經絡而發。

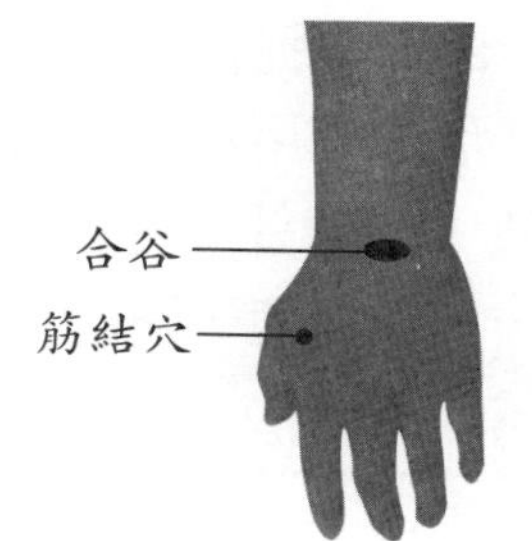

辨證施治

【治則】

祛濕消腫，散瘀消結。

【取穴】

主穴：阿是穴（筋結穴）。

配穴：取合谷穴，均取雙側。

筋結穴在囊腫處。

【操作】

皮膚常規消毒。用細火針在酒精燈上把針尖燒紅，快速點刺囊腫頂處及四周5針，可以適當搖針擴大針孔。然後先從針孔處擠壓出膠狀黏液，再覆蓋消毒棉球按揉之。最後消毒後創可貼覆蓋。

【按語】

用火針溫熱之力，直透囊壁，使囊液盡散。合谷，手陽明經之原穴，能疏通氣血，通利關節，消腫散瘀。

名家驗案

劉某，女，56歲，家庭婦女。右手橈背側處生長一圓形腫物4年餘。曾在多家醫院診斷為腱鞘囊腫，多次行手法擠壓和局部封閉療法，屢治復發而求治我處。

檢查：右手腕橈背側有一約1cm × 2cm的圓形腫物，突出表皮，局部無紅腫熱癰，質較硬，邊緣清，有波動感，按之酸痛，自覺右手拇指無力，不能持重物。飲食、二便可，舌質稍紅，苔薄黃，脈弦滑。

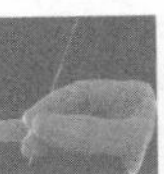

診斷：腱鞘囊腫。

治法：用粗火針於瘤體的頭、體、尾各刺一針，行速刺法，不留針。針後擠淨黏液，用5分硬幣加壓包紮24小時，一次而癒，隨訪半年未復發。

遇見復發者，可在針後施予艾灸之法，並且配合按揉之法，顯效。

中醫百家

（一）針灸療法

1. 取穴　主穴：阿是穴。阿是穴位置：囊腫頂部。

2. 治法　先常規消毒阿是穴，如囊腫較小，直接針刺；囊腫較大者，可用注射器先吸盡囊內容物再針刺。針刺方法分為兩種：揚刺，正中刺入1針，從囊腫四周對稱地向中央刺入囊內，用瀉法；恢刺，用28號1.5寸毫針，對準囊腫頂部直刺。

針尖刺破囊壁達囊中後，呈45度及75度分別向四周來回點刺，針刺深度以刺破四周囊壁為度。留針20～30分鐘。起針後用力擠壓囊腫，使之破裂。部分患者在留針時用艾捲灸針柄，越熱越好，但要避免燙傷；亦可起針後作回旋灸或用TDP燈照射15分鐘。取針後，宜局部作加壓包紮，每日1次，10次為1個療程。

（二）挑治療法

1. 取穴　主穴：阿是穴。

2. 治法　先令患者腕關節向掌側屈，使囊腫暴露明顯，術者以左手拇指和食指各壓一消毒棉球在囊腫左右，壓挾擠緊，使囊腫固定，然後皮膚充分消毒。右手持消毒三棱針對準囊腫之最高點快速刺入，注意勿透過囊腫的下層，然後快速拔針，以掐持囊腫的左手用力掐擠囊腫（拔針與掐擠囊腫應同時進行），囊腫較大者，用雙手拇指從囊腫周圍向中心擠壓，務使囊內的膠性黏液（呈透明糊狀物）從針孔中全部排出。如囊腫部位大，時間久，黏液未能排淨，針孔被阻塞的，可用消毒三棱針在原針孔處再刺入，並在囊內輕輕撥動數下，直至黏液排淨。然後用消毒後的光滑小竹片（約20mm×15mm），緊貼囊腫壁上，用繃帶紮緊（不可太緊，以免影響局部血液循環），囑患者勿沾生水及不可過度用腕力，3天後取下繃帶及竹片。如有復發，可用同樣方法治療。

（三）火針療法

1. 取穴　主穴：阿是穴。

2. 治法　用2號火針或普通小號三棱針（亦可以大頭針代替），用止血鉗挾持後，在酒精燈上燒紅，左手拇、食指擠住囊腫，將內容物推至一邊，避開血管，使囊腫突起。將燒紅之針具，對準囊腫迅速刺入深部（以達囊腫基底部為度），快速取出，根據囊腫大小可刺2～3針。然後，兩手持乾棉球在針孔周圍擠壓，放出膠狀液體，擠壓

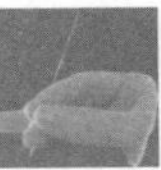

乾淨，用酒精棉球拭乾消毒後，用消毒乾棉球壓迫包紮局部，3日內不沾水，4日後取下敷料。如1次未癒，可隔5～7天再行針1次。

（四）溫針加拔罐療法

1. 取穴　主穴：阿是穴。

2. 治法　囊腫局部以26號或28號1寸毫針，直刺入1針，兩旁各刺入1針的齊刺法，每一針上各加2cm長之艾段，從下部點燃。燃盡起針後即以微型玻璃罐吸拔3～5分鐘，以拔出黃色黏稠樣液體為佳。拔後用消毒敷料加壓固定。1次未癒，隔2～3日再針。

梨狀肌綜合徵

概　述

該病疼痛表現為一側臀部劇痛，行走時加重。

病因病機

該病多因臀部受涼、扛抬重物，或是蹲下突然站起或長期久坐所引起。通常累及一側臀部、下肢以及腰骶部的疼痛。自覺患肢變短、行走跛行。

梨狀肌損傷多見於中、老年人或體質較弱者，它往往伴有髖關節滑囊炎或骶髂關節錯骨縫、腰椎間盤突出症等。

臨床表現

該病疼痛表現為一側臀部劇痛，行走時加重。檢查時，可觸摸到痙攣、腫脹、肥厚、呈條索狀的梨狀肌，局部壓痛明顯；有時在直腿抬高60°以內時疼痛明顯，但超過60°之後，疼痛反而減輕；梨狀肌的牽拉和抗阻力試驗可呈陽性。

辨證施治

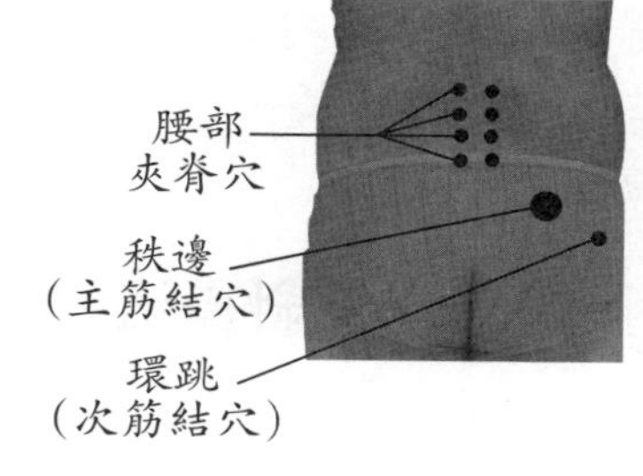

【治則】

活血散瘀，消腫止痛。

【取穴】

主穴：阿是穴（筋結穴）。**配穴**：委中、崑崙（患側）。

主筋結穴在秩邊附近，次筋結穴多在腰部夾脊穴、環跳附近。

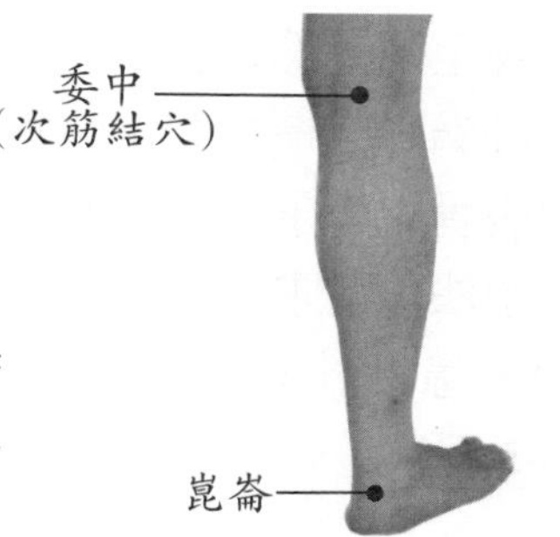

【操作】

皮膚常規消毒。主、次筋結穴處，用2寸0.4mm毫針，把針尖燒紅後快速散刺3～5針，深達痛處（腰部夾脊穴淺刺1寸左右），然後用閃罐法拔火罐10分鐘，完畢後消毒覆蓋；崑崙微火針淺而點刺即可，委中穴可以行刺血法。

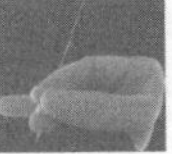

中醫百家

（一）針刺療法

1. 取穴　主穴：上髎、次髎、秩邊。配穴：環跳、崑崙，均取患側。

2. 治法　皮膚常規消毒後，上髎以60°角向下進針1.5寸，次髎以65°向下進針2寸，針感以局部酸脹為度；環跳、崑崙分別刺2.5寸、1寸，得氣即可。諸穴均施以瀉法，留針30分鐘，每日治療1次，6次為1個療程，療程間隔休息1天。

（二）體針療法

1. 取穴　主穴：梨狀肌穴點。

2. 治法　患者俯臥位，兩下肢貼床外展外旋，在髂後上棘至尾尖的連線上距髂後上棘向下3cm定為梨狀肌穴點進針處，穴區皮膚常規消毒，選用26–28號3～4寸毫針斜向股骨大轉子方向透刺，小幅度提插捻轉，得氣後施以震顫手法，要求針感向遠端放射，留針30～40分鐘，期間每10分鐘行針1次。每日1次，10次為1個療程，療程間休息3天。

（三）針刺推拿療法

1. 取穴

主穴：環跳、承扶、殷門、陽陵泉、飛揚。推拿取梨狀肌解剖位置。

2. 治法　推拿：先找壓痛點，在該處沿梨狀肌起止點方向平推1分鐘，再垂直於梨狀肌壓痛點方向平推1分鐘，然後在痛點靜壓1分鐘，手法由輕到重。手法結束後做針刺治療。

針刺加拔火罐：皮膚常規消毒，取28號4寸毫針1根，在環跳穴直刺2.5～3.0寸，以針感向下肢傳導為佳，取30號2寸毫針4根在承扶、殷門、陽陵泉、飛揚直刺1.0～1.5寸，留針15分鐘，中間行針2次。起針後除陽陵泉外，餘穴加拔火罐5～10分鐘。每日1次，5次為1個療程。

（四）小針刀療法

1. 取穴　主穴：壓痛點。

2. 治法　患者面部向裏，患側向上，側臥於治療床上，健側腿伸直，患側的膝關節屈曲置於健腿上，於臀中肌與梨狀肌壓痛最明顯處作上標記，局部先用碘酒消毒，再用酒精棉球脫碘，先在臀中肌的痛點進針刀，刀口線平行於臀中肌纖維走向，深度達骨面，先縱行剝離，後橫行剝離，然後在梨狀肌的痛點進針刀，刀口線平行於梨狀肌纖維走向，深度達梨狀肌肌腹，先縱行剝離，後切開剝離1～2下，出針後外敷無菌紗布，膠布固定，7天1次，一般治療1～3次。

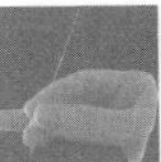

老年性膝關節炎

概　述

老年性關節炎係由年老或其他原因引起的關節非炎症性退行性病變，可分為原發性和繼發性兩種類型。原發性是由年老骨質代謝異常引起的退行性病變，繼發性可繼發於外傷、內分泌代謝性疾病等。臨床上常用的名稱有：增生性關節炎、退行性關節病、骨關節病、肥大性關節病。

中醫將其歸為「骨痹」、「痛痹」、「寒痹」範疇。

病因病機

該病多因肝腎虧虛，筋脈失養，又兼風寒濕邪乘虛侵襲，流注經絡，氣滯血瘀，不通則痛而致。

辨證分型

1. 腎虛髓虧

關節隱痛，腰膝酸軟，腰腿不利，俯仰轉側不利，伴眩暈、耳鳴，舌淡紅，苔薄白，脈細。

2. 陽虛寒凝

關節疼痛，重著，屈伸不利，天氣變冷加重，晝輕夜重，遇寒痛增，得熱痛減，舌淡苔白，脈沉細。

3. 瘀血阻滯

關節刺痛，痛處固定，關節畸形，活動不利，或腰彎背駝，面色晦暗，唇舌紫暗，脈沉或細澀。

臨床表現

膝關節疼痛、酸沉、活動受限，下蹲或久坐站起時困難，走路過久或上下樓梯時疼痛加重，疼痛部位呈固定或游走性，關節屈伸時常見摩擦音，後期出現膝關節畸形，繼發滑膜炎等。

辨證施治

【治則】

溫筋通脈，滋養肝腎，驅寒除濕。

【取穴】

主穴：阿是穴（筋結穴）。

配穴：陽陵泉、陰陵泉。肝腎虧虛者加太谿、太衝；寒濕痹阻者加腰陽關、八髎。

筋結穴多在內膝眼、外膝眼、曲泉、梁丘附近。

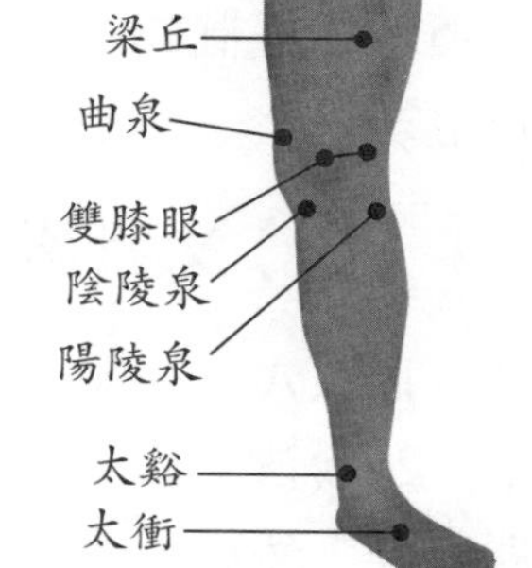

【操作】

皮膚常規消毒後，用微火針快速點刺阿是穴、內外膝眼2～3下，深度0.5～1.0寸；餘穴皆點刺1～2下，深度0.2～0.5寸即可。針後在其上拔火罐10分鐘，寒濕重者出血最好。最後消毒覆蓋創可貼。隔2～3天治療1次，5次為1個療程。

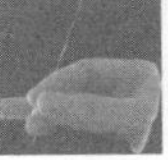

火針溫通助陽作用優於如何針刺及艾灸之法，對老年寒濕之症及筋骨虛寒者效果顯著。

中醫百家

（一）刺絡放血療法

1. 取穴　主穴：患肢膝關節處之血絡。配穴：委中、足三里。

2. 治法　在患肢膝關節體表周圍找到瘀阻之血絡，局部常規消毒，用小號三棱針點刺出血，加罐10分鐘；若瘀絡不明顯者，加刺委中、足三里，用三棱針刺入皮下約3～5分，搖擺數下，出針加罐。以上治療3天1次，5次為1個療程。

（二）火針療法

1. 取穴　主穴：膝關節周圍痛點及兩旁0.5cm處穴。

2. 治法　將細火針燒紅至白亮，迅速刺入穴位，並立即出針，然後用消毒棉球按壓針孔。隔3天針1次，3次為1個療程（師曉峰・火針齊刺治療膝關節骨關節炎45例〔J〕.針灸臨床雜誌，1996，11.）。

（三）針灸療法

1. 取穴　主穴：大倫（股骨內上髁上緣，膝內壓痛點）、膝陽關。

2. 治法　局部常規消毒，取40mm毫針，患處正中直入1針，兩側旁開1寸向正中斜刺2針，得氣後留針20分鐘，必要時加艾灸3壯。隔日1次，5次為1個療程。

（四）推拿療法

1. 取穴　主穴：患膝關節。

2. 治法　患者仰臥，膝下墊薄枕，術者坐患側，用手掌或掌根分別直推膝關節內、前及外側（膝上至踝部），每側各3～5遍；施滾法於股四頭肌及膝關節周圍約5～10分鐘；拇指點壓阿是穴，每穴1～2分鐘；雙手掌分別緊貼膝關節內外側作搓揉手法約2分鐘。患者俯臥，施滾法於大腿後部及膝部至踝部，約3～5分鐘，最後點壓委中、承山各50秒。手法隨症加減。

（五）火針溫灸拔罐療法

1. 取穴　主穴：阿是穴。配穴：犢鼻、膝眼、梁丘、血海、大椎。風重者加風市、風府；熱重者加曲池、合谷；寒濕重者加足三里等穴。

2. 治法　每次選2～4穴，常規消毒，左手持酒精燈，右手持細火針，將針尖在火苗上燒至由紅透白後，對準穴位疾進疾出，深約0.3～0.5cm，每穴散刺3～5針後用橡膠皮罐拔1～3遍，每次留罐5～8分鐘。伸直膝關節，用艾灸盒灸30分鐘。隔3天治療1次。5次為1個療程。對照組取穴同治療組，用毫針針刺，留針30分鐘，針後再拔罐。均2個療程後統計療效。

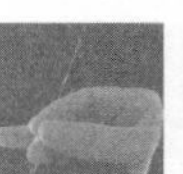

膝關節髕上滑囊炎

概　述

膝關節髕上滑囊是膝部最大的黏液囊，位於髕骨基底上方及股四頭肌深面，通常有一開口與膝關節滑膜囊相通，所以也可視為膝關節完整滑膜囊的一部分。對維護膝關節的屈伸活動有重要作用。

中醫將其歸為「著痹」範疇。

病因病機

該病多因膝關節勞損、勞作過度，行走過多或跌仆等外傷；或因老年肝腎虧虛，筋骨失養，膝內退變磨損；或因外感寒濕，內傷脾濕，濕瀦關節而腫脹，筋骨失濡而導致髕上滑囊損傷滲出，造成積液增多，關節腫脹、疼痛、屈伸受限。

臨床表現

膝關節髕骨上緣部明顯腫脹，關節脹痛，活動明顯受限，局部壓痛有波動感，雙膝眼消失，浮髕試驗陽性。

辨證施治

【治則】

散結消腫，祛瘀止痛。

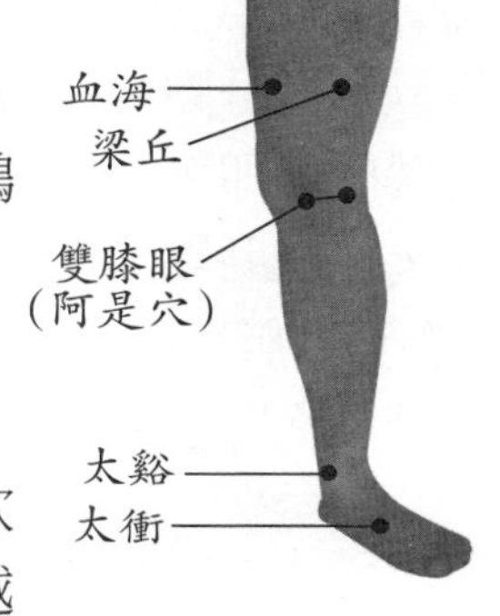

【取穴】

主穴：阿是穴（梁丘附近隆起處，又名「液點」）、雙膝眼。**配穴：**鶴頂、血海、陽陵泉、陰陵泉。

【操作】

患者仰臥屈膝，主穴常規消毒後，用細火針深而點刺2～3針，在阿是穴處可見黃色透明液體流出，量越多越稀水樣，量少則黏稠，針後在其上拔火罐，吸出更多滑囊積液；配穴用微火針點刺即可。隔1～3天治療1次，5次為1個療程。

【按語】

火針刺之，溫通經脈，活血散瘀，一能快速消除滑囊腔內壓，二能明顯改善滑膜炎症狀態。

驗　案

姜某，男，50歲。初診於1994年1月25日。主訴：右膝關節腫痛，不能行走20天。

患者20天前突發左肩、左髖及右膝關節疼痛，在市某醫院化驗ESR33mm/小時，診斷為風濕性關節炎，曾口服消炎痛，並靜脈滴入氫化可的松。肩、髖關節疼痛好轉，膝關節腫痛反劇。

檢查：右膝關節彌漫腫脹，皮色光亮，伸屈不利，不能下蹲及行走。浮骸試驗(+)。

診斷：風濕性關節炎，右膝關節腔積液。

治療：先用中號火針速刺液點，積液當即噴出約2cm

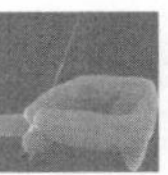

高，輔以手法擠按及拔罐，首次放出積液約100mL左右，復以細火針點刺血海、膝眼、犢鼻、足三里、陰陵泉。針後膝關節即可屈曲至80°，可自行下蹲，疼痛大減。續針2次，積液明顯減少，腫痛亦明顯減輕，可自己行走。又針2次，已無積液流出，腫痛皆失，浮髕試驗(-)。以細火針及毫針鞏固治療3次而癒。隨訪1年，未見復發。

中醫百家

火針療法

1. 取穴　主穴：液點（經驗穴，屈膝取穴，髕底外側端上1寸，即梁丘穴下1寸處）、膝眼、犢鼻、足三里、陰陵泉、血海。

2. 治法　將液點常規消毒脈，左手持酒精燈，右手執筆式持中號火針（直徑0.75mm）在酒精燈上燒至灼紅，速刺速出，積液即自行流出。此時以左手拇指、食指置於膝眼、犢鼻，右手拇指、食指分開置於液點上2寸處，同時用力擠按，促使積液排出，待無積液排出後在針處拔一大號火罐，仍可吸出部分積液。然後常規消毒其他穴位，以細火針（直徑0.5mm）速刺之。

以上治療隔日1次，積液減少後隔2～3天治療1次，無積液流出時停用粗火針，以細火針、毫針鞏固療效（馬旭・火針治療膝關節積液113例療效觀察〔J〕.中國針灸，1996，2.）。

膝關節創傷性滑膜炎

概　述

膝關節滑膜是組成膝關節的主要結構。當膝關節因外傷或勞損，使滑膜充血、滲出，產生大量積液，形成創傷性滑膜炎，導致膝關節雙膝眼隆起、腫脹明顯，關節腔內疼痛。本病多見於中年以上女性。

中醫將其歸為「痹證」範疇。

病因病機

該病多因跌仆創傷、扭傷、過度勞損、關節內游離體、關節附近骨折或外科手術等因素損傷滑膜，使之充血、滲出，產生腫脹。膜液積聚日久，纖維素沉著，如不及時消除積液或積血，則發生纖維性機化，關節滑膜逐漸增厚，引起關節粘連，影響正常活動功能。日久，由於股四頭肌萎縮，使關節不穩。

臨床表現

膝關節雙膝眼隆起、腫脹明顯，疼痛明顯，滑膜有摩擦發澀的聲響和局部溫度增高。膝關節主動極度伸直時，特別是抗阻力伸膝運動時髕下部疼痛加劇，被動極度屈曲時疼痛也明顯加重。

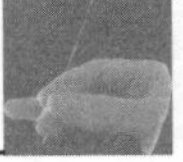

辨證施治

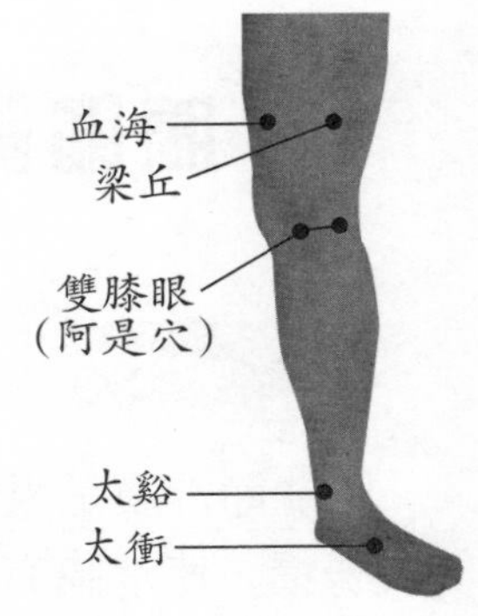

【治則】

溫筋通脈，驅寒除濕。

【取穴】

主穴：內、外膝眼（阿是穴）。

配穴：梁丘、血海、陽陵泉、陰陵泉。肝腎虧虛者加太谿、太衝；寒濕痹阻者加腰陽關、八髎。

【操作】

常規消毒後，用微火針快速點刺內外膝眼2～3下，深度0.5～1.0寸；餘穴皆點刺1～2下，深度0.2～0.5寸即可。針後在其上拔火罐10分鐘，寒濕重者出血最好。最後消毒覆蓋創可貼。隔2～3天治療1次，5次為1個療程。

【按語】

火針溫通助陽作用優於如何針刺及艾灸之法，對老年寒濕之症及筋骨虛寒者效果顯著。透過火針的溫熱刺激，不僅能改善微循環，促進組織代謝，而且可吸收炎症，從而達到溫通經脈、祛濕消腫之目的。實為治療此頑痹之良法。

驗　案

蕭某，女，65歲，退休。2001年7月13日初診。主訴：一月前不慎雨淋後，第2天右膝關節突然腫脹疼痛，不能屈伸，患者十分痛苦。後經人介紹來診求治。

檢查：右膝關節腫脹，雙膝眼處尤甚，壓之有波動感，局部無紅、熱。化驗結果：抗「O」250以下，類風濕因子陰性，血沉18mm / h。

診斷：急性滑膜炎（寒濕痹證）。

治療：微火針點刺患膝關節雙膝眼穴處各4針，並用針頭散刺之後拔火罐，出大量血水。在陰陽陵泉、血海、梁丘，各點刺2下。隔日1次。

首次治療後，患者即覺局部腫脹明顯減輕；3次後腫脹消退，疼痛減輕；繼針2次，腫脹完全消退，諸症全失。隨訪1年餘未見復發。

中醫百家

（一）火針療法

1. 取穴　主穴：以患處滑膜的腧穴為主：肘關節取天井、曲池、肘；膝關節取血海、梁丘、陰市、鶴頂。配穴：肘關節取手三里、尺澤、小海；膝關節取足三里、陽陵泉、膝眼、委中。

2. 治法　囑患者屈曲肘、膝關節，使積液聚於患處，局部酒精消毒，用火針在酒精燈上燒至通紅發亮時，迅速在患處主穴上連續點刺3～5下，即有大量液體自動流出，也可在此加拔火罐促使排液。待液體自動流盡後，局部消毒包紮。

配穴分別用火針點刺一下即可。隔日1次，10次為1個療程。治療期間禁忌洗澡，減少活動（扆志德・火針點刺治療滑膜炎26例〔J〕.中國針灸，1996，12.）。

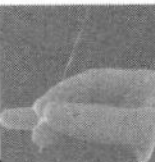

網球肘

概　述

網球肘最早多在網球運動員中發現，故習慣以網球肘稱之，又名肱骨外上髁炎肘外側疼痛綜合證。可因各種急、慢性損傷致病。端炒鍋、擰衣服或剁菜、打乒乓球和網球運動等都可引起。

網球肘多因反覆而持久地向某一側旋轉前臂、屈伸肘關節時，使肱骨外上髁處產生勞損（軟組織無菌性炎症），並對其鄰近的肱橈韌帶及關節滑膜產生直接影響，並產生局部疼痛、痙攣等病理變化。

本病屬中醫中「傷筋、肘痛」範疇。

病因病機

中醫認為，常因肘部外傷或勞損、或外感風寒濕邪致使局部氣血凝滯、絡脈瘀阻、筋經失養而發病。

臨床表現

初發時，因肘臂不當運動或過勞導致肘外側疼痛。日久不治，病情加重，肘外側疼痛可牽及整個前臂或上臂，勞累後疼痛加劇，嚴重時不能端、提重物或掃地等。局部腫脹、壓痛，網球肘試驗為陽性。

辨證施治

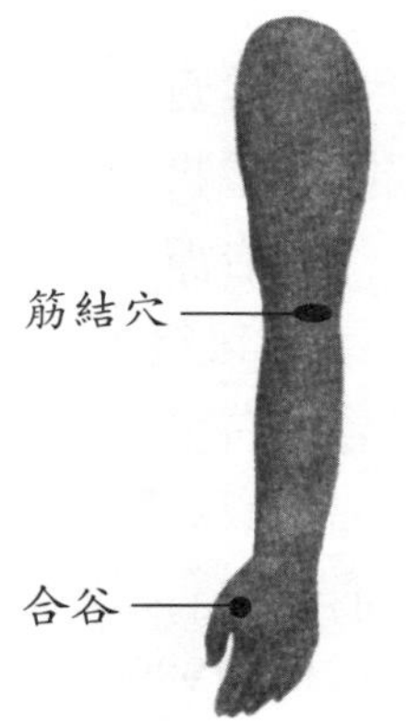

【治則】

疏筋通脈。

【取穴】

主穴：阿是穴（筋結穴）。**配穴**：取合谷穴。

主筋結穴在肘病灶明顯壓痛處，次筋結穴多在手三里、肱二頭肌肌腹處。

【操作】

施治時，先用1寸0.25mm毫針針刺合谷穴0.3～0.5寸，行撚轉手法，使針感上行「氣達病所」；然後讓患者曲肘90o，左手拇、食指按壓住肘部夾脊穴處皮膚並且拉平，右手用微火針快速點刺病灶筋結2～3針，不留針。手三里及肘上筋肉上如果有壓痛點，一併用微火針點刺之。

【按語】

用火針溫熱之力，活血消腫，散瘀消結，疏理經筋。合谷為手陽明經原穴，陽明經多氣血，主筋肉，故針刺合谷能滋生氣血，濡養筋肉，並且取「氣達病所」之效。

名家驗案

【案1】

陳某，女，46歲，護士。初診於1988年6月10日。主訴：右側肘關節疼痛半年，並逐漸加重。半年來右肘活動受限，右手握物乏力，提物困難，肘部怕冷。經骨科檢查，確診為右肱骨外上髁炎，曾經用藥酒外擦、傷濕止痛

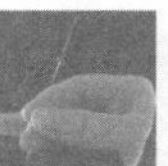

膏外貼、理療等方法治療，症狀未見減輕。

檢查：右肱骨外上髁處壓痛明顯，前臂內外旋轉受限，握物乏力，握拳不緊，身不能臥向患側。

治療：取右肱骨外上髁壓痛點2處，火針療法1次。6月17日復診：患者訴治療後當晚肘部疼痛減輕，能入睡，感覺右肘部漸見舒適，手臂屈伸內外旋影響不大。按原法施治，取穴為阿是穴、曲池。6月24日三診：右肘部疼痛基本消失，活動如常，握物、握力正常，肘部不怕冷，鞏固治療1次。1989年9月隨訪未見復發，效果滿意（呂珍・火針治療肱骨內、外上髁炎60例〔J〕.中國針灸，1995，5.）。

【案2】

殷某，女，56歲，農民。右肘關節外側疼痛伴屈伸不利3年餘。患者因長期從事農田勞動加之用力過度漸至出現右肘關節疼痛。開始疼痛部位不固定，痛不甚，休息後即減輕。近3年來疼痛部位固定在肘關節外側，屈伸受限，握物無力。握掌擰毛巾時疼痛尤甚。

診斷：為右肱骨外上髁炎。

治療：先用1寸毫針刺右衝陽穴，用強刺激法，並讓

病灶部位上下循經取穴針刺後，用梅花針輕輕扣刺微出血，效果亦佳。

效驗法：曲池與肩峰的連線上，約在曲池穴上2.5寸處有一壓痛敏感處（次筋結穴）。用拇指按壓此處有酸脹感，過一會兒後，肱骨外上髁壓痛能明顯減輕或消失。

患者活動右肘關節，約10分鐘後自覺屈伸較前靈活，疼痛減輕。然後用中等火針刺局部痛點2針。以此法治療5次而癒。

中醫百家

（一）溫針療法

1. 取穴　主穴：阿是穴、手三里。配穴：曲池、外關、尺澤、少海。

2. 治法　主穴每次均取，疼痛在肘外側加曲池、外關；向肘內側放射者，加尺澤、少海。以30號1.5～2.0寸毫針快速刺入，得氣後行平補平瀉法。將DAJ-10型多功能艾灸儀的兩個艾墊和灸頭套在二主穴的針柄上施灸，溫度調為40～50℃。均留針30分鐘。每日1次，6次為1個療程。

（二）針刺療法

1. 取穴　主穴：阿是穴。配穴：手三里、尺澤。阿是穴位置：有兩穴點：一為肱骨外上髁前緣凹陷處；一為肱骨外上髁髁體後緣凹陷處。

2. 治法　阿是穴每次二點均取，前者以1寸毫針成90°角直刺；後者則從肱骨外上髁髁體正中針向腕背部，以45度角刺向髁體後緣凹陷處。如前臂旋前受限加手三里，旋後受限加尺澤。常規針法。針刺得氣後，用瀉法運針1分鐘，留針20～30分鐘。每隔5分鐘運針1次，亦可通以電針儀，用密波，頻率30Hz，強度以患者可耐受為

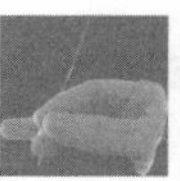

度。隔日1次，10次為1個療程。

（三）火針療法

1. 取穴　主穴：取阿是穴（壓痛點）1～2個。肱骨外上髁炎配穴為曲池、手三里；肱骨內上髁炎配穴為少海。

2. 治法　工具直縫皮三角針1根，小直止血鉗1把，酒精燈1盞。患者取仰臥位，頭轉向對側，曲肘呈90°，手放於胸前或肩外側。選定穴位，用龍膽紫點印，或用指甲切印，常規消毒。術者以右手持止血鉗，夾住直三角針，露出針尖約1.5cm，左手扶托在右手持針鉗下。助手則一手持點燃的酒精燈，另一手按住患者前臂。將針於燈火上燒紅至白亮，迅速將針直刺入穴內，並立即出針（進出針靠腕力控制，時間約1秒鐘），反覆進行2～3次後，用消毒敷料覆蓋針孔。針刺角度均為直刺。深度：內、外上髁處壓痛點達骨膜（約0.2～0.3cm），配穴0.5～0.7cm，注意不要刺傷血管、神經。每7～10天治療1次，3次為1個療程。

（四）穴位埋針療法

1. 取穴　主穴：阿是穴、小海。配穴：曲池、手三里。阿是穴位置：為肱骨外上髁之壓痛點。

2. 治法　一般僅取主穴，效不佳時加配穴。主穴消毒後，分別將皮內針刺入皮膚，進針後與皮面平行推進，直至針體全部進入皮內，然後用膠布固定。令患者活動患肢，以無任何不適為宜。曲池、手三里，以普通毫針刺入後，於針柄套3cm長左右的艾段，點燃，施溫針灸20分鐘。皮內針3～5天更換1次，3次為1個療程。

（五）硫磺灸療法

1. 取穴　主穴：阿是穴。

2. 治法　患者取正坐位，將患側肘關節擱於桌上，反覆按壓肱骨外上髁處，找到最痛點，以龍膽紫作一標記。然後按部位大小選擇硫磺結晶顆粒（係採用高壓消毒過的結晶，加工成碎米粒大小），置於阿是穴上，用火柴點燃後，迅速用橡皮撳滅，要求施術部位不起疱，感到刺痛為原則。一般僅治1次，如不癒，可隔3天後再按原法灸1次。治療當天，切勿下水，以防感染。

（六）隔餅艾灸療法

1. 取穴　主穴：阿是穴。配穴：太谿。

2. 治法　隔餅灸：灸餅製備：以白附子、生川烏、乳香、細辛、沒藥等研末，加賦形劑製成直徑3cm、高1cm之藥餅，餅上穿刺10數孔。患者正坐伏案，屈肘、前臂內收暴露阿是穴，將灸餅中心置於最痛處。將純艾製成的底面直徑2.5cm、高1.5cm的圓錐或圓柱狀艾炷放在餅上，點燃施灸。灸治過程，患者初感溫熱，至熱不可耐（約灸後3分鐘），可將餅夾起，下墊適量藥棉（以緩減熱量），再將灸餅放上，艾炷燃完，隨著熱量徐減，分兩次將所墊藥棉減去。灸後皮膚可出現深紅暈，局部留有色素沉著或起小水疱。如有水疱可塗以龍膽紫用小塊消毒敷料包紮，4～5天可結痂脫落，不留瘢痕。一般2～3天（如起水疱可5～6天）1次，3次為1個療程，療程間隔1週。

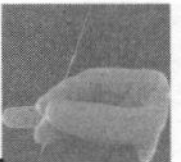

（七）皮膚針療法

1. 取穴　主穴：阿是穴。配穴：手三里、曲池、少海。

2. 治法　每次取主穴和一個配穴，先用拇指在所取之穴位上進行按揉片刻，以七星針扣刺，先用輕刺激手法，待局部有酸脹感後，加重手法，直至局部滲出大小不等之血珠，叩刺面積為直徑1cm左右。揩淨血跡，以艾條在局部作回旋灸，約灸15分鐘，以局部潮紅為度，每日1次，6次為1個療程，療程間隔3天。

（八）穴位注射療法

1. 取穴　主穴：曲池、阿是穴。

2. 治法　藥液：強的松龍10mg加利多卡因注射液2 mL，生理鹽水稀釋，搖勻。每次任取一主穴。用注射器抽吸後，從曲池進針0.7～1.5寸，針尖斜向肱骨外上髁，用提插手法，得氣後回抽無血，將藥注入。亦可直刺入阿是穴，針頭深刺至筋節（伸腕肌起始部），推入藥液。出針後，活動肘關節2分鐘。7天1次，3次為1個療程。

足跟痛

概　述

足跟痛可在長途跋涉或是負重行走後，或者是在長期站立及足跟接觸於硬物時發生，致使足跟的某些部位產生勞損性改變，或者在參加奔跑、跳躍等劇烈運動時，足跟部被硬物硌傷，進而引起足跟部的挫傷等病損。現代醫學認為多因足跟骨刺、足底滑囊損傷等引起。

中醫學認為，「骨為腎所主，久立則傷骨」。「足跟者，腎所主，腎虧則氣血津液不得滋養足部而發病」。

病因病機

多因長途跋涉或負重行走、奔跑、跳躍，挫傷足跟筋骨；或因濕熱、濕寒之邪侵襲足踝部經筋，經氣痹阻而發病；或因體質弱，腎氣虧，腎虧則筋骨失養而發病。

辨證分型

1. 實　證

足跟疼痛劇烈，腫脹，觸地時加重，苔白，脈弦數。

2. 虛　證

足跟疼痛隱隱，纏綿，勞作時加重，可伴腰膝小腿肚酸痛，舌淡少苔，脈弦細。

辨證施治

【治則】

祛邪散瘀，溫經通脈。

【取穴】

主穴：足跟阿是穴（主筋結穴）。**配穴：**取小腿肚處筋結穴、承山；虛證加崑崙、太谿穴。

主筋結穴在足跟處，次筋結穴多在小腿肚處筋結穴、

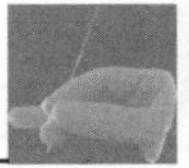

承山、崑崙、太谿附近。

【操作】

先查找足跟部筋結穴。偏內側者，在足跟內側定進針點；偏外側者，在足跟外側定進針點。

皮膚常規消毒。用微火針快速點刺，深度達筋結穴為度，可以平行針刺3針，間距0.2～0.3寸。小腿肚處筋結穴（多見於腓腸肌內、外側肌腹和承山處）微火針點刺2～3針，深度0.2～0.5寸，可以拔火罐；崑崙、太谿穴微火針點刺2～3針，深度0.1～0.2寸。皆不留針。消毒後覆蓋針孔。

【按語】

火針以溫熱之力直透筋結病灶，祛寒除濕、疏筋散結、消腫止痛快速；小腿肚處經筋與足跟相連，經氣相通，此處筋結穴的疏理，能改善足跟部的氣血運行。腎虛者，崑崙和太谿配合應用，能補益腎氣，濡養筋骨。

驗　案

雲某，男，67歲。2006年9月11日就診。患者右側足跟疼痛10年餘。經X光攝片檢查確診為「跟骨骨刺」，間斷服用骨刺平片等，理療、中藥浴足。疼痛未見減輕。近2週來右側足跟疼痛不敢著地，行走極度困難，經針灸治療10次無效，故而求於診治。

取穴：太谿、照海、崑崙、申脈、懸鐘、阿是穴、承山穴。

治法：將細火針在點燃的酒精棉球上燒至白亮，快速刺入上述穴位，深度為0.4～0.5寸，進出針時間約0.1秒，隔日治療1次，3次治療後，足跟疼痛症狀完全消失，隨訪1年未復發。

中醫百家

（一）針刺療法（1）

1. 取穴　主穴：對側下關穴。雙足跟痛者取雙側。

2. 治法　令患者坐位，取2寸毫針直刺下關穴，進針約1.5寸深，局部產生麻脹感，然後行針5分鐘，患者足跟有熱感發生，留針30分鐘。每日1次，3次為1個療程。

（二）針刺與中藥外敷療法

1. 針刺法

（1）取穴　主穴：崑崙透太谿，阿是穴。

（2）治法　刺崑崙透達太谿，針尖至皮下，針感到足跟。阿是穴直刺，針尖直達骨膜，用強刺激，使局部有酸脹感。隔2日治療1次，10次為1個療程。

2. 外敷中藥法

（1）藥物：川芎500g，研細末。

（2）敷法：每次50g，用布包裹在足跟上，隔2天換藥1次，10次為1個療程。

（三）針刺療法（2）

1. 取穴　主穴：大陵、太谿。

2. 治法　患者坐、站位均可。穴位常規消毒，先取大陵穴用28號1寸毫針，至針下有抵觸感，再刺太谿穴，手

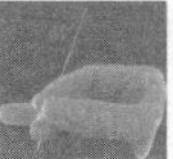

法同上，留針30分鐘。

（四）針刺運動療法

1. 取穴 主穴：足跟內側疼痛、壓痛者取神門；足跟外側疼痛、壓痛者取養老；足跟正中、下部疼痛、壓痛者取足跟痛點（大陵穴下0.8寸）。均取患足的同側穴，雙足同病取雙側穴。

2. 治法 局部皮膚常規消毒，用28號毫針快速進針，得氣後用捻轉提插瀉法。留針30分鐘，在留針期間進行運動療法。針刺得氣後，在留針期間使患者主動或被動的運動足跟部。囑患者用足跟著地行走、跺腳，踩在木棒等硬物上由輕到重自行滾壓足跟痛點，或者術者以痛為腧，用木棒叩擊、壓推患足跟，被動運動患部。主動運動宜緩慢，被動運動用力不宜過猛。運動能使針刺部位產生針感，即運動針感。運動以患處溫熱、出汗為度，此時患者即感足跟部酸軟舒適、疼痛消失。隔日1次，3次為1個療程。

（五）火針療法

1. 取穴 主穴：太谿、跟痛穴（合谷後1寸處）。配穴：申脈、大鐘。

2. 治法 每次選2～3穴，將電火針接通電源，針尖燒至通紅，對準穴位，快速刺入0.2～0.4cm，速進疾出。隔3天1次，5次為1個療程（鄭學良電火針治療跟痛〔J〕.中國運動醫學雜誌，1994，3.）。

第五章

皮膚科病症

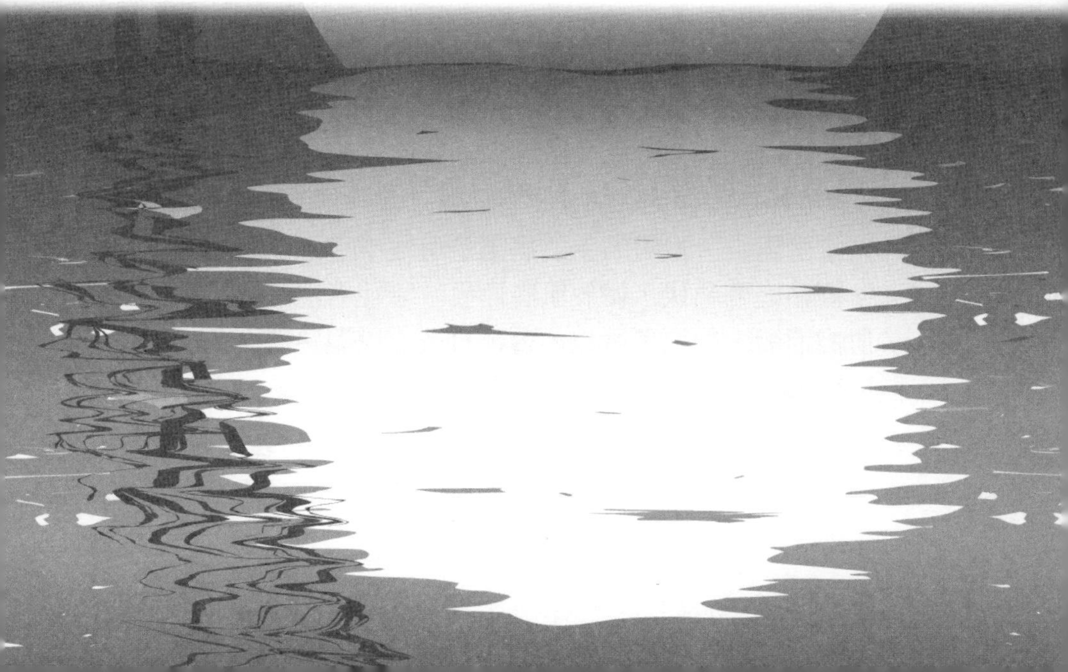

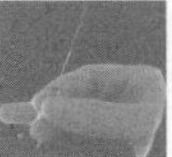

濕疹

概　述

中醫對於濕疹因其發病部位不同，皮疹形態不同而有許多病名，如小疱聚集，破損後滋浸成片者，名「浸淫瘡」；皮疹肥厚，抓破滲血者，名「血風瘡」；發於耳後者，名「旋耳瘡」；發於肘、膝、窩處者，名「四彎風」；發於陰囊者，名「腎囊風」等。

現代醫學

濕疹是一種常見的變態反應性皮膚病。以多形性皮疹，對稱性分佈，瘙癢劇烈，滲出明顯為特點。

慢性則局限而浸潤肥厚、病程慢性，反覆發作。

根據其發作情況，可分為急性濕疹、亞急性濕疹和慢性濕疹三類。

病因病機

中醫認為，本病的主要病因是稟性不足，風熱之邪侵入，濕熱之邪蘊伏，鬱於肌膚而發。急性者濕熱與風邪搏於肌膚而發。如反覆發作，遷延日久，風濕熱鬱而化火，陰血虧損，生風生燥，肌膚失養而轉變為慢性。

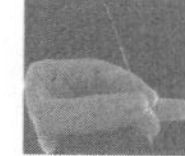

辨證分型

1. 濕熱證

相當於急性濕疹。皮損潮紅，水疱糜爛，滲液，劇烈瘙癢；熱盛者皮損紅赤或發膿瘡；濕盛者水疱累累，滲液多，胸悶納差，舌苔薄或黃膩，脈浮數或滑數。

2. 陰虛血燥證

相當於慢性濕疹。濕疹反覆發作，纏綿不癒，皮損肥厚乾燥，夜間癢甚，消瘦，舌淡苔白，脈濡細。

辨證施治

（一）濕熱證

【治則】

祛風清熱利濕。

【取穴】

主穴：阿是穴、曲池、血海。**配穴：**中脘、陰陵泉，皆取雙側穴位。阿是穴為皮損瘙癢區。

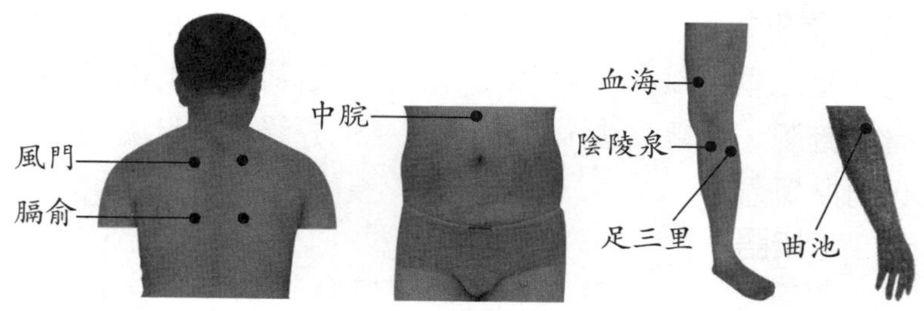

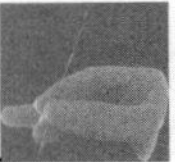

【操作】

穴位處皮膚常規消毒。先用微火針快速散刺法，點刺主穴及皮損區大小水疱，深度0.1～0.3寸，可以火罐拔之。陰陵泉、中脘穴用微火針點刺，深度0.5～1.0寸，2～3針，可以火罐拔之。火針處消毒後創可貼覆蓋。

【按語】

皮損區，借溫熱之火力，「以熱治熱」，通病灶經氣，驅除濕熱之邪，疏通局部血脈，消疹止癢。取曲池、血海穴可以疏風清熱，涼血理血；取中脘、陰陵泉穴，用其健脾除濕。

（二）陰虛血燥證

【治則】

養血祛風潤燥。

【取穴】

主穴：阿是穴、曲池、血海。**配穴**：風門、膈俞、足三里，皆取雙側穴位。

【操作】

穴位處皮膚常規消毒。先用微火針快速散刺法，點刺主穴及皮損區大小水疱，深度0.1～0.3寸，可以火罐拔之。足三里、風門、膈俞穴用微火針點刺或用1寸0.25mm毫針針刺，撚轉瀉法，可留針15～30分鐘。火針處消毒後創可貼覆蓋。

【按語】

皮損區，借溫熱之火力，「以熱治熱」，通病灶經氣，驅除濕熱之邪，疏通局部血脈，消疹止癢。取曲池、血海穴可以疏風清熱，涼血理血；取風門穴祛風清熱，取膈俞養血活血。

皮損處：火針淺而散刺之，或刺血之，效果奇佳。

中醫百家

（一）穴位注射（1）

1. 取穴　主穴：分兩組。①足三里、曲池。②長強。

2. 治法　藥液：第①組穴用維生素 B_{12}（0.1mg）注射液；第②組穴用非那根（12.5mg）加維生素 B_1（50mg），主要用於陰囊濕疹。

以5號齒科針頭，刺入穴位得氣後。第①組穴每穴注射入藥液1mL，每日1次，10次為1個療程；第②組穴，將藥液全部注入長強穴，3天1次，2次為1個療程。

（二）體針療法

1. 取穴　主穴：濕疹點。

2. 治法　先找尋濕疹點，令患者背向光亮處，在背部仔細尋找出低於皮膚，灰色發亮，針頭大，散在的小點，此即濕疹點。找到後，用左手拇指、食指、中指捏提皮膚，右手持1寸長的毫針，直刺該點，進針七、八分，小兒可淺刺，進針後提插2、3下，快速出針不留針，每次可針10～15個濕疹點。每日或隔日1次。另可配合服用維生素C

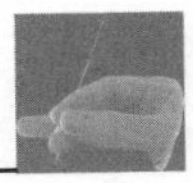

200mg，異丙嗪50mg，強的松10mg（小兒酌減），每日3次。

（三）電針療法

1. 取穴 主穴：阿是穴。阿是穴位置：皮損區。

2. 治法 以酒精消毒皮損區後，毫針由皮損邊緣刺入皮下組織，針的方向與皮面平行，針刺數目按每塊皮損大小不同，用2～6根不等。然後接通電針儀，用疏密波，頻率20次／分，強度可逐漸增大，至患者感覺適度為止。每次電針20分鐘，每日或隔日1次，10次為1個療程，療程間隔3～5天。

（四）穴位注射（2）

1. 取穴 主穴：分兩組。①曲池、足三里、肺俞、三陰交、血海。②箕門。

2. 治法 第①組穴用於治療全身性濕疹，每次選2穴，交替按順序輪用。用10mL注射器，先抽2.5％拘櫞酸鈉注射液0.6mL，再抽患者自身靜脈血液6mL，立即搖勻，得氣後注入所選穴位。每週1次為1個療程。第②組穴用治陰囊濕疹，雙箕門穴交替選用，以當歸注射液於得氣後注入，注畢艾灸15分鐘。每日1～2次，20次為1個療程。

（五）耳針療法

1. 取穴 主穴：分兩組。①肺。②對耳輪（耳廓區域）。配穴：神門、內分泌、交感。

2. 治法　第①組穴和配穴用毫針刺法，每次取1～3穴。先將浸濕3%硫酸鋅的襯墊緊貼於皮上，依次接電極板，蓋以塑料布並用膠布固定。術者將毫針刺入耳穴，接通直流電針儀，負極接耳針，正極接極板；治療15分鐘後，交換極性，再治療5分鐘，每日1次，6次為1個療程。第②組用刺血法，雙側均取，用左手固定施治之耳廓，使對耳輪部充分暴露，用右手持鋼筆式緊握針（或三棱針）針柄，按對耳輪弧形切線的垂直方向，用針頭於對耳輪輕輕劃割，長度小於5mm，劃痕間距2mm，使之微微出血，再用消毒棉覆蓋創面，約3～4小時後去掉，血痂待其自然脫落。

（六）刺血療法

1. 取穴　主穴：肺俞、委陽。

2. 治法　令患者取俯臥位，暴露後背上部和雙腿。先以三棱針點刺肺俞，然後擠壓穴區出血，即在其上拔罐。之後，再點刺委陽出血加罐。每穴留罐10～15分鐘。隔日1次，3次為1個療程。

（七）皮膚針療法

1. 取穴　主穴：大椎、膀胱經線（大杼至白環俞段）。配穴：血海、風市、阿是穴。

2. 治法　主穴必取，配穴酌加，慢性患者應加阿是穴。令患者取俯臥位或端坐位，以皮膚針自上而下彈刺，重點為背腰段，叩刺強度中等，至皮膚潮紅為度。穴區可在直徑1cm內反覆叩刺至潮紅。阿是穴可從外向內圍刺，法同上。每日1次，5～10次為1個療程。

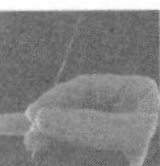

痤瘡

概述

痤瘡是青春期男女常見的毛囊及皮脂腺的慢性炎症，好發於顏面、胸背，易形成黑頭粉刺、丘疹、膿疱、結節、囊腫等損害，常伴皮脂溢出。

中醫將其歸為「粉刺」範疇。

病因病機

中醫認為，多因肺經蘊熱，外感風邪；過食肥厚，脾胃濕熱上蒸；血熱蘊結而致病。

臨床表現

好發於顏面、胸背等處，出現粉刺、丘疹、膿疱、結節或囊腫，多伴皮脂溢出，擠壓見白色脂栓。

辨證施治

【治則】

清熱祛濕，排膿散結。

【取穴】

主穴：阿是穴。**配穴：**大椎、肺俞、脾俞；大便秘結加支溝，肺胃蘊熱加內庭，痰結者加豐隆，月經不調者加血海，濕熱蘊結加足三里、三陰交、陰陵泉。

阿是穴為痤瘡皮損處。

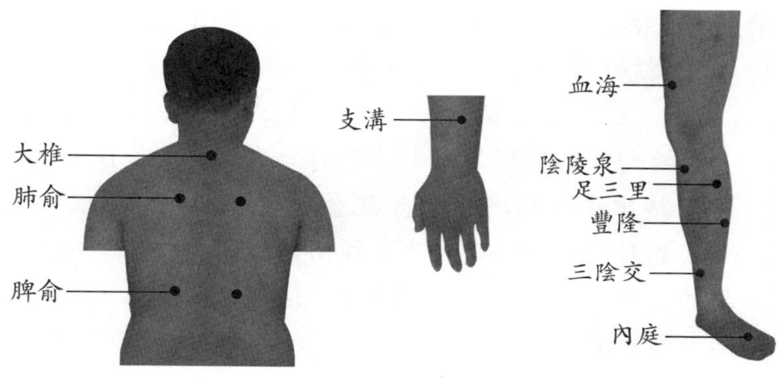

【操作】

患處消毒後，先用微火針快速點刺粉刺病灶處，每處一般1～2針，深度0.1～0.2寸，3～5天一次。背部穴多配合刺血拔火罐法，四肢穴可以微火針點刺之或毫針針刺瀉之。

【按語】

該病是毛囊與皮脂腺慢性炎症性皮膚病，多為素體肺熱偏盛，加之飲食不節，外邪侵襲而致氣血凝塞、血鬱痰結而發為本病。治療則以清泄肺胃蘊熱，活血化瘀理氣為主。

名家驗案

任某，女，30歲，幹部。主訴：面部痤瘡5年。平素伴有失眠、月經不調。檢查：面部瘡面大如黃豆，小如米粒，可擠出白色粉狀物，個別呈膿疱性。

治療：取大椎、肺俞、膈俞等穴，以細火針對準穴位，快速刺入0.5cm深退出，治療5次後，面部丘疹基本

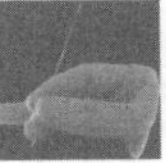

消退，呈褐色，未再出現新的丘疹。治療10次後，面部丘疹全部消失，皮膚變光澤而告癒。

微火針點刺阿是穴，「急則治其標」，能達到迅速清熱排膿散結之功效。配合肺俞、大椎、脾俞刺血，能起到清脾肺濕熱，散頭面部陽邪的作用。四肢穴的應用，更能增加調理肺胃，通調全身氣血，起到治本的效用。

中醫百家

（一）叩刺拔罐加耳尖放血療法

1. 取穴　主穴：肺俞、胃俞、脾俞（雙側）。

2. 治法　患者俯臥暴露背部，局部消毒後，以梅花針叩刺雙側肺俞、胃俞、脾俞穴。叩刺力量由輕到重，至微有血液滲出為止，然後在各穴處拔火罐，留罐約10～15分鐘，取罐後以消毒乾棉球擦淨出血。再取患者耳背上角小靜脈一根，局部消毒。以三棱針點刺小靜脈一下，然後擠出3～5滴血。

上述治療，拔罐每天1次，背俞穴叩刺及耳尖放血每2～3天1次。治療10天為1療程。

（二）火針加耳穴貼壓療法

1. 取穴　主穴：大椎、肺俞、膈俞。耳穴：神門、交感、子宮、內分泌、皮質下、胃、肺。

2. 治法　囑患者反坐於靠背椅子上，定準穴位常規消毒，待火針（師氏單頭細火針）燒至白而發亮時，對準穴位，快速刺入0.5cm深退出。針孔不作處理，隔日針刺1次，10次為1個療程。針2天內不要洗澡，以免感染。

耳穴貼壓：用王不留行籽放於0.3cm膠布中，貼壓在上述穴位上，囑患者每日按壓3～5次，每穴3分鐘，兩耳輪換，4日交替1次，10次1個療程（楊生華・火針刺穴加耳穴貼壓療法治療痤瘡106例〔J〕.中國針灸，1994，1.）。

（三）穴位注血療法

1. 取穴　主穴：足三里（雙側）。

2. 治法　抽取患者本身肘靜脈血2mL，迅速加入生脈注射液2mL，搖勻即注入雙側足三里穴。抽血和穴注均按常規消毒。

每5天治療1次，5次為1個療程（劉柄權・穴位注血療法治療痤瘡〔J〕.中國針灸，1989，2.）。

（四）耳割療法

1. 取穴　主穴：耳廓角下阿是穴。

2. 治法　耳廓角下常規消毒，用手術刀割破0.3～0.5mm，繼血塗上藥膏（川椒5g，大蒜20g，鹽、薑少許搗成泥）少許，用粘膏固定，1週1次。病情較重者可佐以中藥。

其方劑為薏苡仁30g、蒲公英20g、地丁草20g，囊腫性痤瘡加大黃10g（啜得蘭・耳割療法治療痤瘡200例

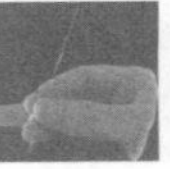

〔J〕.中國針灸，1989，4.）。

（五）挑刺療法

1. 取穴　主穴：大椎穴左右。

2. 治法　用自製粗長三棱針高壓消毒備用。在大椎穴左右各0.5cm處向上下各引2cm沿長線，兩線平行。在這兩條線上每隔0.5cm取相對應的兩點常規消毒，局部麻醉。用三棱針挑斷少許肌纖維，並擠出少量血液，用無菌棉球擦去血液，傷口處敷蓋無菌紗布，膠布固定。

隔日挑治1次，12次為1個療程。局部防止感染，忌食辛辣、魚等食物。

（六）火針療法

1. 取穴　主穴：阿是穴（每個結節或囊腫頂部中央及基底部）。配穴：肺俞、膈俞、脾俞。

2. 治法　將火針燒至發白，先點刺皮損局部1針，以針尖透過病變組織為宜，速進疾出，然後再點刺肺俞、膈俞、脾俞，每穴點刺3針，深度控制在5mm內，出針後用消毒乾棉球輕按針孔，5天1次，連續4次，20天後觀察療效（黃蜀．火針療法治療痤瘡1068例臨床研究〔J〕.上海針灸雜誌，2008，2.）。

皮膚瘙癢症

概　述

皮膚無原發皮疹，遍身瘙癢，夜間尤甚，常因搔抓而致皮破血出。中醫將其歸為「癢風」範疇。

病因病機

該病多因風、濕、熱蘊於肌膚不得疏泄而致；或因血虛肝旺、生風化燥、肌膚失養而得。

臨床表現

遍身瘙癢，以夜間瘙癢為甚，常因搔抓至皮損出血。過度頻繁搔抓後，皮膚可見抓痕、血痂、色素沉著及苔蘚樣變，或可因搔抓而致夜寐不安，納差，神疲。

辨證施治

【治則】

祛風除濕，和血潤燥。

【取穴】

主穴：阿是穴（較重瘙癢處）。**配穴：**曲池、血海、膈俞。頭面、上肢嚴重者加風池、合谷；後背嚴重者加風門；下肢嚴重者加足三里、風市。

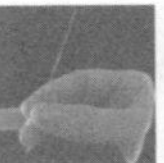

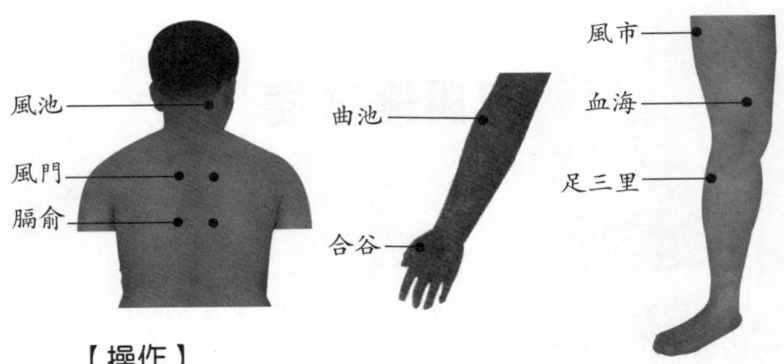

【操作】

局部消毒後，阿是穴先用微火針快速散刺，透皮即可；然後，微火針點刺諸腧穴，深度0.1～0.3寸。隔日1次。5次為1個療程。火針處消毒後創可貼覆蓋。

【按語】

火針以溫陽之力直透腠理之間，和其氣血，祛其邪毒，最宜祛風止癢。尤其是對頑固性瘙癢證更見其功。

> 火針點刺皮膚瘙癢處，止癢迅速。

中醫百家

火針療法

1. 取穴 主穴：肺俞、膈俞、風市、築賓。配穴：上肢重加曲池，下肢重加血海。

2. 治法 火針常規操作，針後切忌抓撓針刺部位，3日內禁淋浴。隔3天針1次，6次為1個療程（鄭學良・火針治療皮膚瘙癢症100例〔J〕.中國針灸，1991，6.）。

神經性皮炎

概　述

神經性皮炎又名慢性苔蘚，是一種常見的以劇烈瘙癢和皮膚苔癬樣變為主要特徵的慢性皮膚病。皮損好發於頸部、肘關節伸側、膕窩、股部及腰骶等處，多為局限性，亦可分佈比較廣泛。

中醫稱之為「攝領瘡」或頑癬，又因皮損如牛領之皮，厚而且堅，又稱「牛皮癬」。

現代醫學

該病病因不明，一般認為係大腦皮層興奮和抑制失調有關。另外，胃腸功能紊亂、內分泌異常及感染性病灶的致敏可能與其發病有關。現代西醫學多採用鎮靜或抗組織胺藥物及封閉療法，但缺乏根治的方法。

病因病機

中醫認為本病多因風濕熱之邪蘊於肌膚或日久血虛生風生燥所致，常與精神波動、外界刺激、飲酒等有關。

辨證分型

1. 風熱濕瘀

皮損片狀，粗糙肥厚，伴紅斑血痂，舌紅尖有瘀點、

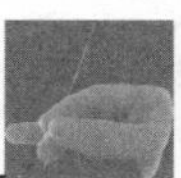

舌下紫脈發青變粗，苔薄黃，脈弦數。

2. 血虛生燥

年老體衰，皮損色淡白，肥厚粗糙，瘙癢脫屑，如牛皮狀，常伴失眠、神疲、乏力、心悸，舌淡苔薄白，脈細弱。

辨證施治

（一）風熱濕瘀

【治則】

祛風清熱散瘀，健脾化濕。

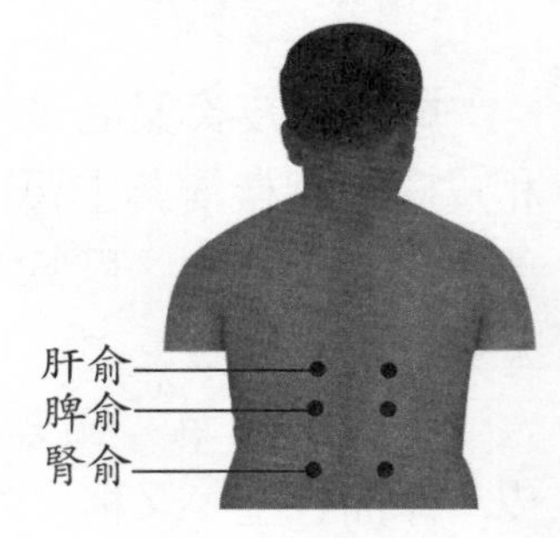

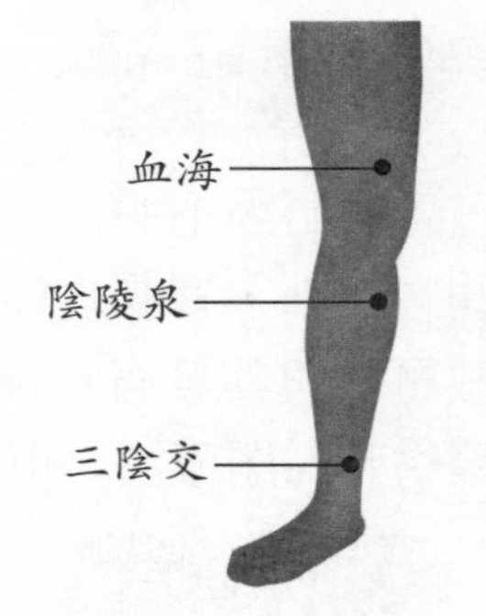

【取穴】

主穴：阿是穴。**配穴**：風池、曲池、血海、陰陵泉、舌下紫脈，皆取雙側穴位。

阿是穴為皮損區。

【操作】

皮膚常規消毒。先把0.3mm毫針針尖用酒精燈燒紅，散刺皮損處，深度0.1～0.3寸，針刺後拔火罐，注意輕著力，不留針，勿重按及勿刺過深。餘穴用微火針快速散刺2～3下，深度0.1～0.3寸，不留針。消毒後可用創可貼覆蓋。舌下紫脈點刺放血。

【按語】

皮損區，借溫熱之火力，「以熱治熱除濕」，疏通病灶經氣，驅除濕熱之邪，疏通局部血脈，消疹止癢。取風池、曲池祛風清熱，取血海活血理血，陰陵泉健脾化濕清熱。

（二）血虛生燥

【治則】

養血行血，涼血潤燥。

【取穴】

主穴：阿是穴。**配穴：**風池、曲池、脾俞、膈俞、腎俞，三陰交皆取雙側穴位。

阿是穴為皮損區。

【操作】

皮膚常規消毒。先把0.4mm毫針針尖用酒精燈燒紅，散刺皮損處，深度0.1～0.3寸，針刺後出血最佳，注意輕著力，不留針，勿重按及勿刺過深。餘穴用微火針快速散刺2～3下，深度0.1～0.3寸，不留針。消毒後可用創可貼覆蓋。

【按語】

皮損區，借溫熱之火力，疏通病灶經氣及血脈，消疹止癢。取曲池、風池穴可以疏風清熱；取血會穴膈俞涼血行血、息風止癢，配脾俞、腎俞、三陰交穴以達滋陰養血潤燥息風之功。

> 八髎穴行針刺、火針、刺血法，亦常有良效。

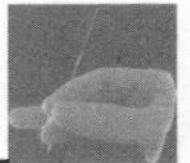

中醫百家

（一）刺血療法

1. 取穴　主穴：頸1至骶4督脈循行線、膀胱經第1和第2側線。配穴：耳背靜脈。

2. 治法　一般僅取主穴，用28號1寸或2寸毫針5～7根撮合在一起，自上至下對經脈線進行點刺，使輕微出血，每次2～3遍，每日或隔日1次，10次為1個療程，療程間隔7天。急性期加配穴，點刺耳背靜脈，放血2～3滴，每週2次。

（二）電針療法

1. 取穴　主穴：大椎、靈台。配穴：皮損在頭頸部、雙上肢者，加曲池；皮損軀幹及雙下肢者，加委中；皮損泛發全身者，曲池、委中輪換取之。

2. 治法　主穴為主，根據皮膚損害部位選取配穴。治療時患者取俯臥位，得氣後，接G6805電針儀，每一導線負極接主穴，正極接配穴，頻率用密波400次／分以上。強度以患者右耐受為宜。留針20分鐘，每日1次，10為1個療程。每療程結束後，休息1週，再行第2療程治療。一般需治療2～3個療程。治療期間不用其他任何治療方法。

（三）艾灸療法

1. 取穴　主穴：阿是穴。阿是穴位置：皮損區。

2. 治法　採用著膚灸法。先用純艾絨製成麥粒大小之艾炷，置於阿是穴周圍施灸，灸點之間相距1.5cm，灸前可於灸點上先塗以蒜汁，以增加黏度。待艾炷燃盡後，掃去艾灰，用生理鹽水輕輕拭淨，蓋以敷料。如為懼痛者，可於未燃盡前用壓舌板壓滅，並可在灸點周圍以手輕拍減痛。每次只灸1壯，每週2次，更換灸點，不計療程，至皮膚正常為止。此法不化膿，如出現水疱，可穿刺引流並用龍膽紫抹塗。化膿者，用消炎軟膏，痊癒後不留疤痕。

（四）皮膚針療法

1. 取穴　主穴：脊椎兩側、阿是穴。配穴：頭面頸部皮炎加曲池、內關、太淵、合谷；上肢加內關、曲池、肺俞、心俞；下肢加血海、足三里、腎俞；會陰及腹部加脾俞、胃俞、關元、三陰交；播散型加風池、曲池、血海、足三里；鞏固調理加肺俞、心俞、脾俞、太淵。脊椎兩側位置：從頸椎至尾椎兩旁離正中線約4cm處。據皮炎的部位和性質而選用不同節段：頭面頸部皮炎選頸椎兩側，上肢皮炎選頸椎4至胸椎5之兩側，下肢皮炎選腰骶椎兩側，腹及會陰部皮部皮炎選胸椎3～12及腰骶椎兩側。播散型皮炎選胸椎3～12作為重打叩刺區。阿是穴位置：皮損區及壓痛點或有條索狀陽性物處。

2. 治法　選主穴為主，據症酌選配穴。先叩刺阿是穴，以重度叩打法，令輕微出血，繼叩打脊椎兩側，用輕中度叩打法，使之潮紅。配穴在穴區叩打，亦使之潮紅。一般叩打3～5遍。病損區叩打法為：先在周圍叩刺，輕度刺激繞打一周，再在病損上反覆叩打，叩打時間視病損大小而打，直徑10公分的病損區約叩打4～6分鐘；脊柱兩

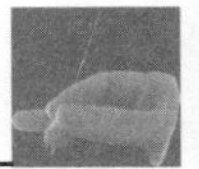

側叩打法：從內到外，從上到下叩打。為增強療效，叩打後可採用艾條薰灸皮損區至潮紅，或塗以癬毒靈。大面積者可用滾刺筒滾刺。皮膚針叩打每日或隔日1次（癬毒靈隔日塗1次），15次為1個療程，療程間停針3～7天。癬毒靈製備：斑蝥20隻，土槿皮24g，馬錢子（打成碎塊或切片）、檳榔各18g，川蜈蚣14條。浸於適量的75％酒精中1週，過濾去渣，再加75％酒精至1000mL即可。

（五）圍刺療法

1. 取穴　主穴：阿是穴。配穴：合谷、曲池、足三里、血海、三陰交。

2. 治法　主穴每次必取，配穴每次取2～3穴。取28號1.5寸長毫針，從阿是穴（即皮膚區）周圍沿皮向中心進針，深度約0.5～1.0寸。每次據皮損大小，進10～30針不等，使針尖均集中於皮損區中心，不留針。亦可將餘針拔去後僅留四周4根針，接通電針儀，頻率500～600次／分，連續波，強度以患者能耐受為度，電針15～20分鐘。上法每日或隔日1次，10次為1個療程，療程間隔3日左右。配穴採用平補平瀉手法，留針15～20分鐘。

（六）穴位注射療法

1. 取穴　主穴：肺俞、心俞、脾俞、至陽。配穴：曲池、血海。

2. 治法　藥液：維生素B_1注射液（100mg / 2mL）、當歸注射液。每次選2～3主穴，療效欠佳時配配穴。先在背部穴位周圍仔細按壓，尋找出棱形或條索狀陽性反應物。

然後任選上藥1種，吸入注射器後，用5號齒科針頭刺中陽性物，待有酸脹感，即作雀啄狀提插以加強針感，然後注入藥液。每穴注入0.3～0.5mL（每次總量在2mL左右）配穴採用瀉法或平補平瀉法，留針20分鐘。隔日1次，7～10次為1個療程，療程間隔5～7天。

（七）耳針療法

1. 取穴 主穴：分兩組。①肺、內分泌、皮質下、三焦。②耳背靜脈、膈、阿是穴。配穴：癢甚者加神門，熱甚者加耳尖，因情志不暢者加心，病久不癒者加枕，熱甚瘙癢劇烈者加耳尖放血。阿是穴位置：皮損的耳廓相應部位。

2. 治法 主穴任選1組，配穴僅與第①組穴配合，第①組穴操作：取主穴2～3穴，配穴1～2穴，均取雙側。先以毫針刺一側耳，獲脹痛等得氣感後，留針1小時，留針期間可間斷運針，平補平瀉，每日1次，10次為1個療程。第②組穴用放血法，以消毒三棱針點刺出血，每次選1～2穴。刺血時，以左手固定耳廓，將針速刺入約2mm深，擠出血數滴，然後用消毒棉球按揉片刻，隔日1次。上述均7次為1個療程。

銀屑病

概　述

銀屑病又叫「牛皮癬」，是一種常見的易復發的具有特

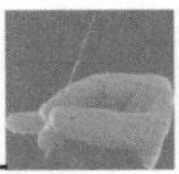

徵性皮損的頑固性皮膚病，無傳染性，紅斑鱗屑性皮損。

病因病機

中醫認為，本病是由風濕熱邪蘊阻肌膚經絡，日久耗傷營血，血虛生風生燥，肌膚失去濡養，導致皮損處粗糙脫屑而發病。

辨證分型

本病分為尋常型、關節病型、紅皮型及膿皰型。以尋常型多見。

1. 風濕熱證

皮損處潮紅，糜爛滲出，舌苔黃膩，脈濡數。病程多較短。

2. 血虛燥證

皮損處乾燥，肥厚脫屑，如牛皮，舌苔薄白，脈濡細。病程多較長。

臨床表現

皮損係錢幣大或更大的覆有銀白色鱗屑之淡紅色浸潤斑，境界清楚，鱗屑剝除後呈硬脂樣光澤，繼續剝刮則見篩狀出血。發於全身，四肢伸側多見，反覆發作，與季節有關。

本病病因尚未完全弄清，可能與感染、遺傳或變態反應有關，現代西醫學尚乏特效療法。

辨證施治

（一）風濕熱證

【治則】

祛風清熱，健脾化濕。

【取穴】

主穴：阿是穴。**配穴：**取風門、肺俞、脾俞、陰陵泉，皆取雙側穴位。

阿是穴為皮損處。

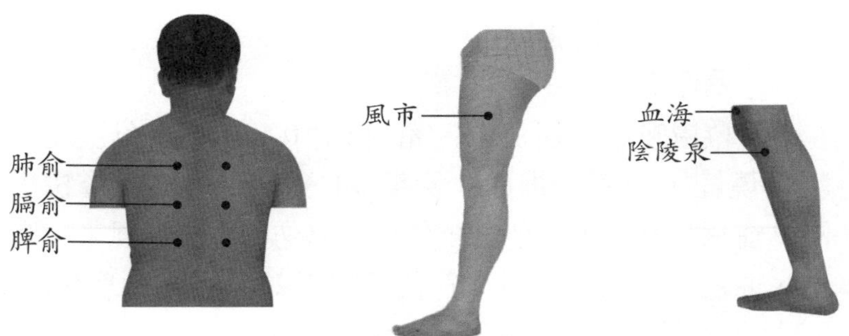

【操作】

穴位處皮膚常規消毒。先把1寸0.3mm毫針針尖用酒精燈燒紅，密刺皮損處，深度0.1～0.3寸，針刺後拔火罐，注意輕著力，不留針，勿重按及勿刺過深。風門、肺俞、脾俞穴用微火針快速點刺2～3下，深度0.1～0.3寸，不留針。陰陵泉穴用1寸0.25mm毫針捻轉瀉法，可以留針30分鐘。火針處消毒後創可貼覆蓋。

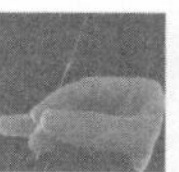

【按語】

皮損區，借溫熱之火力，「以熱治熱除濕」，疏通病灶經氣，驅除濕熱之邪，疏通局部血脈，消疹止癢。取風門、肺俞祛風清熱，脾俞、陰陵泉健脾化濕清熱。

（二）血虛燥證

【治則】

養血行血，涼血潤燥。

【取穴】

主穴：阿是穴。**配穴：**風市、膈俞、曲池、血海，皆取雙側穴位。

阿是穴為皮損處。

【操作】

穴位處皮膚常規消毒。先把1寸0.4mm毫針針尖用酒精燈燒紅，密刺皮損處，深度0.1～0.3寸，針刺後拔火罐，注意輕著力，不留針，勿重按及勿刺過深。風市、膈俞、曲池、血海穴用微火針快速點刺2～3下，深度0.1～0.3寸，不留針。火針處消毒後創可貼覆蓋。

【按語】

皮損區，借溫熱之火力，「以熱治熱除濕」，疏通病灶經氣，驅除濕熱之邪，疏通局部血脈，消疹止癢。取曲池、血海穴可以疏風清熱，涼血理血；取血會穴膈俞涼血行血、息風止癢，配風市增強清熱息風之功。

驗　案

王某，女，20歲，服務員。1992年6月17日來診。右

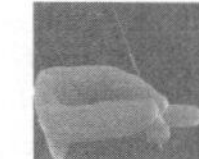

頸項部皮炎近一年。患者1991年參加高考，每日學習任務重，加之情緒緊張而出現右頸部皮炎，始為銅錢大小、瘙癢，未予治療。後症狀逐漸加重，皮炎擴散，瘙癢甚。遂到某醫院皮膚科診治，經內服、外敷藥物，曾一度痊癒，但不久又復發，再用前法治之乏效，遷延至今。

某醫院皮膚科診治，經內服、外敷藥物，曾一度痊癒，但不久又復發，再用前法治之乏效，遷延至今。

檢查：右頸項部可見一約5cm × 6cm的皮損面，皮損色紅，呈苔癬樣，部分皮損潮紅、糜爛、血痂。伴有口苦，咽乾，情緒易波動，月經提前，量多。舌邊尖紅、苔黃膩、脈弦滑小數。

診斷：牛皮癬。

治法：用火針配合毫針治之。先用中等火針密刺皮損局部，再用毫針刺支溝、陽陵泉、中脘、三陰交，留針20分鐘，隔日治療1次。

二診患者自述針後瘙癢反加重，檢查局部皮損無明顯

火針治療牛皮癬有明顯的止癢作用，癢輕，搔抓減少，則皮損逐漸減輕。火針治療後可能局部瘙癢加重，但大多很快消失，止癢效應可持續1～3天。所以第二次治療不要超過3天。局部皮損年久不癒者，常常有瘀血於皮下聚積，火針穿透皮損後，常有黑褐色血液射出，少則十幾毫升，多則上百毫升。此種情況下勿止血，待其自凝，常收祛瘀生新之效，這對皮損恢復有所幫助。

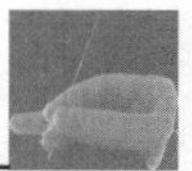

變化，治法同前。三診時瘙癢消失，舌苔已不黃膩，脈已不散。到六診時皮損處基本與正常皮膚相同。共治療9次而癒。追訪4個月未復發，且月經亦正常。

中醫百家

（一）刺絡拔罐療法

1. 取穴　主穴：大椎、陶道、阿是穴。配穴：頭部皮損加四神聰、上星、頭維；頸項加翳明；背部加天宗、肝俞、脾俞；上肢加肩髎、曲池；腰部加腎俞；下肢加新環跳、血海、梁丘、陽陵泉。夾脊胸椎5～6，夾脊腰椎2～3。阿是穴位置：皮損區。新環跳位置：尾骨尖旁開3寸。

2. 治法　一般僅用主穴，如效不佳可加配穴。在選配穴時應視皮損分佈及消退情況按順序自上而下選擇，如背部皮損未退或未退淨不宜取腰以下穴位。選穴宜少而精，主穴大椎、陶道，每次選1個，交替輪用，阿是穴僅在殘留皮損時用，配穴取1～2個。

刺絡拔罐操作如下：選定穴位常規消毒後，先以三棱針點刺，要求輕、淺、快，以拔出0.3～0.4mL血液為宜，留罐約10～15分鐘，頭頂部穴位可點刺不拔罐。殘留少數皮損，可沿皮損四周和中間點刺數下，然後拔罐。

如上法療效不顯，則可在夾脊胸椎5～6，腰椎1～2，以2寸毫針成45°斜向脊柱刺入，得氣留針20分鐘。刺絡拔罐每日或隔日1次，15次為1個療程，間隔3～5天，再行下1個療程。

（二）割治療法

1. 取穴　主穴：肺、心。配穴：病損對應耳穴、神門。

2. 治法　敷藥製備：艾炭、血餘炭、野菊花、馬齒莧、地榆、苦參、蛇蛻、大楓子、乳香、沒藥，煅後研細末，裝瓶備用。主穴為主，如效不須加用或改用配穴。在穴區常規消毒後，用眼科手術刀畫一條長2～3mm小口，使之微有血出，隨即將煅成炭末之上述敷藥塗於切口處，上置消毒紗布並予固定。7天割治1次，5次為1個療程。

（三）穴位注射療法（1）

1. 取穴　主穴：肺俞、曲池、大椎、血海。配穴：頭項皮損加安眠、風池；背部加膈俞；上肢加外關、合谷；腰部加腎俞；下肢加次髎、風市、絕骨。

2. 治法　藥液：當歸注射液、混合注射液（維生素 B_{12} 500mmg克 / mL加鹽酸異丙嗪25mg克 / mL）。上述藥物每次任選一種，取主穴1～2個，配穴1～2個，輪流選用。常規消毒後，用5號齒科針頭垂直或斜入穴位，得氣後，略作提插使針感明顯時猛推藥液，使針感更為顯著。每穴注入量：當歸注射液為0.5mL，混合注射液為0.1～0.2mL。然後迅速出針。隔日或隔2日注射1次，10次為1個療程。療程間隔為7天。

（四）穴位注射療法（2）

1. 取穴　主穴：肺俞。配穴：心俞、曲池、足三里、

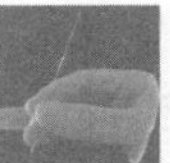

肝俞。

2. 治法　此法為自血穴位注射法。以主穴為主，加配穴1～2穴。先在耳廓作常規消毒，局麻，手術刀切開耳背1/3處的小血管1～2mm。用內裝有2.5%枸櫞酸鈉0.5～1mL的注射器於切口處抽取血液2～5mL，並迅速注於所定的穴位內。進針深度以局部感到以酸脹麻等感覺為度。注射完畢後，應令患者休息5～10分鐘。15～20天1次，3次為1個療程。

病情頑固者隔2個月再作1個療程。可在易發季節前做預防性治療1～2次，以避免復發。

（五）貼棉灸療法

1. 取穴　主穴：阿是穴。阿是穴位置：皮損區。

2. 治法　先以皮膚針在阿是穴呈中等強度叩刺，至微出血，然後用脫脂棉少許攤開展平如皮損部大小的極薄片，貼於皮損部，火柴點燃後，急吹其火，使其迅速燃完，隨即再換一張薄棉，如法再灸，共3～4次，以皮膚潮紅為度。3天1次，5次為1個療程。

（六）體針療法

1. 取穴　主穴：分兩組。①大椎、肺俞、膈俞。②曲池、足三里、血海。配穴：頭部皮損加風池；面部加迎香、素髎；上肢加支溝、合谷；下肢加三陰交、陽陵泉。

2. 治法　主穴每次取1組，兩組交替輪用，據皮損嚴重部位加配穴。進針得氣後，大幅度提插捻轉，使感應強烈，運針約1分鐘，留針20～30分鐘。留針期間，施以間斷行針，去針後，可在主要皮損部位以皮膚針叩至微微出血，加拔火罐15分鐘。每日或隔日1次，10～15次為1個療程，療程間隔3～5天。

（七）刺血療法

1. 取穴　主穴：自大椎至腰陽關間督脈段各穴點。

2. 治法　在穴線上先進行消毒，用三棱針或粗毫針，在諸穴點刺，出血少許，如出血不暢，可加以按壓。每日1次，10次為1療程。

帶狀疱疹

概　述

帶狀疱疹，又名纏腰蛇丹、蛇串瘡等，係指肌膚上出現成簇水疱，小如綠豆，大如豌豆，迅即三五成群，排列成束帶之狀，痛如火燎，每多纏腰而發。本病多發於春、秋兩季，以成人為多見。

現代醫學

本病由水痘一帶狀疱疹病毒所致，其病發突然或患部先有灼熱痛感，皮損初起為片狀紅斑，迅速變成集束狀丘疹或發亮水疱。水疱排列成不規則帶狀。皮損常沿皮神經分佈，常伴有神經痛症狀。

病因病機

本病常因飲食失節導致濕熱內蘊，或因情志內傷導致肝膽火盛，復又外感毒邪，阻滯胸脅之絡，凝結於肌膚，而發火丹。

辨證施治

（一）膽火盛

局部皮損鮮紅，水疱成串珠，疱壁緊張，燒灼刺痛，自覺口苦咽乾，口渴，煩躁易怒，便秘，尿赤，脈弦數，舌紅苔黃。

【治則】

疏肝利膽，清熱解毒。

【取穴】

主穴：阿是穴、龍眼；

配穴：太衝、合谷、支溝。

阿是穴為龍頭、龍體、龍尾。

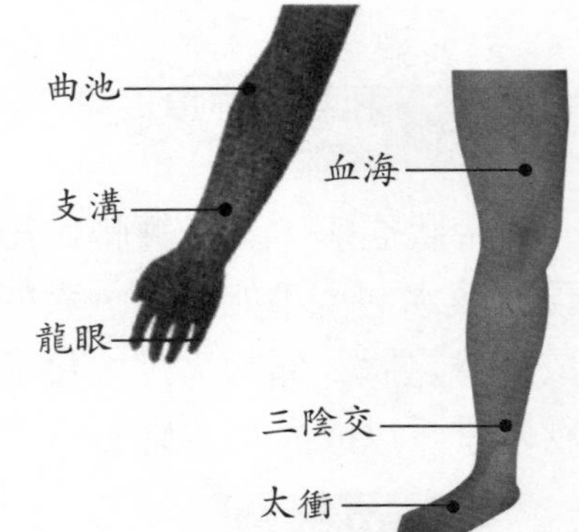

【操作】

穴位處皮膚常規消毒。

先用微火針點刺龍眼穴，然後用微火針以快速散刺法，點刺龍頭、龍體、龍尾三處的大小水疱，深度0.1～0.3寸，可以火罐拔之。太衝、合谷、支溝穴用微火針點刺或用1寸0.25mm毫針針刺，捻轉瀉法，可留針15～30分鐘。火針處消毒後創可貼覆蓋。

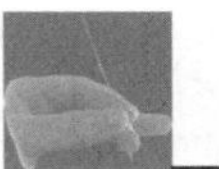

【按語】

阿是穴，借溫熱之火力，「以熱治熱」，通病灶經氣，驅除熱毒，疏通局部血脈，消瘀散結。取肝經之原太衝瀉肝膽之火，配手陽明之原合谷，用其清解邪毒，「四關」之穴，針刺之又有明顯止痛作用；手少陽之經穴支溝宣脅絡之氣機；如脾胃濕盛，加血海、三陰交，健脾利濕，祛邪止痛。

（二）脾胃濕盛

局部皮損淡紅，疱壁鬆弛，疼痛稍輕，口不渴，食納不佳，飯後腹脹便溏，脈緩或滑，舌淡胖，苔白厚或白膩。

【治則】

健脾利濕，解毒止痛。

【取穴】

主穴：阿是穴、龍眼。**配穴：**取曲池、血海、三陰交。

阿是穴為龍頭、龍體、龍尾。

【操作】

穴位處皮膚常規消毒。先用微火針點刺龍眼穴，然後用微火針以快速散刺法點刺龍頭、龍體、龍尾三處的大小水疱，深度0.1～0.3寸，可以火罐拔之。曲池、血海、三陰交穴用微火針點刺或用1寸0.25mm毫針針刺，捻轉瀉法，可留針15～30分鐘。火針處消毒後創可貼覆蓋。

【按語】

阿是穴借溫熱之火力，通病灶經氣，驅除濕毒，疏通局部瘀結。取手陽明之合穴曲池，用其解表清邪毒，加血

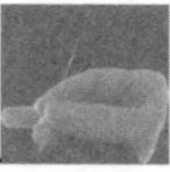

海、三陰交，健脾利濕，袪邪止痛。

名家驗案

申某，女，48歲，工人。1993年9月3日初診。主訴：右脅肋紅腫疼痛5天，伴疱疹3天。

病史：患者述5天前因生氣著急而致右脅肋部隱隱作痛，胸悶不舒，次日右脅肋疼痛加重且局部紅腫，皮如火烤，出氣時痛甚，急到某醫院就診，診為帶狀疱疹。當時給予內服及外用藥治療，疼痛不減。第3天，局部紅腫熱疼痛，納穀不香，夜不能寐，右脅肋部起簇簇帶狀疱疹，不能觸摸。給予肌注聚肌孢等治療，仍控制不住疼痛，經人介紹，求治於賀老。

症見：右脅肋部紅腫疼痛伴帶狀疱疹，始於右脅脊柱旁（約5～6胸椎），終於右乳房下，疱疹晶瑩，中有黃水。患者表情痛苦，音低氣粗，納差不寐，大便已5日未解，小便黃，舌質暗紅，苔黃燥，脈弦數。

診斷：蛇丹（帶狀疱疹）。

證屬肝膽風火，氣血瘀滯。

治則：清泄肝膽，涼血解毒。

取穴：支溝（右）、陽陵泉（左）、行間（右）、患部及龍眼穴（右）。支溝、陽棱泉、行間均用1.5寸毫針刺入，行瀉法，留針15分鐘；患部用中號火針快速散刺，並拔罐使出血；龍眼穴（在小拇指第2、3掌指處外側赤白肉際）用小號三棱針點刺放血少許。經上述方法治療後，疼痛明顯減輕，後又治療2次而癒。3月後隨訪，無復發（賀普仁・針家精要〔J〕.中國針灸，1997，1.）。

龍眼為經外奇穴，位於小指尺側第2、3指節之間，握拳於橫紋盡頭取之，有清熱利濕、活血止痛之效。龍頭為首先出現水疱處，龍尾為最後出現水疱處，龍體為中間部分。

中醫百家

（一）體針療法

1. 取穴　主穴：阿是穴、夾脊穴、支溝、陽陵泉。配穴：腰以上病灶：曲池、合谷、外關；腰以下病灶：三陰交、太衝、血海。阿是穴位置：係指皮損周圍（約離疱疹0.5～1.0寸處）。夾脊穴位置：取與皮損相應之夾脊穴。

2. 治法　一般僅需取主穴，療效不明顯時酌加1～2個配穴。阿是穴針法：以1.5～2.0寸毫針，呈25°角朝疱疹方向斜刺，按皮損範圍，在周圍進4～8針，略加捻轉提插，有輕度得氣感即可。相應夾脊穴，斜向脊柱深刺，使針感循神經分佈線路傳導。餘穴均施提插捻轉瀉法，留針20～30分鐘，5～10分鐘運針1次。每日1～2次。

（二）刺血療法

1. 取穴　主穴：阿是穴。

2. 治法　常規消毒皮損部位，用三棱針沿疱疹周圍轉畫一圈，以皮膚輕微出血為度。然後用毛筆或棉籤蘸雄黃酒少許，外塗於疱疹之上，每日3～5次，不計療程。雄黃

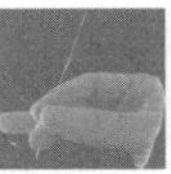

酒泡製：雄黃少許研成細末，裝入瓶內，倒入酒水各半調和而成。老年或體虛病久者，同時服人參敗毒散，加黃蓍30g，丹皮、赤芍各10g，每日1劑，早晚分服。

（三）耳針療法

1. 取穴 主穴：肺、敏感點。配穴：皮質下、內分泌、交感、腎上腺。敏感點位置：指耳廓上，與病灶相應位壓痛明顯處。

2. 治法 主穴必用，配穴據症情酌取1～2穴，每次一側。採用撚轉手法，刺激宜強，持續運針2～3分鐘，留針1小時。每日1～2次。另可把100g乾淨的墨汁和5g雄黃粉調勻，搽在患處周圍的邊緣上。每日1次。

（四）火針療法

1. 取穴 主穴：肺俞、膽俞、脾俞、阿是穴。配穴：病變在腰以上加支溝，在腰以下加陽陵泉。阿是穴：皮損區周圍。

2. 治法 主穴均取，據病變部位加配穴。將針在酒精燈上燒灼，至針尖紅而發亮，迅速刺入穴位，直刺3mm，快刺疾出。

（五）點刺拔罐療法

1. 取穴 主穴：阿是穴。

2. 治法 皮損部位消毒後，以三棱針快速點刺數針至數十針，深淺約2～3分。有水疱者將水疱挑破，用閃火法拔火罐，留罐10～15分鐘，以每罐內出血3～15mL或吸出

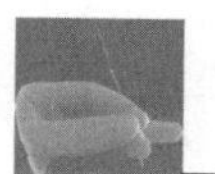

疱內液體，使水疱乾癟塌陷為好，起罐後用酒精棉球擦乾創面即可，局部不做包紮。視病灶多少每次拔罐3～5只，視病情每日治療1～2次。

（六）燈火灸療法

1. 取穴　主穴：分兩組。①內關、委中。②列缺、合谷。配穴：四肢取陽陵泉，腹部取足三里、三陰交，臀部取環跳。

2. 治法　穴位均根據皮損部位選取，主穴：第①組用於胸脅腰背部皮損，第②組用於頭面部。每次取1穴，以燈心草一根，約10公分長，一端蘸植物油，點燃後迅速將燃著端接觸穴位的皮膚，一點即起。施灸處可出現綠豆大的水疱，不必處理，會自行消退。每日1次（注意，第二天灸灼時，宜在原灸點之旁邊），4次為1個療程。

（七）穴位注射療法

1. 取穴　主穴：曲池。

2. 治法　藥液：維生素B_{12}注射液（含量100mg/mL）。

每次取雙側，以5號齒科針頭，深刺得氣後，每側穴注入1 mL。每日1次。皮損有滲出者，可外敷呋喃西林氧化鋅軟膏。

（八）皮膚針療法

1. 取穴　主穴：分兩組。①脊柱兩側旁開2cm之平行線。②距病灶邊緣1cm之環狀區。

2. 治法　取第①組作整體治療，第②組作局部治療，

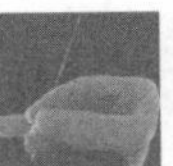

一般宜同時取。先依皮損所在部位和範圍，定平行線長度和環狀區大小。如在胸脅部，取相當於胸段長度；皮損在下肢，取腰骶段長度。然後，以較強手法叩刺平行線和環周線，皮膚針針尖方向與皮膚表面垂直，針尖接觸皮面應短暫（約每秒2次），針間距離0.5～1.0cm左右。每條刺激線連叩3遍，每日1～2次。注意不可叩刺病灶，以防感染。

（九）圍針加灸療法

1. 取穴　主穴：阿是穴

2. 治法　用30號1.5寸毫針，距疱疹周圍1～2cm處平刺數針，針尖均刺向皮損中心，針數多少視皮損範圍大小而定。採用捻轉瀉法。當出現酸麻重脹「得氣」感後留針，此時點燃艾條，在疱疹處行雀啄灸，灸至局部皮膚潮紅，有熱燙感時為止。留針30分鐘，灸20～30分鐘，每日1次。

雀斑

概　述

雀斑是因皮膚局部色素增多而形成的一種棕褐色或黑色米粒大小的斑點。

病因病機

該病多因腎水不足、陰虛火旺，或情志化火、火鬱面部絡脈所致。

臨床表現

面部皮膚局部出現圓形或卵圓形的棕褐色或黑色的小斑點，針尖或小米粒大小，不高出皮膚，以雙頰、鼻部和兩眼的下方最明顯。常左右對稱，大多數在青春期出現，有時6～7歲就開始發生，隨年齡增長而數目增多，顏色加深。通常不癢不痛，不伴有全身症狀。

辨證施治

【治則】

散鬱通絡。

【取穴】

主穴：阿是穴（雀斑局部）。**配穴：**合谷、太衝、三陰交。

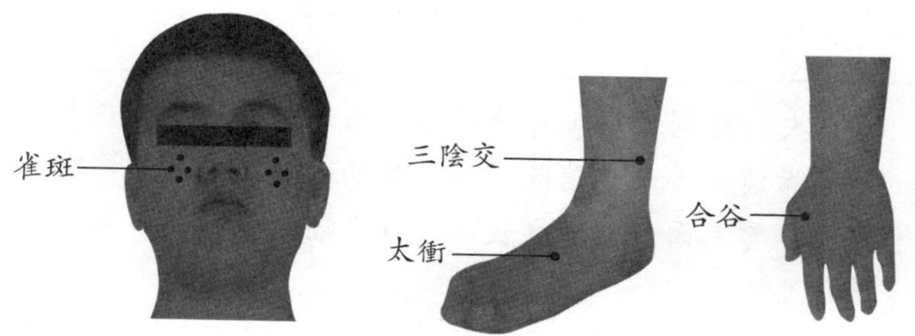

【操作】

局部常規消毒後，選用1寸0.4mm毫針，將其針尖磨平。患者平臥，雀斑局部常規消毒，將毫針尖放置酒精燈上燒熱，迅速準確的點灼雀斑局部，以斑點局部變灰白色為度。針不要燒過熱，不要深刺。若雀斑較多，可以分次

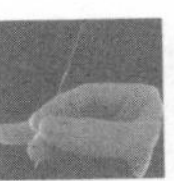

進行治療，兩次治療中間間隔7天為宜。注意雀斑在火針治療後，即可結痂，通常7～14天痂可自行脫落。一般均1次治癒。在此期間避免浸水和搔抓，以免感染。

【按語】

火針能活血化瘀，溫經散寒，清熱解毒、疏散凝滯。以其獨特之功，點刺雀斑往往能一次見效。雀斑色素太明顯者，點刺宜深，色淡者輕點刺即可。

驗 案

申某，女，19歲，學生。初診日期：1995年4月20日。自幼面部佈滿黃黑雀斑，隨著年齡增長，雀斑增多，尤其鼻部及其周圍最多，有的形成如綠豆大斑塊。用各種中西藥物內服外塗均無效果。

用火針治療，點刺雀斑最顯著者，每次點20枚左右，分3次點完，結痂長出新膚，隨訪10月餘未見復發。

火針點刺雀斑，可使局部氣血運行加快，促進積瘀沉垢消除，而達消除雀斑之目的。其效確切，療效可靠，實為面部美容之良法。注意雀斑點刺後，防止曝曬。

中醫百家

火針療法

1. 取穴 主穴：斑點中心。

2. 治法　將針燒紅點刺斑點中心（雀斑多者，應分3次治療）。20例雀斑中經1次治療後痊癒18例，有效2例（盛生寬・火針在面部美容中的應用〔J〕中國針灸，1997，4.）。

腋　臭

概　述

腋臭是以腋下局部汗液帶有蔥豉或如狐狸之氣味為特徵的一種病證。

腋臭中醫又名「狐臭」。相當於現代醫學臭汗症。

病因病機

該病多因氣血失和，濕熱壅蒸於內，散發於腋窩下肌膚所致。

臨床表現

腋下汗液帶有特殊的臭味，皮膚上有棕紋毛孔。汗液色黃，夏季由於汗多，不易蒸發，其臭味難聞。重者腹股溝、陰部、乳暈、臍窩等處也散發臭氣。一般冬季汗少時減輕，多數在更年期以後，由於大汗腺逐漸萎縮，氣味也慢慢消失。部分患者伴有外耳道柔軟耵聹。

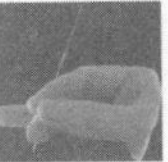

辨證施治

【治則】

勝濕清熱，調和氣血。

【取穴】

主穴：局部阿是穴（大汗腺口，及其周圍旁開1寸處）。**配穴**：合谷、肘窩處（雙側）。

大汗腺處多有棕紋毛孔，或孔口色暗，其口有黃色汗液。

【操作】

患者取仰臥位，患側上肢平伸展。充分暴露腋窩。首先仔細尋找大汗腺。

局部常規消毒後，用細火針速刺大汗腺毛孔中，深達其根基部，深1.5～2.0寸，不留針。如一針不中，可再刺。然後，在大汗腺周邊（上下、左右）選2～4點，旁開1寸，用微火針向汗腺基根部斜刺。常規皮膚消毒即可。合谷用毫針針刺瀉法，肘窩處點刺放血。

針後保持局部皮膚乾燥，不要洗澡。3日後可再針1次。

【按語】

火針治療，直搗病所，灼刺破壞大汗腺。針刺時，準確、深度非常重要。同時要注意不要刺傷大血管、神經。

中醫百家

火針火罐雙療法

1. 取穴　主穴：極泉穴。

2. 治法　以腋窩極泉穴為中心，常規消毒，局麻，用燒紅的火針速刺腋窩中心部位1寸左右，不留針，快刺疾出，並在所刺部位周圍連續刺5～7針後，並加拔火罐10分鐘左右，起罐後清除血跡及液體，用碘酒消毒即可。一般1次即癒（李連貴・火針火罐雙療法治療腋臭症〔J〕.針灸臨床雜誌，1995，8.）。

凍　瘡

概　述

凍瘡是人體感受寒冷侵襲，引起局部血脈凝滯，皮膚肌肉損傷的疾患。多發生於手足、耳鼻及面部等暴露部位，以嚴寒冬季在戶外工作者較為多見。

病因病機

該病多因素體虛弱，外受寒邪，經絡阻塞，氣血凝滯而成。輕者皮膚經脈氣血凝滯，瘡傷較淺表，重者肌肉脈絡氣血凝澀不通。瘡傷深重。如患處不得溫養或暴凍著熱則肌膚出現壞死，潰爛。甚或損及筋骨。

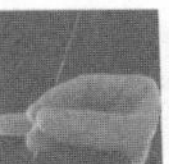

臨床表現

輕者受凍部位皮膚先蒼白後紅腫，自覺灼痛或搔癢或局部麻木，可自行消散；重者，受凍部位皮膚呈灰白或暗紅或紫紅色，有大小不等的水疱或腫塊，疼痛劇烈。或局部感覺消失。若見紫血疱，勢將腐爛，且收口較慢。

辨證施治

【治則】

溫通血脈。

【取穴】

主穴：阿是穴（凍傷皮損處）。**配穴：**中脘、關元。

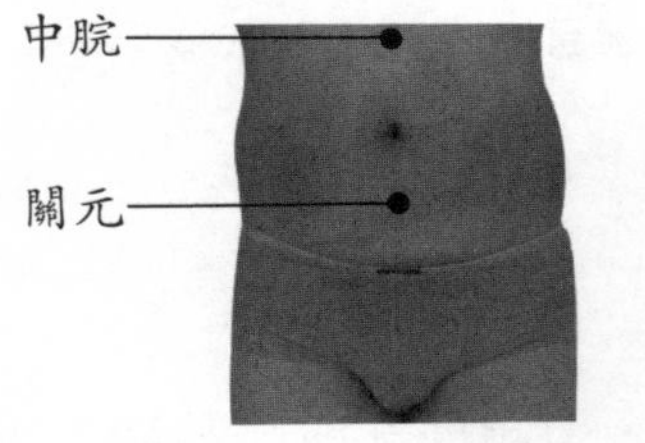

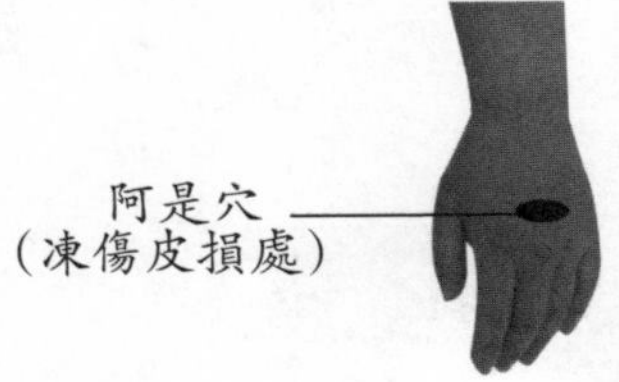

【操作】

患處常規消毒後，阿是穴選用微火針行緩、散刺法，深度0.1～0.3寸即可；中脘、關元微火針點刺之，並可配合艾灸法。

【按語】

火針可以溫振中陽，增強機體的耐寒能力。體健則耐寒，去其宿根。

名家驗案

范某，男，22歲，逢冬季必犯凍瘡，兩手腫脹、裂口、疼痛，不能參加勞動，需戴大棉手套，已連續數年。食慾不振，大便不調，小便可，面黃，舌苔白，脈沉細。

【辨證】

中陽不足，不能溫煦四肢所致。

【治則】

溫中散寒，通經活絡。

【取穴】

中脘。

【刺法】

用中等火針行緩刺法，留針20分鐘，並配合灸中脘穴。該患者共用火針治療5次後痊癒（賀普仁・針具針法.）。

冬季經常艾灸中脘穴，能明顯預防凍瘡的發生。

扁平疣

概　述

扁平疣是由病毒引起的良性贅生物，多發於顏面及手背部，主要在青少年中發病。本病中醫稱之為「扁瘊」。

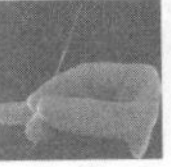

病因病機

扁平疣是由人類乳頭瘤病毒所引起。中醫認為此病主要是風熱濕邪侵襲肌膚，客於肌表，則氣血蘊結，阻於經絡凝聚而成。

辨證分型

1. 風熱證

風熱之邪侵襲肌表經絡。

2. 肝鬱證

肝氣鬱結導致氣血凝滯而發於肌膚所致。

臨床表現

大多驟然出現，為米粒至黃豆大扁平隆起的丘疹，表面光滑，質硬，呈淺褐或正常皮色，散在或密集分佈，一般無自覺症狀。

辨證施治

【治則】

祛邪通絡。

【取穴】

主穴：阿是穴（疣體）。**配穴：**手三里穴（取雙側穴位）。

【操作】

穴位處皮膚常規消毒。先把1寸0.4mm毫針針尖用酒精燈燒紅，速刺疣體，注意輕著力，不留針，勿重按及勿

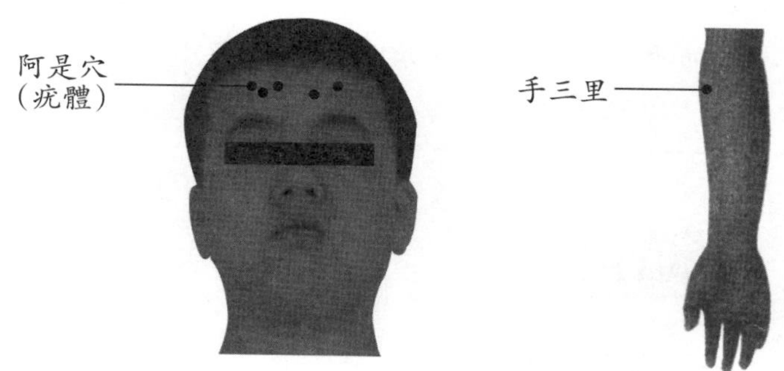

刺過深。手三里穴用微火針點刺或用1寸0.25mm毫針捻轉瀉法，可以留針30分鐘。火針處消毒後創可貼覆蓋。

【按語】

扁平疣體，借溫熱之火力，以熱驅邪散結，通病灶經氣，疏通局部血脈。取手三里穴可以疏通肌膚氣血，祛邪散瘀。一般1次治癒，不留瘢痕。

驗　案

劉某，女，32歲。主述：頸部出現小丘疹半年餘，沒有其他症狀。曾經在皮膚科診斷為「扁瘊」，未進行治療。

檢查：頸部散在有扁平小丘疹20幾個，表面光滑，正常膚色。圓形、橢圓形，小者如芝麻大、大者如綠豆大。

用火針治療。用平頭火針燒至通紅，逐一點刺，均出現「啪」的一聲脆響，無任何疼痛的感覺。點刺後丘疹消失，留下點刺的痕跡。1週後再診時，點刺的痕跡已經消失，丘疹全無而癒。

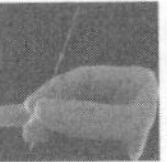

尋常疣、痣等其他皮膚表淺贅生物，均可用此方法施治，療效奇佳。

中醫百家

（一）艾灸療法

1. 取穴　主穴：阿是穴。

2. 治法　線香點灸法：手持點燃的衛生香，將火頭對準疣體頂端，如雞啄米似的一落一起進行灸灼；也可待患者有灼熱感再移動灸火點，反覆灸灼，當灸至灸火著於疣的殘體表面，患者即刻反映有熱傳入，或灸呈焦硬，按上去有輕浮感時為度。灸後一般無須處理，待7天左右，疣殘體自然乾枯、脫落。

（二）體針療法

1. 取穴　主穴：阿是穴。阿是穴位置：患處。一般為母疣，即多發疣中最先發生或體積最大者（下同）。

2. 治法　取28號0.5～1寸毫針，消毒後，在母疣頂面中點垂直進針。為了減輕針刺時疼痛，可先以左手捏緊疣之基底部，使之蒼白後再刺入。針刺入後應快速進針至疣底部，深度約5分左右，隨即重力快速捻轉30次，並作緊提插瀉法，使患者有酸、麻、脹感。然後提針至疣與皮膚表面交界處，使針尖在疣內繞1周，擴大針孔，迅速出針，放血1～2滴，壓迫止血即可。如為橢圓或外形欠規則之疣，可沿其平面最長徑，於疣體與皮膚交界處，加刺1針，穿透對側，亦可留針10分鐘，然後將針逆轉1圈，至15分鐘時，取針出血少量。如不出血，可用雙拇指擠壓疣之基底部使出血，外貼橡皮膏。先隔4天針刺1次，以後每隔15天針1次，4次為1個療程。

（三）火針療法（1）

1. 取穴 主穴：阿是穴。

2. 治法 準備乾硫磺粉一小盒，用1.5寸毫針一根，將針尖在酒精燈上燒紅後，迅速插入硫磺粉中，繼而準確快速刺入扁平疣正中，聽到「啪」的一聲脆響即可。一般經過一次治療後，1～2週痊癒，必要時行第二次。治療期間不宜沾水。

（四）穴位注射療法

1. 取穴 主穴：曲池。配穴：足三里、血海。

2. 治法 藥液：板藍根注射液、注射用水。主穴必取，配穴選1穴，每次僅針一側肢體穴，左右交替。上述藥液，任選一種。以5mL注射器抽入藥液4mL，然後以5號齒科針頭刺入穴位，當患者感覺在酸、脹或沉重感時，緩緩注入藥液，每穴2mL。每日或隔日1次，7～10次為1療程，療程間隔10天。

（五）火針療法（2）

1. 取穴 主穴：阿是穴。

2. 治法 取三頭火針燒針法，先將病變局部消毒，用

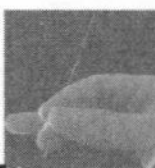

酒精燈燒針，待針身燒紅，對準病變中心，迅速燒灼至基底部。色痣大者可刺數針，直至病變縮小或呈焦痂樣，刺後不作任何處理。可用消毒乾棉球按壓，預防感染。一般小痣7～10天脫落，大者10～15天脫落。

（六）電針療法

1. 取穴 主穴：阿是穴。配穴：阿是穴所在經脈之鄰近腧穴。

2. 治法 先以5分長之毫針刺阿是穴（即母疣之基底部），獲得針感後，再用1.5～2.0寸毫針，選一配穴針刺至得氣，接通電針儀，正極接主穴，負極接配穴，電流量以患者能耐受為度，留針20～30分鐘。每日或隔日1次，5～7次為1個療程。

（七）割治療法

1. 取穴 主穴：阿是穴。

2. 治法 患部常規消毒，行局部麻醉，具體操作方法：

①取疣體中央凹陷處為進針刀點，刀口線與肌肉走行方向平行，用4型小針刀直刺深達基底部，然後針體與皮膚成30°角，刀尖緊貼基底部呈潛行鏟剝分離。

②在疣體邊緣任何一點進針刀，針體與皮膚平面成5～15°角刺至另側邊緣，不刺穿對側皮膚，共4～5刀，術畢出針刀，針眼處壓迫片刻，用酒精棉球蓋好，無菌包紮，囑患者3天內手術部不可著水，以免感染。7～15天可自選脫落修復。

雞眼

概　述

該病是因鞋緊窄或足骨畸形，局部長期受壓摩擦使皮膚局限性增厚而成。多生於足底前端或足趾部，數目不一，似豌豆大，狀如雞眼，根部深陷，頂端硬凸，表面淡黃，受壓則痛，影響行走。

中醫將雞眼亦名「內刺」。

病因病機

該病多因足底部長期摩擦、受壓以致氣血運行不暢，肌膚失養而發病。多為單發，亦有多發。

臨床表現

足底或足趾部局限性皮膚角化，呈圓錐狀，尖端深入皮內，其底露於表面。呈圓形，顏色灰黃或蠟黃，壓之疼痛，甚則影響行走。

辨證施治

【治則】

化瘀散結。

【取穴】

主穴：阿是穴（雞眼處）。

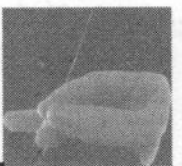

【操作】

患處常規消毒後，選用微火針行速刺法，從雞眼中間刺入，直至雞眼根部。根據雞眼大小可以速刺3～5針。大多數患者一次即可治癒，3週左右自行脫落。如不癒者，3週後可再行第二次治療。注意針後針孔保護。

【按語】

火針治療本病，恢復快。多一次根治而不復發。值得提倡和推廣。

中醫百家

火針療法

1. 取穴　主穴：雞眼處。

2. 治法　用1mm粗的針，在酒精燈上燒紅後，速刺雞眼中心，深達基底部，以見出血點為度。雞眼較小者，一針即可，大者周圍加刺3針，然後用無菌紗布覆蓋患處，膠布固定。一週後患處無變化者重複上述操作1次，局部乾固或水腫者，需再過1週來燒刺（張積淼·火針治療雞眼98例〔J〕.中國針灸，1996，4.）。

局限性硬皮病

概　述

局限性硬皮病又稱硬斑病，是局部皮膚進行性損害變硬的一種結締組織疾病。發病為斑點狀皮膚損害，初起呈紅色局限性實質性水腫，之後轉為淡黃色或象牙色硬塊，最後成白色或淡褐色萎縮性疤痕。本病病因不明，現代醫學無理想療法。

中醫將其歸為「皮痹」範疇。

病因病機

本病中醫認為多因寒濕之邪侵襲肌膚，氣血凝滯，經絡閉塞而致。

臨床表現

本病好發於女性的面部、軀幹、頸部、臀部等處。一般無自覺症狀，偶見輕微疼痛或感覺減退。皮損特點為局限性腫脹、硬化及萎縮三個階段。病變開始為淡紅色斑，邊緣略高於皮面，漸向周圍擴大，邊緣呈紫紅色，中心逐漸硬化，呈黃白色或象牙光澤，皮皺消失，觸之韌硬。數月後皮膚乾燥，無汗，皮面凹陷。數年後局部萎縮變薄，伴輕度色素沉著。發於面額時如刀傷疤，發於四肢時呈帶狀分佈。

辨證施治

【治則】

祛濕散寒，活血化瘀，疏通脈絡。

【取穴】

主穴：阿是穴。**配穴：**皮損處循行經脈的相關穴位。

阿是穴為硬皮病局部皮損處。

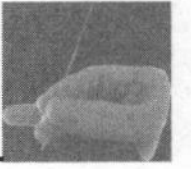

【操作】

皮膚常規消毒。用微火針快速散刺硬皮病皮損區，針距0.2～0.5寸，不留針，用閃罐法拔火罐10分鐘。皮損處循行經脈的相關穴位微火針快速點刺，深度0.1～0.3寸，不留針。或用毫針針刺行提插手法，使針感傳至皮損處。隔3～5日1次，5次1個療程。火針處消毒後創可貼覆蓋。

【按語】

用火針散刺硬皮病皮損區，「以溫熱之火除濕散寒」，疏通病灶經氣及血脈。配合火罐法，療效非常明顯。

中醫百家

（一）藥餅灸療法

1. 取穴　主穴：分4組。①大椎、腎俞。②命門、脾俞。③氣海、血海。④膈俞、肺俞。

2. 治法　藥餅製備：白附子、乳香、沒藥、丁香、細辛、小茴香、蒼朮、川烏、草烏各等量，先研成細末，加蜂蜜、蔥水適量，調和捏成藥餅。藥餅直徑2.5cm，厚0.6cm，上穿數小孔。

主穴每次取1組，各組輪用。將藥餅置於穴位之上。再用純艾製成底面直徑2cm的艾炷安放於藥餅上，點燃。灸完1壯，再接灸1壯，每穴共灸2壯。每週據症情灸2～4次。3個月為1個療程。灸治期間可配用肉桂散。

（二）體針療法

1. 取穴　主穴：分3組。①前額皮損者：上星、陽白、頭維。②上肢皮損者：扶突、大椎。③腰背和下肢並受損者：腰陽關、環跳、秩邊。配穴：分3組。①血海、三陰交。②印堂、太陽。③承山、三陰交。

2. 治法　根據病損部位選擇用穴。主穴與配穴對應配用。以26號粗毫針進行針刺，待得氣後，均採用燒山火手法，即三進兩退，使病變部位產生溫熱感，留針30分鐘。留針期間用同樣手法2～3次。每日1次，連續10次為1個療程。療程間隔3～5天。

（三）電針療法

1. 取穴　主穴：分三組。①腰陽關、秩邊、扶突。②環跳、秩邊、血海。③承山、三陰交、秩邊。配穴：血海、扶突、三陰交。

2. 治法　主穴每次取1組，3組輪用；配穴酌加。針刺得氣後留針15～20分鐘。每日治療1次，10次為1個療程。每隔1個療程，加脈衝電療儀治療1個療程，用疏波或疏密波，電流量以患兒感舒適為度。

股外側皮神經炎

概　述

股外側皮神經炎是以股前外側皮膚感覺異常為主要症狀的周圍神經性疾病。又稱感覺異常性股痛。其臨床表現為一側或雙側大腿前外側皮膚有蟻走感、麻木或疼痛，站立過久

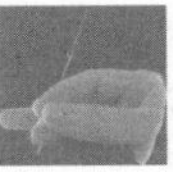

時加重；局部皮膚感覺減退，但無肌萎縮或運動障礙。

本病屬中醫「皮痹」範疇。

病因病機

股外側皮神經由第2～3腰神經發出。本病在腰椎2～3處多有異常。

中醫認為，本病是因衛外不固，風寒濕邪乘虛而入，蘊阻肌膚之間，或因氣血凝滯，經絡淤阻而致。

辨證分型

1. 風濕寒邪

股前外側皮膚疼痛，感覺障礙，沉重感明顯，勞累後加重，怕冷，遇熱痛減，舌淡苔白或淡黃，脈浮滑。

2. 氣滯血瘀

股前外側皮膚疼痛較重，患處膚暗，感覺異常，麻木，刺痛，勞累後加重，歇後稍緩，舌紫暗或有瘀斑，脈弦。

臨床表現

本病多見於中年肥胖男子，其主要症狀為股前外側（尤其股外側下方2/3皮膚）皮膚持久性疼痛，感覺遲鈍或蟻走感，燒灼感，沉重感，行走和站立時，症狀加重，患處皮膚可有輕度色素改變或正常，常是單側發病。

辨證施治

【治則】

祛風散寒，健脾化濕。

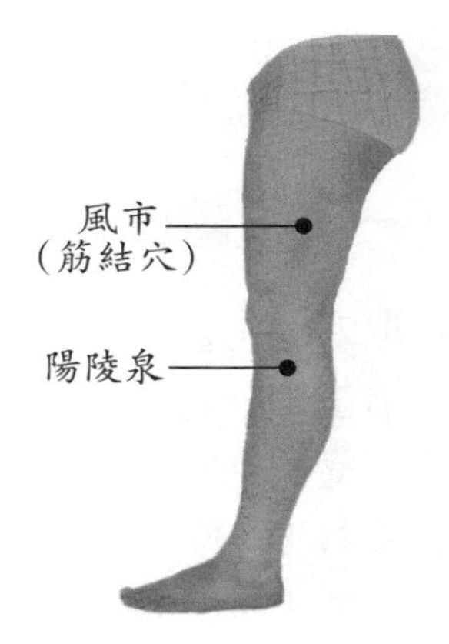

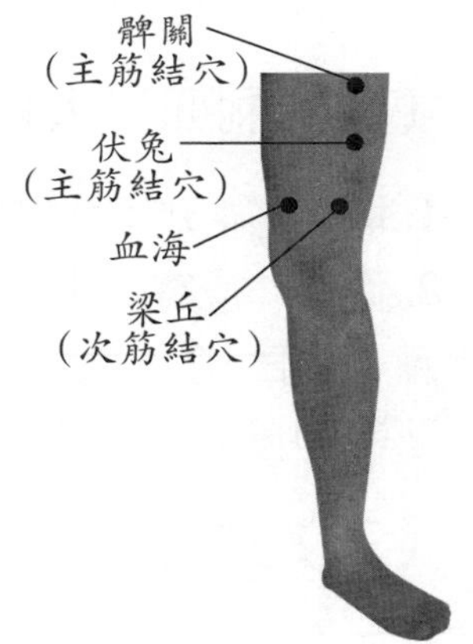

【取穴】

主穴：阿是穴（筋結穴）。**配穴**：取腰椎2～5處夾脊穴、血海、梁丘、陽陵泉，皆取雙側穴位。

筋結穴多在風市、髀關、伏兔附近處。

【操作】

皮膚常規消毒。先用1寸0.3mm毫針在酒精燈上把針尖燒紅，快速散刺主穴處，深度0.1～0.3寸，針刺後拔火罐。餘穴用微火針快速點刺2～3下，深度0.1～0.3寸，不留針。火針處消毒後創可貼覆蓋。

【按語】

借溫熱之火力，「以熱治風除濕散寒」，疏通病灶經氣及血脈。

風市、髀關、伏兔附近處多有壓痛敏感點——主筋結穴；腰椎2～5處夾脊穴、梁丘、陽陵泉等處多有陽性反應點——次筋結穴。

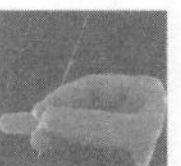

中醫百家

（一）拔罐療法

1. 取穴　主穴：阿是穴。阿是穴位置：病灶區。

2. 治法　穴區常規消毒後，在病變範圍內用皮膚針從上到下，從左到右均勻彈刺，至局部微微出血，叩畢，可在病灶區拔1～數火罐；亦可在其上先塗一層液體石蠟拔一中或小號火罐，在患區上下左右來回推動，直至局部潮紅，起罐。一般留罐10～15分鐘，走罐3～5分鐘。隔日1次，5次為1個療程，療程間隔1週。

（二）刺血拔火罐療法

1. 取穴　主穴：感覺異常處，附近穴位。

2. 治法　皮膚針叩刺上述部位至皮膚出血，用閃火法拔火罐，隔日1次，每次留火罐10～15分鐘。皮膚針叩刺完後艾灸30分鐘也可。

（三）艾灸療法

1. 取穴　主穴：阿是穴。

2. 治法　令患者患側朝上側臥，醫者以艾捲在病變範圍內做回旋灸，距皮膚約0.5～1.0寸，灸至皮膚稍現紅暈時，用小魚際由輕而重，有節奏地旋轉揉動患處，待皮膚表層艾灸之熱力消失後，再照上法反覆灸揉動數遍，以局部皮膚明顯發紅，患者自覺熱力已透達肌肉深層而且輕鬆舒適為度，開始可每日1次，隨著症狀改善可改為每隔

2～3日1次，10次為1個療程。

（四）芒針療法

1. 取穴　主穴：阿是穴。

2. 治法　選用5寸芒針，採用從病變部位的上、下緣，每隔1寸以芒針向下或向上沿皮透刺至穿透對側上下緣。然後通以電針，電針頻率100次／分，連續波，強度以患者可耐受為度，刺激15～20分鐘。每日1次，5次為1個療程，療程間隔1週。

（五）體針療法

1. 取穴　主穴：瞳子髎、足竅陰、承泣、厲兌。

2. 治法　單側患病針對側，雙側患病針雙側。上穴均取，以30號0.5～1.0寸毫針，刺至得氣後，留針30分鐘。局部怕冷者可將艾條燃著後放入溫灸合內溫灸15～20分鐘。每日1次，10次為1個療程。

蕁麻疹

概述

蕁麻疹，是以皮膚突發風團，時隱時現，瘙癢劇烈為特徵的一種急性皮膚病證。

中醫亦稱「癮疹」。

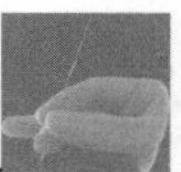

現代醫學

蕁麻疹是皮膚黏膜血管擴張、通透性增強而產生的一種瘙癢性、局限性、暫時性的表皮或黏膜的水腫反應。

病因病機

中醫認為，本病多因風熱、風寒之邪，客於皮毛腠理之間，致營衛不和而發病；亦可因稟賦不足、過食厚味及魚蝦之類，蘊積腸胃，鬱生濕熱，復感風邪，內不得疏泄，外不得透達而發為癮疹。

辨證分型

1. 外感風寒

發病急驟，風團色白泛發，劇癢不已，隨搔隨增，隱現迅速，遇冷風加重，得熱則緩，冬重夏輕，脈象浮緊，舌苔薄白。

2. 外感風熱

發病急驟，皮膚灼熱，風團色紅泛發，劇癢不已，遇熱加重，隨搔隨增，隱現迅速，甚則口唇咽喉腫脹，口乾怕熱，心煩不安，脈浮數，苔黃。

3. 腸胃濕熱

風團呈現，此起彼伏，腹痛嘔吐，神疲納呆，大便秘結或泄瀉，脈象滑數，舌苔黃膩。

辨證施治

（一）外感風寒

【治則】

疏風散寒。

【取穴】

主穴：阿是穴、曲池、血海。**配穴：**風門、風市穴，取雙側穴位。

阿是穴為風團瘙癢區。

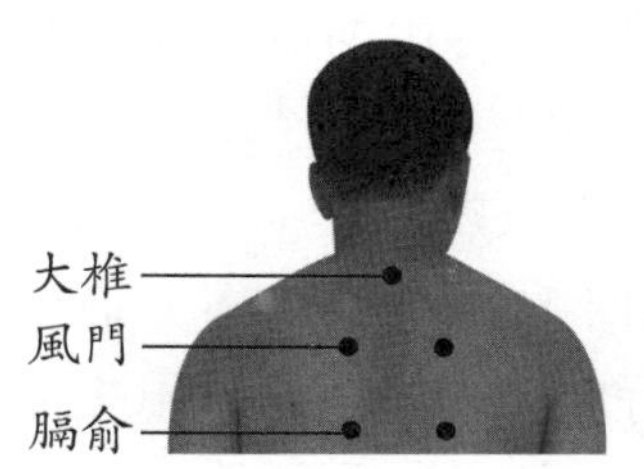

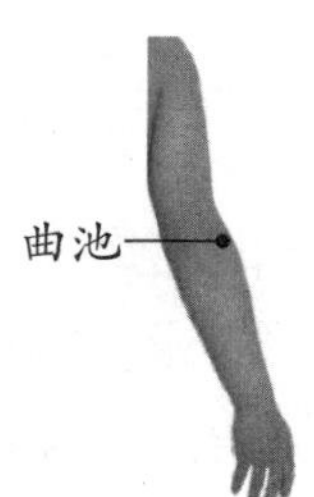

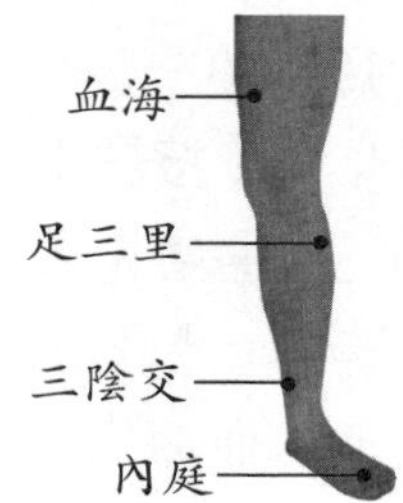

【操作】

穴位處皮膚常規消毒。先用微火針快速散刺法，點刺主穴及風市、風門穴，深度0.1～0.3寸，可以火罐拔之。火針處消毒後創可貼覆蓋。

【按語】

瘙癢區風團，借溫熱之火力，「以熱驅寒」，通病灶經氣，驅除寒邪，疏通局部血脈，消疹止癢。取曲池、血海穴可以疏風散寒，理血活血，和營通絡，風去血活，風團自消，此二穴相配治癮疹有殊效。配膀胱經之風門，祛

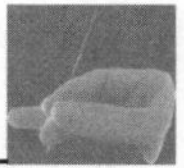

風散寒；如為風熱，配諸陽之會大椎，泄熱達邪。

（二）外感風熱

【治則】

疏風清熱，涼血止癢。

【取穴】

主穴：阿是穴、曲池、血海。**配穴：**大椎、膈俞穴。

【操作】

穴位處皮膚常規消毒。先用微火針快速散刺法，點刺主穴，深度0.1～0.3寸，可以火罐拔之。大椎、膈俞穴用微火針點刺或用1寸0.25mm毫針針刺，捻轉瀉法，可留針15～30分鐘，或刺血拔火罐。火針處消毒後創可貼覆蓋。

【按語】

瘙癢區風團，借溫熱之火力，「以熱治熱」，通病灶經氣，驅除風熱之邪，疏通局部血脈，消疹止癢。取曲池、血海穴可以疏風清熱，涼血行血，和營通絡，風去血活，風團自消，此二穴相配治癮疹有殊效。配諸陽之會大椎、血會膈俞穴，泄熱達邪，涼血止癢。

（三）腸胃濕熱

【治則】

清熱利濕，通腑消疹。

【取穴】

主穴：阿是穴、曲池、血海。**配穴：**取三陰交、足三里、內庭。

【操作】

穴位處皮膚常規消毒。先用微火針快速散刺法，點刺主穴及瘙癢區風團，深度0.1～0.3寸，可以火罐拔之。足三里、內庭穴用微火針點刺或用1寸0.25mm毫針針刺，撚轉瀉法，三陰交穴平補平瀉，可留針15～30分鐘。火針處消毒後創可貼覆蓋。

【按語】

血海、三陰交乃脾經之穴，脾胃相表裏，針之健脾化濕通胃腑；足三里、曲池分別為手足陽明經之合穴，兩穴配合，外可泄熱於表，內可利濕於下；內庭穴為足陽明經滎穴，善治胃腸鬱熱、疏氣機。

驗　案

李某，女，47歲。反覆發作性癮疹16年。患者於1976年在唐山地震中受驚嚇又涉雨著涼後即出現蕁麻疹。經服抗過敏藥症狀消失。自此以後每於情緒波動，過食辛辣、腥味及夏秋季節即發作蕁麻疹，嚴重時伴有呼吸困難，嘔吐腹瀉，需住院輸液治療方可控制症狀。增服中藥上百劑，症狀亦無明顯好轉。本次來診，自述仍覺上半身瘙癢不適，伴心煩易怒，納呆，便乾，寐中多夢。查未發現明顯癮疹，舌紅。苔薄白微膩，脈滑小數。

診斷：慢性蕁麻疹。

治法：用細火針點刺風池、曲池、中脘、天樞、血海，膈俞、風門，隔日治療1次。共治療6次而癒。隨訪整個夏季都未發作。

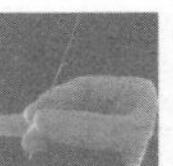

阿是穴為風團瘙癢區。火針淺而散刺法，止癢效果奇佳。

【古籍輯錄】

《備急千金要方》中即有記載：「炙曲池二穴，小兒隨年壯，發即炙之，神良。」

《針炙集成・熱風癮疹》：「熱風癮疹：曲池、曲澤、合谷、列缺、肺俞、魚際、神門、內關。」

中醫百家

（一）體針療法

1. 取穴　主穴：曲池、血海、三陰交、中脘。配穴：後谿、委中、尺澤、大椎透身柱，神道透至陽。

2. 治法　選取2～3個主穴，配一組透穴或1個配穴。主穴進針得氣後，以撚轉提插之瀉法，強刺激運針1～2分鐘，留針20分鐘，其間可反覆行針2～3次；透穴，採用26號5寸長的毫針沿皮透刺，據症情留針1～2小時。後谿、委中、尺澤均以三棱針點刺出血。

（二）拔罐療法

1. 取穴　主穴：神闕。

2. 治法　患者仰臥，將酒精棉球燃著迅速投入火罐內，隨後取出，即對準穴位拔上。3～5分鐘後取罐，稍俟片刻復拔。如此連續數下，直至皮膚潮紅或現瘀斑。每日1次。

（三）耳針療法

1. 取穴　主穴：肺、風谿、腎上腺。配穴：心、神門、內分泌、肝。

2. 治法　一般僅取主穴，效不明顯時再酌加配穴。探得敏感點進針後，以重手法行持續捻轉刺激，直至耳廓發熱潮紅，留針30分鐘。劇癢者每日2～3次，普通每日1次。每次選用一側耳穴，兩側交替輪用。如反覆發作者，可在上述耳穴行王不留行子或綠豆壓丸治療。

（四）針刺加拔罐療法

1. 取穴　主穴：大椎、肺俞、腎俞。配穴：曲池、足三里、血海。

2. 治法　先針刺配穴，得氣後施瀉法，留針20分鐘。然後針刺主穴，大椎必取，肺俞、腎俞（兩側）交替選用。至得氣後（注意肺俞、腎俞不可深刺），用閃火法或用真空拔罐器抽吸法在針上拔罐（有肺氣腫病史者應慎拔罐），留罐10分鐘。抽吸時，罐內負壓不可過高，以局部出現紅暈為度。 每日1次，6次為1個療程。

（五）穴位雷射照射療法

1. 取穴　主穴：血海、曲池、三陰交。配穴：伴胃腸

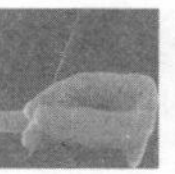

症狀加內關、足三里；喉頭水腫加膻中。

2. 治法　一般取主穴1～2穴，據症加配穴。以低功率氦－氖雷射器照射。功率5～7mW，輸出電流4～7mA，照射距離10～20cm，光斑直徑1～2mm。每穴照射10分鐘。每次一側穴，左右交替。亦可採用雷射內灸儀，輸出電流8mA，功率同上，用75％酒精消毒光纖頭部，插入高壓消毒的空心針前端，將此針直接刺入穴位照射，留針10～15分鐘。每日1次，5～6次為1個療程。

（六）穴位注射療法

1. 取穴　主穴：曲池、血海、三陰交。

2. 治法　藥液：5％當歸注射液。每次交替選用2穴。以5mL注射器抽吸4mL藥液並搖勻，在所選穴區直刺入1～1.5寸，至有滿意針感且回抽無血，每穴注入2mL藥液。體質虛弱者，輕刺激緩慢推入；強壯，重刺激快速推入。每日1次，10次為1個療程，療程間隔3天。

癮疹起病多因過敏或寒冷刺激。應注意去除過敏原，並注意保暖，防止突然的寒冷刺激。臨床實踐證明，火針治療慢性蕁麻疹有確切療效，尤其是對那些過敏性蕁麻疹患者，火針法要優於其他療法。

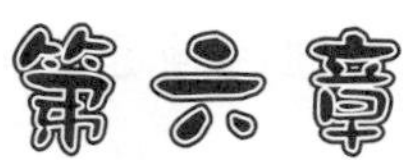

第六章

婦科、男科病症

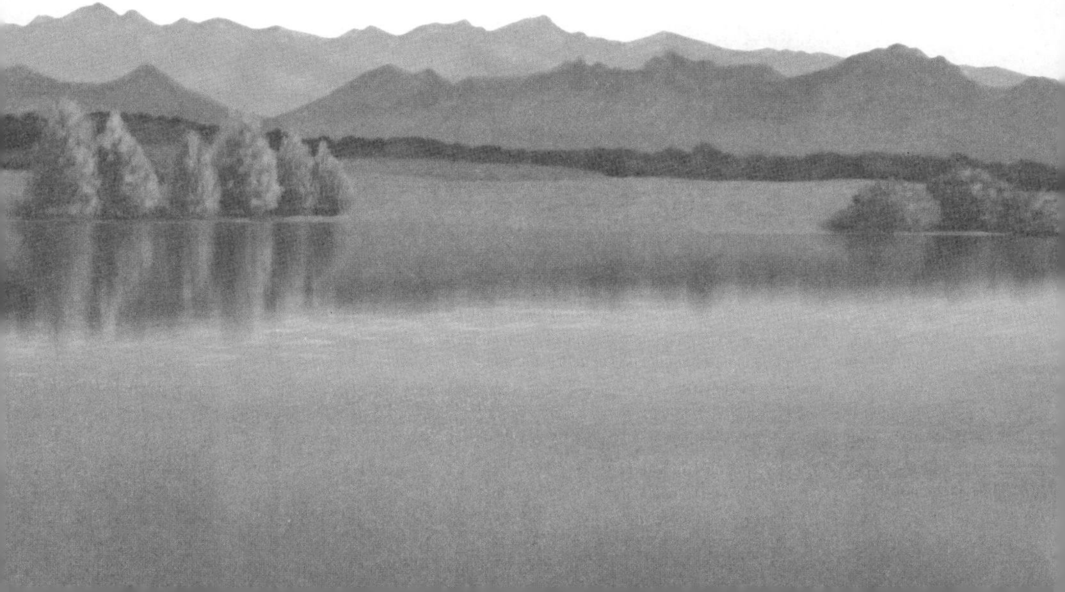

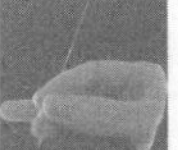

陽痿

概述

男性雖有性慾要求，但陰莖不能勃起，或勃起程度不足，以致妨礙進行正常性生活的一種病症，稱為陽痿，中醫也稱陰痿，是性功能低下的表現。可分功能性陽痿和器質性陽痿兩類，前者約占85%～90%，與多種精神因素有關。對功能性陽痿，現代醫學主要是透過心理咨詢進行治療，但效果尚不理想。

病因病機

本病多因恣情縱慾，誤犯手淫，以致腎精虧損，命門火衰，或由於思慮驚恐，損傷心腎所致。也有因濕熱下注，宗筋弛縱得病者。

辨證分型

1. 命門火衰

面色晄白，陽事不舉，腰膝酸軟，頭暈目眩，舌淡苔白，脈沉細。此乃腎精虧損所致。

2. 心脾虧損

陽事難舉，夜不安眠，納差便溏，面色不華，舌淡苔薄膩，脈細。多因思慮傷脾，血不榮筋所致。

3. 濕熱下注

陽事可舉，但短暫不堅，陰囊黏濕，下肢酸重，小便黃赤，舌苔黃膩，脈象濡數。此乃濕熱之邪流注下焦，致使宗筋弛縱之證。

辨證施治

【治則】

助陽補腎，益氣養血，清利濕熱。

【取穴】

主穴：腎俞、關元。**配穴：**命門火衰加命門、腰陽關；心脾虧虛加氣海、神門；濕熱下注加陰陵泉、三陰交。

主筋結穴多在腎俞、關元附近，下焦濕熱者次筋結穴見於陰陵泉和三陰交處，氣虛者見於氣海處。

【操作】

用微火針快速點刺主穴2～3針，深度0.2～0.5寸，不留針。命門火衰，微火針點刺命門、腰陽關各2～3針，深度0.2～0.5寸，不留針，或艾灸關元、命門各30分鐘；心脾虧虛，微火針點刺氣海、神門；濕熱下注，微火針點刺陰陵泉、三陰交，或配合刺血拔火罐。

【按語】

以微火針針刺腎俞、關元等，使元氣得充足。火針針刺命門、腰陽關能助命門之火，補益腎之元氣而壯宗筋；氣海能益脾腎之氣血而養宗筋，神門能益氣養心寧神；陰陵泉、三陰交健脾利濕，善清下焦濕熱，而利宗筋。

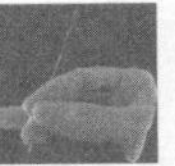

中醫百家

（一）艾灸療法

1. 取穴　主穴：關元。

2. 治法　以陳艾做成中等大小之艾炷（約黃豆大），施無瘢痕直接灸，即以艾炷直接置於穴區點燃，至患者有灼熱感，用鑷子夾去另換1壯。每次灸100～200壯，每週1次，3次為1個療程，療程間隔7天。

（二）體針療法

1. 取穴　主穴：分兩組。①起陽、會陰。②大赫、命門。配穴：足三里、氣海、關元、三陰交。起陽穴位置：位於恥骨聯合下緣。

2. 治法　主穴每次選1組，效不佳時加用或改用配穴。第①組，起陽，進針1.5寸，達到陰莖海綿體為度，使針感至龜頭，提插，使局部有熱脹感；會陰穴，用手按壓陰囊根的陰莖海綿體，進針0.8寸，使針感亦傳至龜頭。用捻轉補法，5分鐘運針1次，留針30分鐘。第②組，用1～3寸毫針刺入，輕微捻轉使針感向陰莖放散。用燒山火補法，以刮針法使出現熱感。退針時徐徐上提，當針尖將要拔出時，用左手拇指、食指向下輕壓，右手徐捻出針，急速按針孔，使熱感傳至陰莖。亦留針30～40分鐘。配穴按常規針法。上述方法，每日1次，10次為1個療程。

（三）指針加灸療法

1. 取穴　主穴：關元、腎俞。配穴：足三里、三陰交。

2. 治法　主穴為主，酌加配穴。先以艾條作回旋灸，每穴灸5～10分鐘，關元灸5～15分鐘，以局部紅熱為度。灸後以雙拇指點按腎俞，小魚際滾動補法按摩5分鐘；食指點按關元，手掌順時針旋轉按摩5～15分鐘，每日或隔日1次，12～15日為1個療程，療程間隔3～5天。

（四）針灸療法

1. 取穴　主穴：中極、關元、曲骨。配穴：次髎、陰廉、大敦、神闕、三陰交、復溜。

2. 治法　每次選主穴2穴，配穴2～3穴。下腹部穴針刺前，先令患者排空小便，以2.5～3.0寸毫針深刺，以獲得電擊感向尿道根部放射為佳。餘穴以局部出現酸、脹、重麻為度。針感強，得氣好者，以平補平瀉法，輕快捻轉提插，運針1分鐘，留針10分鐘。得氣差者，用緩慢有力的提插捻轉施以補中有瀉之法，運針2分鐘，留針20分鐘。起針時，略加運針。大敦、神闕用艾條作雀啄灸，每次15分鐘。每日或隔日1次，10天為1個療程，療程間隔3～5天，再進行下1個療程。一般治療3個療程。

（五）小刀針療法

1. 取穴　主穴：八髎。

2. 治法　按上、中、次、下髎順序，每次選一對穴，做好標記，嚴格消毒後鋪無菌洞巾。以1號劍形小針刀直刺至骶骨骨膜表面，有針感後行上下提刺動作，割斷1～2根白色纖維，取出小針刀，局部按壓止血，用消毒敷料包紮，3天內禁下水。每週取1對穴，4週為1個療程，一般需1～2療程。

（六）穴位埋針療法

1. 取穴　主穴：三陰交。

2. 治法　選定穴位後，常規消毒。術者用左手拇指指壓患者之會陰，囑其深吸氣收肛門，注意力集中於龜頭上。然後，右手持止血鉗夾住麥粒形皮內針（經嚴密消毒），從三陰交向上刺入，並作旋轉提插，使患者有針感後，用膠布固定。雙側均埋。每次按壓會陰穴約需5分鐘。埋針時間一般3天，取針後停3天再埋。

（七）穴位注射療法

1. 取穴　主穴：陽痿穴。配穴：分4組。①三陰交、腎俞。②長強。③八髎。④關元、石門、氣海。陽痿穴位置：共由五穴組成。由臍部（神闕）至恥骨聯合上（曲骨穴），作一聯線。上1/3，中1/3，下1/3各1穴；中1/3旁開1寸各1穴。

2. 治法　藥液：0.5%普魯卡因注射液，士的寧注射液（2mg/mL）或5%葡萄糖注射液31mL與士的寧注射液1mL混合液，丹參注射液和當歸注射液各2mL混合液。每次選主穴及一組配穴。主穴針刺，配穴行穴位注射。陽痿穴以2.5寸毫針5根，依次進針，經提插捻轉，使針感向陰莖放射為宜。配穴可選上述藥液之一種注射。第①組穴用士的寧注射液，每次取1對穴，2穴交替，以5號齒科針頭刺入後，待有針感出現，注入0.5mL藥液，每週2次。第②組穴用0.5%普魯卡因注射液，經皮試後，常規消毒，用7號針頭，順長強穴刺入，沿尾骨上刺至坐骨直腸窩處，注入藥液20mL（切勿注入直腸內）。亦為每週2次；第③組應用混合液。先令患者反坐在靠背椅上，摸準骶孔，用龍膽紫標記。

臨時將2種藥液按比例混合，抽入50mL注射器內，充分搖勻。穴區常規消毒後，將5號齒科針刺入以上八穴，約1寸深，得氣後，每穴注入藥液4mL。注意，必須使針尖刺入骶孔，並回抽無血，始能注藥。隔日1次。第④組穴用丹參、當歸液，每穴注入0.5mL。針刺行平補平瀉法，留針20分鐘，每日1次，10次為1個療程。穴位注射據不同藥液和穴位而異，一般以4次為1個療程。

痛經

概述

婦女在行經前後、或正值行經期間，小腹及腰部疼痛，甚則劇痛難忍，常伴有面色蒼白、頭面冷汗淋漓等症，因其隨著月經週期發作，故稱為痛經或經行腹痛。

子宮過度前傾或後傾、子宮頸口或子宮頸管狹窄、子宮內膜增厚、盆腔炎及子宮內膜異位等病症所引發的痛經，均屬此範疇。

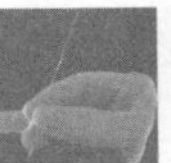

病因病機

中醫認為，本病多因六淫侵襲、寒濕凝滯、氣血虛損，或因七情傷損、肝氣鬱結、氣滯血瘀，導致氣血運行不暢，衝任受阻，不通則痛。引起下焦氣血的運行不暢所致。若氣滯血瘀或氣虛血少，則經行不暢，不通則痛。其病患部位在胞宮。

辨證分型

1. 寒凝氣滯

多在經前、經期冷痛，痛時拒按，屬實，按揉腹部，可有小腹經筋緊張、臍周脹滿、壓痛，在臍下方之小腹或少腹可有硬結等反應物；若寒凝明顯者，小腹久按不溫。經色紫暗有塊，肢冷畏寒，苔薄白，脈沉緊。

2. 氣滯血瘀

多在經前、經期小腹脹痛，經帶血塊，塊下痛減，月經量少，常伴胸脅乳房脹痛，舌黯有瘀斑，脈沉弦。

3. 肝腎虧虛

多在經後疼痛，喜按，屬虛，腹部鬆軟無力，按之即下陷，臍周脹滿或壓痛，臍下動氣明顯。可伴有頭痛，頭暈，噁心乏力等症。

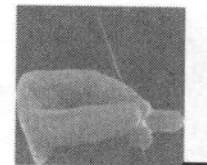

辨證施治

（一）寒凝氣滯

【治則】

祛濕散寒，溫經止痛。

【取穴】

主穴：關元、中極、阿是穴（主筋結穴）。**配穴：**三陰交（雙側）。

主筋結穴在小腹壓痛最敏感點，次筋結穴多在陰交、三陰交處。

【操作】

用微火針快速點刺上述穴位，深度0.3～0.5寸，每穴刺2～3針，不留針。隔日1次。中極穴可以用灸法。

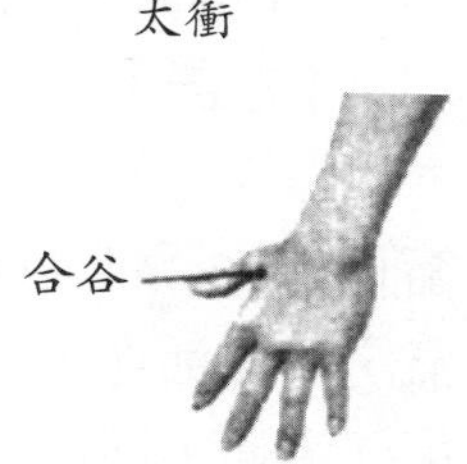

【按語】

用火針溫熱之力，疏散寒濕之邪，疏通病灶經氣，溫經通脈。中極、陰交為衝、任二脈之交會，針之通調衝任經脈，通則不痛；三陰交是足三陰經之交會穴可祛濕寒、調血脈、疏通下焦，濡養胞絡。

上述3穴均於得氣後施溫補法，留針至疼痛減輕。

（二）氣滯血瘀

【治則】

疏肝解鬱，行氣化瘀。

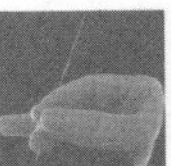

【取穴】

主穴：中極、阿是穴（主筋結穴）。**配穴：**合谷、太衝，均取雙側。

主筋結穴在小腹壓痛最敏感點，次筋結穴多在陰交、三陰交、太衝處。

【操作】

用微火針快速點刺上述穴位，深度0.3～0.5寸，每穴刺2～3針，不留針。合谷和太衝穴微火針點刺或用1寸0.25mm毫針針刺，進針得氣後，施瀉法，刺激須強。隔日1次。中極穴可以用灸法。

【按語】

中極、陰交穴均為足三陰與任脈之交會，針之以通調衝任二脈；「四關」合谷與太衝穴，二穴合用有疏肝理氣、行氣活血，散瘀止痛之功。四穴合用可使氣順血和，衝任流通，則痛自消。

（三）肝腎虧虛

【治則】

補益肝腎，調和衝任。

【取穴】

主穴：中極、阿是穴（主筋結穴）、腎俞。**配穴：**腎俞、肝俞、照海，均取雙側。

主筋結穴在小腹壓痛最敏感點，次筋結穴多在陰交、三陰交、照海處。

【操作】

用微火針快速點刺上述穴位，深度0.3～0.5寸，每穴刺2～3針，不留針。照海穴亦可以用1寸0.25mm毫針針刺，進針得氣後，施補法，刺激須強。隔日1次。中極穴可以用灸法。

【按語】

火針具有針刺、艾灸的雙重優勢，行溫通、溫補之功，能收到很好的效果。中極、陰交為衝、任二脈之交會，針之溫通調補衝任經脈，通則不痛；肝俞、腎俞穴為背部足太陽經穴，可以滋補肝腎，照海穴是足少陰經與陰蹺脈之交會穴，能滋陰補腎益肝、通調下焦血脈，濡養胞絡。火針具有操作簡便易於收效的特點。

驗　案

祝某，女，27歲。痛經5年餘。患者於5年前因生氣後始出現痛經，且症狀逐漸加重。曾經多方治療，病情時好時壞。現症：經行腹痛，為絞痛，不能自持。痛甚則暈厥，月經量較少，色黑，夾有血塊，下腹及腰骶有空墜感，喜暖怕涼，伴有頭暈，頭痛，乳房脹痛，善太息，舌淡紅苔白微膩，脈弦滑。

辨證：痛經，氣滯血瘀，寒濕凝滯。

治則：毫針火針並用。

毫針取穴：列缺、內關、公孫、太衝、三陰交、血海。火針選用中號火針速刺中極、關元、次髎。治療一次後腹痛即消失。連治1個療程，以後每於經前治療5次，繼續治療3個月，諸症消失，臨床治癒。

痛經，火針針刺關元或八髎穴，效果亦佳。

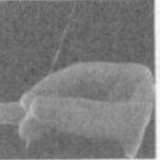

【古籍輯錄】

《神灸經綸》：「行經頭暈少腹痛：灸內庭。」

《針灸大全》：「女人經水正行，頭暈小腹痛：照海、陰交、內庭、合谷。」

中醫百家

（一）穴位敷貼療法

1. 取穴　主穴：神闕、關元。配穴：三陰交。

2. 治法　敷藥製備：分為兩方。Ⅰ號方為肉桂、細卒、吳茱萸、延胡索、乳沒各10g，研極細末配；Ⅱ號為丁香、肉桂、延胡索、木香各等分，研末，過100目篩，和勻，備用。

神闕穴用Ⅰ號方，於月經前3天取本品2～3g置於5號陽和膏中粘勻，貼於穴區，2天1次，直貼至經行3天，3個月經週期為1個療程，另用蘇葉100～150g煎水沖洗陰道。Ⅱ號方貼關元，疼痛劇烈時加三陰交，於月經始潮或疼痛發作時取敷藥2g置於膠布上貼穴，每日或隔日1次。每月貼6天為1個療程。上述二方，可任選一方應用。

（二）梅花針加艾灸療法

1. 取穴　主穴：胸椎9至腰椎3之督脈段。

2. 治法　患者取俯臥位，常規消毒後用七星針作中等度叩刺，3～5遍，繼用艾條作溫和灸10～15遍，最後以艾條雀啄灸法從上向下依次在主穴每一椎體棘突下各灸5分鐘，以不燙傷為度。每日2次，6天為1個療程。

（三）耳穴壓丸療法

1. 取穴　主穴：內生殖器、肝、膽、腎、腹、內分泌、腎上腺、耳背溝、耳迷根、皮質下。配穴：噁心嘔吐加胃俞，心煩不安加心俞、神門。

2. 治法　主穴每次選3～4穴，據症加配穴。用王不留行，以膠布固定於所選的耳穴上。每次一側穴，雙耳輪替。囑患者每日自行做不定時按壓，每天按壓10次左右，每次按壓2～3分鐘。耳穴出現發熱效果更佳。每週換貼2～3次。治療的起始時間及療程同毫針法。

（四）穴位雷射照射療法

1. 取穴　主穴：內生殖器（耳穴）、三陰交。

2. 治法　主穴均取。用氦—氖雷射治療器，進行照射。輸出功率為2.5mW，通過道光纖維功率減為1.5mW。波長為6328 λ 。每穴照射5分鐘。每次1側穴，交替照射。自行經前10天開始治療，隔日1次，5～6次為1個療程。

（五）腕踝埋針療法

1. 取穴　主穴：雙側內踝最高點上三橫指，靠跟腱內緣，略凹陷處。

2. 治法　用30號1.5寸毫針，常規消毒皮膚，左手輕

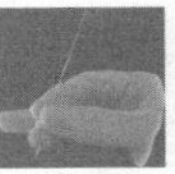

微繃緊皮膚，右手拇指、食指、中指持針柄，針體與皮膚呈30°角，使針尖快速通過皮膚後，將針放平，沿皮下循縱線方向進針，針體留在皮膚外1～2mm，用膠布將針柄固定，可留針1～3天。每於行經前2～3天針1次，連針3個月經週期。

子宮肌瘤

概　述

子宮肌瘤又稱子宮平滑肌瘤，是女性生殖器最常見的一種良性腫瘤。少數表現為陰道出血，腹部觸及腫物以及壓迫症狀等。偶見疼痛，以多發性子宮肌瘤常見。現代醫學主要採取手術治療。

中醫將其歸為「瘕癥」範疇。

病因病機

素體虛弱，胞脈空虛，寒濕侵入胞宮筋絡；脾腎氣虛，房事過勞，導致血瘀壅阻胞絡；久怒肝鬱，氣滯血瘀，衝任不調，瘀血積聚胞宮，日久而成。

臨床表現

本病多見月經不調，行經量多，色暗，有瘀血塊，常伴小腹墜痛；或不規則陰道出血，行經日久，常伴小腹脹痛，煩躁易怒，腰酸乏力，病程日久則出現面色萎黃、頭暈神疲、心悸氣短、少氣懶言、周身水腫；或形體消瘦、面色黯黑、五心煩熱、便秘溺黃等症，舌質黯或有瘀斑，脈沉澀。

辨證施治

【治則】

活血化瘀，散結消瘤。

【取穴】

主穴：關元或中極、阿是穴（主筋結穴）。**配穴：**痞根穴、水道、歸來、三陰交（雙側）。

主筋結穴在小腹腫物處，次筋結穴多在痞根穴、水道、歸來、三陰交附近。

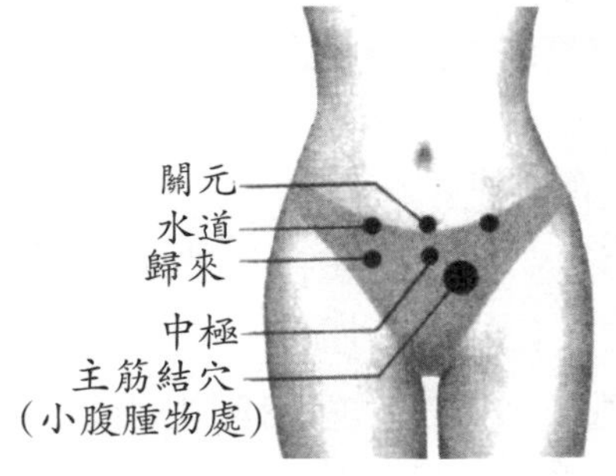

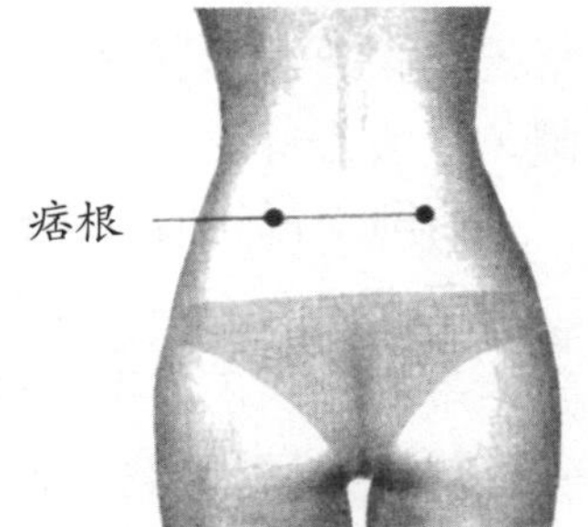

【操作】

皮膚常規消毒。用微火針快速點刺上述主穴3針，不留針，點刺腫物時要求用一手按壓並且固定住腫物，針刺到腫物為佳，痞根穴針刺深度0.3～0.5寸，隔3天1次；餘穴交替使用，微火針快速點刺2～3針，深度0.2～0.3寸，不留針，隔日1次。覆蓋針孔。

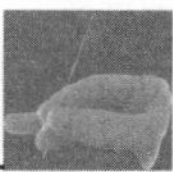

【按語】

用微火針溫熱之力，疏散病灶瘀結，使氣血運行通暢；痞根穴善治腹內痞塊；關元與中極穴善調衝任血脈，水道與歸來穴善調下焦氣血。諸穴合用，散結消瘤迅速。

名家驗案

曲某，女。32歲。月經量多，持續不斷2年。患者於2年前因勞累後出現月經過多，淋漓不斷，經用西藥止血藥方能控制。後在某醫院婦產科檢查，超音波提示：子宮前壁可見一約5.6cm×6.6cm×4.7cm的腫物，要求其手術治療，患者拒絕。後在天津、石家莊等地醫院經用中藥、離子導入及氣功治療，未得改善。來診時，月經已持續24天，量不多，有血塊，色暗紅，自覺乏力，氣短，腰酸下墜，小腹有涼感墜痛，納差便乾眠可，面色晄白，氣息低微，舌淡苔薄黃。

治則：行氣血，清熱邪，化瘀結。

取穴：腎俞、次髎、痞根、行間、隱白、中極、關元、子宮穴（痞根第1腰椎棘突下旁開3寸）。

刺法：用中粗火針行點刺法，痞根、隱白配用灸法，腎俞、次髎、行間配用毫針刺法，餘穴用中等火針行速刺法，進針5分深。

療效：經治兩次，月經停止。以後每3天治療1次，去隱白、痞根，餘穴治法同前。經治10次，月經間隔23天而來，經量明顯減少，帶經4天，無自覺不適症狀。共治療3個療程諸症消失，超音波提示：子宮前壁可見0.8cm×0.5cm×1cm的腫物，現仍在治療之中。

子宮肌瘤、卵巢囊腫等發病率較高，是婦女目前較為常見病之一。傳統中醫針灸療法，效果不甚理想，而手術治療創傷過大，且易造成術後人工性內分泌失調，這使部分患者失去早期治療機會。應用火針治療，方法簡便，刨傷痛苦小，臨床症狀改善明顯，超音波證實腫物實質亦有縮小。因此成為廣大婦女患者樂於接受的治療手法，尤其是那些手術不能治療的患者，此法更顯示出獨特的優勢。筆者實踐中發現，火針治療石瘕（良性腫物）的近期效果和改善臨床症狀較為理想，遠期效果有待於進一步的觀察。

中醫百家

（一）體針療法（1）

1. 取穴　主穴：子宮（雙側）、曲骨。配穴：腎俞、大腸俞、三陰交。耳穴：常取皮質下穴。

2. 治法　子宮取雙側，針刺0.8～1.0寸深（斜刺法）；曲骨針刺0.6～0.8寸（直刺），以上3個腧穴交替使用，操作時患者要排空膀胱。腎俞、大腸俞取雙側，直刺1.5寸；三陰交取雙側，直刺1寸。耳穴常取皮質下穴。針刺平補平瀉，待得氣後，留針20分鐘，隔日1次，10次為1個療程。異常宮體鴨卵大、鵝卵大，針2個療程後，經復查縮小但未痊癒者，休療程20天後，再繼續針治。異常宮體手拳、雙拳大，針2個療程後，復查已縮小但未痊癒

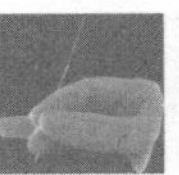

者，休40天後再繼續治療。異常宮體新生兒頭大，針治4個療程後，經復查已縮小但未痊癒者，休2個月後再繼續針治。

（二）體針療法（2）

1. 取穴　一組：關元、子宮（雙）、曲骨、三陰交（雙）；二組：氣海、中極、橫骨（雙）、蠡溝（雙）。針刺前令患者排盡小便。取兩組穴位，交替使用。

2. 治法　針氣海、關元、中極時，直刺進針1.5～2.0寸。針曲骨、橫骨時，直刺進針0.5～0.8寸。針子宮時，取40°角斜刺，進針2.5～3.0寸，需達宮體。針三陰交、蠡溝時，進針1.5～2.0寸，使針感向病所傳感。均用平補平瀉手法，撚轉得氣，留針30分鐘，其間行針1次。隔日針刺1次，10次為1療程，間休3～5天。

（三）體針療法（3）

1. 取穴　主穴：阿是穴、內關、照海。阿是穴位置：瘤體。

2. 治法　上穴均取、體穴選雙側。先令患者排空尿液，阿是穴針3～4針，直刺入0.6～0.8寸；內關、照海常規針法，用平補平瀉手法，留針15～30分鐘，隔日1次，7次為1個療程。療程間隔5天。

（四）體針療法（4）

1. 取穴　先用運用靈龜八法四陰穴開穴。主穴：中極、大赫、三陰交。配穴：子宮，天樞、太衝、足三里。

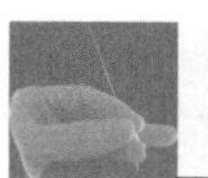

2. 治法　毫針平補平瀉法。經過針刺1個療程（8天）後，出血量減少下來，包塊也不再抵著脅腔，從平面看與臍平。經針刺22次，檢查，臨床治癒。

病不外陰陽，子宮肌瘤乃陰中之陰的腹內疾患，故採用靈龜八法中的陰經陰穴開穴，首先疏通相關氣血，以利主穴針刺後能直達病所。八脈交會穴是奇經八脈與十二經交會相通的重要腧穴，具有調整臟腑，疏通經絡、針感強烈、療效快捷的作用。「八法」通常是兩穴主客配合應用，也可單穴取用。在針刺肌瘤時，只應用八法中的兩組四陰穴，每次應用時則為一組兩穴。即：照海主（陰蹻脈）、列缺客（任脈）；公孫主（衝脈）、內關客（陰維脈）。

（五）電針療法

1. 取穴　主穴：關元、子宮、秩邊。配穴：氣海、血海、陽陵泉、三陰交。

2. 治法　穴位局部消毒，以32號毫針2寸直刺穴位。得氣後，接通電針儀，連續波，輸出頻率為70Hz，每次刺激10分鐘，每日1次，15次為1個療程，療程間休息7天。

（六）火針療法

1. 取穴　主穴：中極、關元、水道、歸來、痞根。配穴：曲池、合谷、足三里、腎俞。

2. 治法　主穴及配穴腎俞用火針法，餘用毫針法。主穴每次均取，配穴酌加。火針為長2寸，粗0.8mm的鎢錳

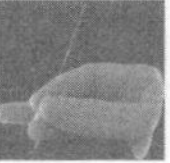

合金針具，針尖在酒精燈火焰上1cm處加熱約5秒鐘，以針體前3cm處呈鮮紅為度，將針快速地刺入穴位，再快速出針，全過程應在1秒鐘內完成。針刺深度：腹部穴為3cm，腎俞和痞根為1.5cm。腹部穴可加用溫合灸15分鐘。配穴中照海、足三里行提插捻轉補法，餘穴用瀉法，留針15～20分鐘。每週治療3次，12次為1個療程，一般需3個療程。

子宮脫垂

概　述

子宮脫垂是指因支持組織的損傷、薄弱而使子宮從正常位置沿陰道下降。

根據脫垂的程度可分為三度。第一度：宮頸位於坐骨棘與陰道口之間的水平；第二度：宮頸或部分宮體脫出陰道口外；第三度：整個宮頸與宮體全脫出於陰道口外。第二度還可分為輕重兩型。

本病多因分娩產傷、產褥期調攝不當及其他疾病引起腹壓增加而致。

中醫將其歸為「陰挺」範疇。

病因病機

產婦產後氣血缺少，過早下地勞作，或生產過多，傷及腎氣，則導致氣虛下陷，衝任不固，胞絡鬆弛，不能固

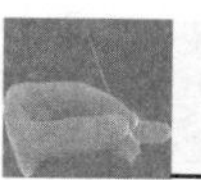

攝胞宮而成。

辨證分型

1. 氣虛證

子宮下移或脫出於陰道口外，勞則加劇，小腹下墜，四肢無力，少氣懶言，面色少華，小便頻數，帶下量多，質稀色白，舌淡苔薄，脈虛細。多因產傷，或產後勞動過早，或持續性地用一種體位勞動，或慢性咳嗽、便秘等，以致脾虛氣弱，中氣下陷，不能提攝所致。

2. 腎虛證

子宮下脫，腰酸腿軟，小腹墜脹，小便頻數，夜間尤甚，頭暈耳鳴，舌淡紅，脈沉弱。多因素體虛弱，房勞多產，以致胞絡損傷，子宮虛冷，攝納無力所致。

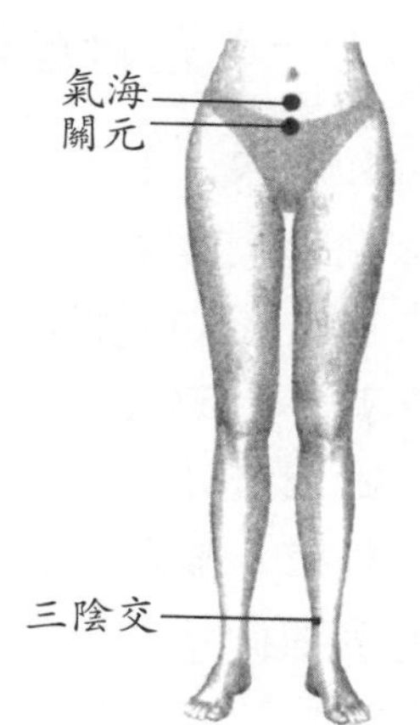

辨證施治

【治則】

補益脾腎，固攝胞宮。

【取穴】

主穴：氣海、關元、小腹部阿是穴（主筋結穴）。**配穴：**百會、八髎、三陰交（雙側）。

主筋結穴在氣海、關元附近，次筋結穴多在百會、八髎、三陰交處。

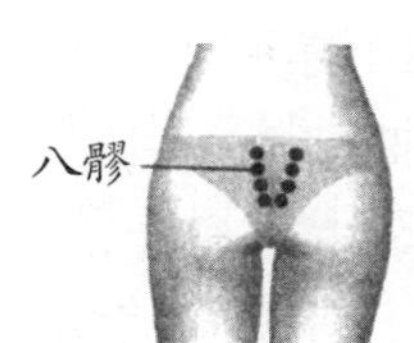

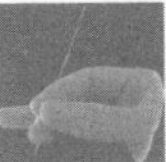

【操作】

皮膚常規消毒。用微火針快速點刺百會0.1寸，點刺氣海、三陰交、八髎穴0.3～0.5寸，每穴刺3～5針，不留針。氣海和八髎穴可以用灸法。

【按語】

用火針溫熱之力刺激百會，可以升舉清陽；刺激氣海、八髎可以益氣固脫；刺激三陰交可以健脾益肝補腎，益氣補血，濡養胞絡，提舉固攝胞宮。治療期間，注意平臥，減少勞作。

中醫百家

（一）芒針療法

1. 取穴　主穴：維道、維胞、維宮、環上。配穴：關元、曲骨、陰陵泉、三陰交、百會。維宮穴位置：維道下2寸。環上穴位置：自尾骶骨至大轉子連線上2寸為環中穴，其外上5分即是穴。

2. 治法　主穴每次選1穴，配穴酌取2～3穴。

維道、維宮、維胞之操作如下：用26號6寸長芒針，令患者取仰臥位，雙腿屈起，快速進針，針尖沿腹股溝向恥骨聯合方向透刺，深度在肌層與脂肪層之間。雙側同時進針，至得氣後，進行捻轉，捻轉幅度和頻率均由小到大，由慢漸快，強度則以患者可耐受為度，直運針至會陰部有抽動感，自覺子宮體徐徐上升。

環上穴操作法：囑患者取側臥位，下腿伸直，上腿屈曲，上身稍向前傾，用26號7寸芒針，針尖朝子宮體方向直刺4～6寸左右，用雀啄式點刺手法進行提插，使產生觸電式針感，向前陰或少腹部放射，直運針至脫出子宮有上提之感。在針刺本穴時不作撚轉，每次只針1側。上述穴位，針前均應排淨尿，針時手法不宜過重，以免引起疼痛或不適。均不留針，每日1次，穴位可交替輪換。

百會穴平刺，針後加艾條薰灸15–20分鐘；關元、曲骨直刺，使針感向會陰部放射；三陰交、陰陵泉針尖略朝向心方向直刺，使針感向上傳。均用平補平瀉手法，留針30分鐘。亦為每日1次。芒針法10次為1個療程，療程間隔5～7天。

（二）針灸療法

1. 取穴　主穴：百會、氣海、子宮、關元、大赫、三陰交、維道、曲骨、橫骨。配穴：足三里、腎俞、太谿、脾俞。

2. 治法　主穴每次選4個，輪替使用，百會穴每次均取。配穴酌取2個。子宮、維道、氣海向恥骨聯合方向呈45度角斜刺，關元、大赫、曲骨、橫骨均直刺。腹部諸穴深度為1.5～2.0寸，得氣後，以撚轉補瀉為主，當患者覺陰道或子宮有上提感時，即囑其收小腹，深吸氣，術者隨即把運針之大拇指向前一推，以增強針感，促使子宮上提。下肢穴微向上刺，背部穴宜向脊椎方向刺，施以補法。百會穴用艾條作雀啄法薰灸15～20分鐘。本法留針要求2～3小時（背部穴不留針），病情輕、病程短者，留針1～2小時，每日或隔日1次。久留針者，一般治療1～2次，如療效不滿意，可續治。

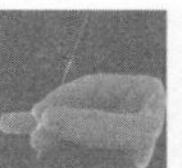

（三）電針療法

1. 取穴　主穴：子宮、橫骨。配穴：中極、足三里、三陰交、照海、曲骨、大赫、氣海。

2. 治法　主穴每次取1個，交替輪用；配穴加用2～3穴。主穴進針時針尖向恥骨聯合方向成45°角斜刺，配穴直刺。得氣後通以電針儀，用慢波或疏密波，腹部穴刺激宜重，以患者能耐受為度；四肢穴刺激宜輕。電針時間為20分鐘。關元、氣海可在取針後以艾條灸15分鐘，以局部出現潮紅為度。

針灸每日1次，10次為1個療程。療程間隔5～7天，第2個療程起，可改為隔日1次。

（四）穴位埋線療法

1. 取穴　主穴：足三里、三陰交、提宮。配穴：子宮、關元、中閘、長強。提宮穴位置：骨盆閉孔恥骨下5分。中閘穴位置：中極穴旁開2分。

2. 治法　膀胱排空後，做婦科檢查，還納子宮於正常位置後，每次可選2～3個穴位，交替使用。選準穴位後，常規消毒，局部皮內麻醉，將3號線1.0～1.5cm放入20號骨穿針內，垂直刺入穴位，當產生針感後，將腸線推入並拔出針，用無菌敷料覆蓋針孔，膠布固定。半月1次。可連續埋線2～3次，埋線後第一天開始，根據患者的病症隨證加服補中益氣丸、龍膽瀉肝丸等。直至症狀明顯改善，同時艾灸長強穴，每日1次，每次15分鐘。

急慢性前列腺炎

概　述

急、慢性前列腺炎是成年男性最常見病症之一。臨床表現為尿頻、尿道澀痛、排尿不暢，尿後滴尿，或滴出白色分泌物，會陰墜脹，小腹拘急，或引起遺精、早洩、陽痿，並伴有頭暈、乏力等全身症狀。常見於慢性患者。

本病病因與感染、變態反應及局部充血等有關。

病因病機

中醫認為，本病病位在腎與膀胱，其病因以濕熱為主，濕熱邪氣蘊結膀胱，氣化失司，水道小利而發為本病。體弱脾腎虧虛，或久病正氣不足，或房事不節傷及脾腎，導致膀胱氣化不利而發為本病。

辨證分型

本病相當於中醫的「淋證」範疇。

熱淋：濕熱邪毒客於膀胱，小便灼熱刺痛，或伴惡寒發熱，口苦、便秘。

膏淋：尿如米泔，混濁如膏。

氣淋：小腹墜脹，尿有餘瀝。

勞淋：小便淋瀝不盡，遇勞即發。

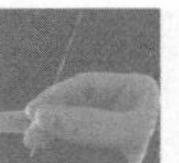

辨證施治

（一）熱淋（濕熱內蘊）證

【治則】

清熱解毒，祛濕通淋。

【取穴】

主穴：主筋結穴、會陰旁二穴。**配穴：**腎俞、膀胱俞、陰陵泉或三陰交。均取雙側。

主筋結穴在中極或曲骨、會陰附近處，次筋結穴多在腎俞、膀胱俞、陰陵泉、三陰交穴處。

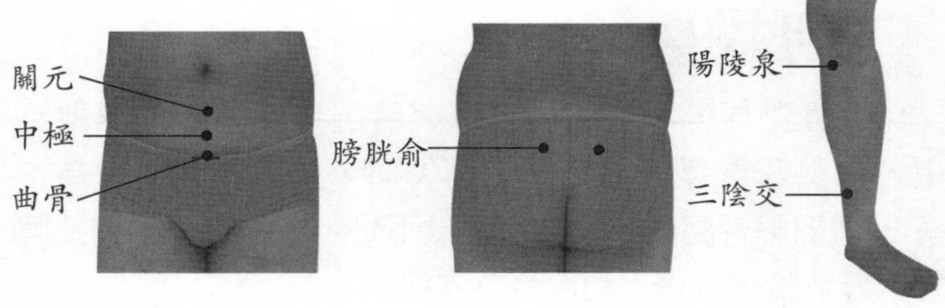

【操作】

皮膚常規消毒。用微火針快速點刺上述穴位，針刺深度約在0.2～0.5寸左右，每穴2～3下，針後可用火罐拔之，見血尤佳。中極與曲骨、腎俞與膀胱俞、三陰交與陰陵泉穴處，可以交替使用。保護好針孔。

先針背部俞穴，後針腹部穴位和四肢穴。

【按語】

取「以熱引熱」之法，借火清熱祛濕排毒。散刺會陰處筋結穴，清熱祛濕散結，疏通病所氣血。病氣容易聚結膀胱俞、中極等穴處。膀胱俞、中極俞募配穴，助膀胱氣化，是清理下焦濕熱之要穴，曲骨對尿澀難下，效果甚好。陰陵泉、三陰交有健脾利濕通淋作用，利濕清熱 ，陰陵泉尤擅長之；三陰交能清理三陰經濕熱，疏通經脈。

（二）膏淋（脾腎虧虛）證

【治則】

培補下元，利濕通淋。

【取穴】

主穴：主筋結穴、會陰旁二穴。**配穴：**腎俞、三陰交。均取雙側。

主筋結穴在中極或關元、會陰附近處，次筋結穴多在腎俞、三陰交穴處。

【操作】

皮膚常規消毒。用微火針快速點刺上述穴位，針刺深度在0.2～0.5寸左右，每穴刺2～3下，針後可用火罐拔之。關元與中極，可以交替使用。保護好針孔。

先針背部俞穴，後針腹部穴位和四肢穴。

【按語】

以溫熱之力，以補下元，益氣利濕通淋。散刺會陰處筋結穴，清熱祛濕散結，疏通病所氣血。

取火針散刺百會穴，點刺會陰穴左右0.5寸處，或會陰穴、委陽穴散刺後拔火罐放血，效果亦佳。

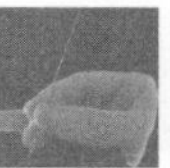

【古籍輯錄】

《備急千金要方・三十卷》：「石淋，臍下三十六種病不得小便，灸關元三十壯，又灸氣門三十壯。」

《針灸聚英・卷二》：「淋：屬熱結……灸三陰交。」

中醫百家

(一) 刺血療法

1. 取穴　主穴：阿是穴。阿是穴位置：以第五腰椎為中心，上下左右各旁開1寸處穴點。

2. 治法　患者取俯臥位，暴露穴區，常規消毒後，醫者右手持大號三棱針，左手捏起皮膚，按先上下後左右的順序，快速刺入約1cm深後出針，再加拔火罐20分鐘，使其充分出血。5天1次，6次為1個療程(廖輝・點刺放血治療慢性前列腺炎療效觀察〔J〕.中國針灸，1998，3.)。

(二) 穴位注射療法

1. 取穴　主穴：會陰。

2. 治法　藥液：5%當歸液4mL加2%普魯卡因注射液2mL。以10mL注射器吸入藥液。令患者取屈膝屈髖之左側臥位，術者左手食指載指套插入肛門作引導，右手持裝有7號長針頭之注射器，在會陰穴進針1.0～1.5寸，提插捻轉針體以加強得氣，此處注入藥液 3mL；再進針 1.0～1.5 寸，至針下沉滯有阻力，表明已穿透前列腺被膜，刺入腺體。再注藥 3mL。每週治療 1～2 次，5 次為 1 療程，無效者停治，好轉者間隔 1 週後續治 1 個療程。

有普魯卡因過敏史者，前列腺急性炎症或局部、全身感染者，禁用此法。

（三）臍部敷貼療法

1. 取穴　主穴：神闕。

2. 治法　敷藥製備：王不留行子、石菖蒲、青黛、艾葉、金錢草、茜草、蒲公英、煅龍骨、煅壯蠣等研末，過 100 目篩。每次取 3～5g 藥粉，以酒精各半混合液並加二甲基亞碸 2mL，調成稀糊狀，靜置半小時備用。將臍部溫水洗淨，輕輕摩擦臍及臍周使局部微紅且有熱感，然後以乾淨紗布包裹藥糊覆於臍眼上，牛皮紙覆蓋，膠布固定，應用晝取，每日 1 次，7 天為 1 個療程，療程間隔 2 天。局部過敏紅腫者，對症處理或暫停敷貼（程可佳・慢性前列腺炎臍療 182 例療效分析〔J〕.中國針灸，1992，5.）。

（四）芒針療法

1. 取穴　主穴：分兩組。①前列腺穴。②會陰、腎俞。配穴：氣海、中極、關元、秩邊透歸來。前列腺穴位置：又稱前列腺特定穴。會陰至肛門中點，或距肛門下緣

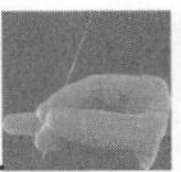

1～2公分之正中線上。

2. 治法　每次取一組主穴。兩組穴可單獨應用，亦可交替輪用。取2～3個配穴。前列腺穴用3寸28～30號芒針，直刺1.5～2.5寸深，留針20分鐘，留針期間，間隙用針以加強針感。會陰穴用4寸芒針，直刺2～3寸，至出現酸脹感為度，提插結合小幅度撚轉反覆3～5次後取針。腎俞用28號2寸針，斜向脊柱方向刺入1～1.5寸，待局部酸脹後取針。氣海、中極、關元，用4寸芒針，直刺3～4寸（針前宜排空尿），使針感直達尿道。秩邊穴用7寸芒針，刺5～6寸，透向同側歸來穴，使有強烈竄麻感到達尿道，平補平瀉手法1分鐘，即去針。每日或隔日1次，10次為1個療程，療程間隔3～5天。

（五）針灸療法

1. 取穴　主穴：中極、太衝、會陰、太谿。配穴：分5組。①大椎、尺澤、合谷。②次髎、天樞、足三里。③秩邊、三陰交。④腎俞、關元。⑤膀胱俞、陰陵泉、行間。

2. 治法　主穴每次取2～3穴，配穴配一組，五組穴輪用。中極、關元，深刺，使針感向會陰部放射；次髎，宜刺入髎孔，深進針，使會陰及小腹部有針感；餘穴得氣後，均採取平補平瀉手法，留針20分鐘。關元、太谿針後，各加灸黃豆大艾炷3壯，為無疤痕著膚灸法。會陰穴採取點穴按摩和艾條懸灸交替進行。每次約15～30分鐘。針灸每日或隔日1次，20次為1個療程。滿1個療程後，停針灸1週，再繼續針灸。

（六）穴位雷射照射療法

1. 取穴　主穴：分兩組。①前列腺穴、次髎、白環俞。②會陰穴。配穴：腎俞、三陰交、中極、關元。

2. 治法　主穴每次選1組，第1組選1～2穴（前列腺穴必取），配穴酌取1～2穴。應用刺入式氦—氖雷射治療儀，波長6328λ，末端輸出功率0.5～1.8mW，由特製光導纖維，把雷射束引到穴位上。先取主穴，消毒後，用特製的空心針，將光纖維插入針芯，左食指插入肛內作引導，針自會陰穴刺入前列腺內，末端輸出功率為1.8mW，照射20分鐘。其餘穴位，針刺入後，接通雷射束，末端輸出功率為0.5mW，照射15～30分鐘。每日1次，4次為1個療程，不癒者，停1週後再照射（趙樹華・雷射照射會陰穴治療慢性前列腺炎386例臨床觀察〔J〕.中國針灸，1997，6.）。

（七）艾灸療法

1. 取穴　主穴：關元、氣海、會陰。

2. 治法　主穴均取，用灸照儀施灸。患者取仰臥位，將灸照儀之灸頭對準穴區，距離皮膚3～4cm，以患者感覺溫熱而不灼燙為度，接通電源，輸出頻率每分鐘為60次／分。每次治療20分鐘，10次為1個療程，間隔3～5天再作下1個療程（白耀輝・仿灸儀治療慢性前列腺炎80例〔J〕.上海針灸雜誌，1991，2.）。

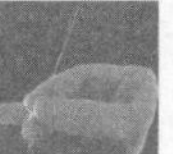

前列腺增生症

概　述

前列腺增生症亦稱前列腺肥大，是常見的老年病之一。臨床表現為尿頻、排尿困難、尿瀦留等症狀。嚴重者現代西醫學主要採取手術療法。

中醫將其歸為「癃閉」範疇。

病因病機

本病病位在膀胱，但又與肺、脾、腎三臟有關。因三焦水液氣化功能依靠此三臟完成。故在上焦肺熱氣壅，肺失肅降，水道通調不利，不能下輸膀胱；在中焦脾胃受損，脾氣不升，濁陰難以下降，影響膀胱氣化；在下焦，或因濕熱蘊結，膀胱排泄閉阻，或因命火衰弱，膀胱氣化失司。

辨證分型

1. 實　證

小便不通或量極少，小腹脹滿。因上焦肺熱失宣，則咽乾煩渴，氣促，苔黃，脈數；中焦濕熱，口苦，渴不欲飲，大便不爽，舌苔黃膩，脈濡數；外傷（或手術後），瘀血阻滯，欲解不下，小腹脹痛，舌紫暗或有瘀斑，脈澀細。

2. 虛　證

小便不通，點滴不爽。因腎氣虧虛，則面色蒼白，神祛畏寒，腰膝酸軟，舌淡，脈細尺弱；因中氣下陷，則氣短神疲，食慾不佳，舌淡苔薄，脈沉弱。

辨證施治

（一）實　證

【治則】

清熱化濕，活血通瘀，通利水道。

【取穴】

主穴：中極或曲骨、會陰旁二穴。**配穴**：三陰交、陰陵泉。肺熱加肺俞，中焦濕熱加脾俞，下焦濕熱加膀胱俞，外傷加行間。

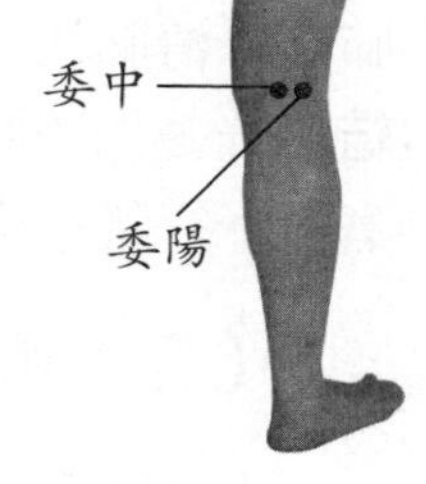

會陰旁二穴在會陰穴左右0.5寸處。

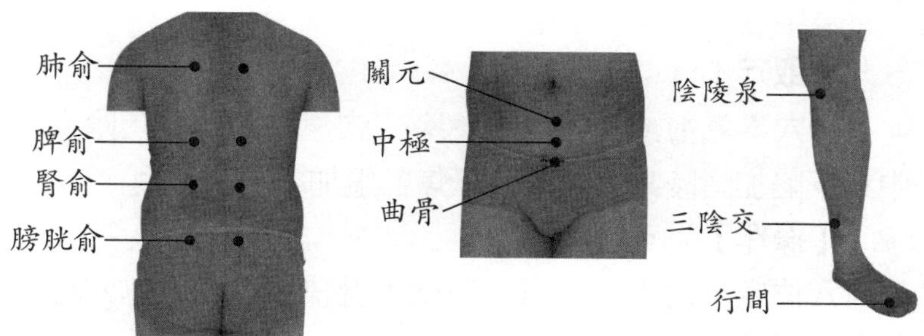

【操作】

穴位處皮膚常規消毒。用微火針快速點刺上述主穴及三陰交，針刺深度在0.2～0.5寸，每穴點刺2～3下。背部

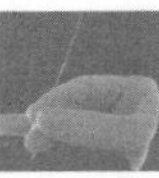

腧穴用微火針點刺，每穴2～3針，深度0.2～0.5寸；或刺血後拔火罐。行間穴微火針或毫針點刺即可。中極與曲骨、三陰交與陰陵泉，可以交替使用。先針背部俞穴，後針腹部穴位和四肢穴。

【按語】

取「以熱引熱，以熱化濕」之法，清熱祛濕，活血通瘀。散刺會陰處筋結穴，清熱祛濕散結，疏通病所氣血。膀胱俞、中極穴俞募配穴，助膀胱氣化，可通利膀胱之壅滯，曲骨對尿澀難下，效果甚好。三陰交有健脾利濕通淋作用，能疏調下焦之氣機，開閉通竅。上焦肺熱壅滯，加肺俞以清肺泄熱，使得肺氣肅降、水道通調；下焦濕熱蘊結膀胱，加膀胱俞，清化濕濁；如外傷所致，加行間疏理氣機，行氣化瘀，疏通阻塞，尿路通暢。

（二）虛　證

【治則】

溫中壯陽，通利水道。

【取穴】

主穴：氣海或關元、會陰旁二穴。**配穴：**取三陰交。中氣下陷加陰陵泉、脾俞，下焦虧虛加委陽、腎俞。

【操作】

穴位處皮膚常規消毒。用微火針快速點刺上述穴位，針刺深度0.2～0.5寸，每穴點刺3下，針後可用火罐拔之。關元和腎俞也可以艾灸30分鐘。關元與中極、三陰交與陰陵泉、委中與委陽，可以交替使用。

先針背部俞穴，後針腹部穴位和四肢穴。

【按語】

以溫熱之力，以補下元，通利水道。散刺會陰處筋結穴，祛瘀散結，疏通病所氣血。關元可暖陽消寒，溫補下元而激發氣化功能，是治療虛證癃閉之主穴。脾虛癃閉，加脾俞以升脾陽，加陰陵泉以降濁陰、利水道；腎虛癃閉，加腎俞以益腎元助氣化；又因腎虛癃閉與三焦功能有關，腎間動氣不足，三焦決瀆無權，故還需取三焦下合穴委陽，增強三焦決瀆之功。

經常配合按摩小腹部諸穴和百會穴、會陰穴，療效更佳。

效驗法：取內至陰（位於足小趾甲內側後角去甲1分許）、至陰，點刺放血20餘滴。左右交替，每日1次，10次為1個療程。效佳。

【古籍輯錄】

《針經摘英集·治病直刺訣》：「治轉脬小便不通，刺任脈關元一穴……用長針針入八分，患人覺如淋瀝，三、五次為度；次針足太陰經三陰交二穴……針入三分。凡小便不通，勿使攻之，先針關元一穴訖，特別使人揉少腹，刺三陰交二穴即透矣。」

《針灸逢源·卷五》：「小便閉癃。閉，不通也，癃，即淋瀝也：小腸俞、陰交（當膀胱之上口，故灸此）、陰陵泉。」

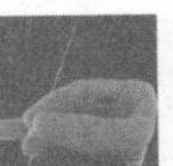

中醫百家

(一)綜合療法

1. 取穴　主穴：分兩組。①中極、關元、三陰交。②會陰旁穴(或肛周穴)。配穴：曲骨、腎俞。會陰旁穴位置：會陰穴旁開1寸。肛周穴位置：肛門周圍3點及12點鐘處。

2. 治法　以主穴為主，每次一組，兩組交替輪用。如為尿瀦留，加曲骨，體虛者加腎俞。中極、關元直刺1.5～2.0寸，如為尿瀦留，中極透曲骨穴，均留針30～60分鐘。三陰交直刺1.0～1.5寸，行雀啄術，待出現酸麻感後，留針30～50分鐘。腎俞用艾條灸15～20分鐘，至局部現紅暈為度。會陰旁穴或肛周穴，針前以戴有橡皮手套或指套的左手食指伸入肛門，觸及前列腺為引導，右手執針刺入肥大的前列腺，深達2.0～2.5寸，均進二針(會陰旁穴為雙穴同進，肛周穴分別為3點鐘和12點鐘處進)，接通電針儀，頻率100次／分，強度以患者可耐受為度，通電30～40分鐘。每日1次，15次為1個療程，間隔7天，再作下1個療程治療。

(二)火針療法(1)

1. 取穴　主穴：關元、中極、曲骨。配穴：雙三陰交或太谿。

2. 治法　用細火針在酒精燈上燒紅，輕點關元、中極、曲骨，每日1次，配雙三陰交或太谿隔日交替。僅治

6次竟出現意想不到的奇蹟，症狀完全消失。為鞏固療效，繼針4次，休息5天，又針10次，停止治療，迄今已半年，滴尿症狀再未出現過。

（三）耳穴電針療法

1. 取穴　主穴：前列腺耳穴。配穴：尿道、膀胱。前列腺穴耳穴位置：膀胱穴上方近耳輪處。

2. 治法　主穴必取，配穴交替選用。以28號1寸毫針，進針約0.2～0.3cm，撚轉至患者有明顯脹痛感，連接電針儀，採用連續波，強度以患者能耐受為度，持續30分鐘。每日1次，5次為1個療程，療程間隔2天。

（四）穴位敷貼療法

1. 取穴　主穴：神闕。

2. 治法　將神闕局部用鹽水洗淨，輕輕按摩使局部微紅且有熱感，再用酒精消毒，然後用金匱腎氣丸之1/2丸，製成銅錢大小藥餅外敷神闕穴，上蓋生薑片，用黃豆大小之艾炷放在薑片上灸，連灸6壯。灸畢，去薑片，紗布外包藥餅，膠布固定即可。並囑患者回家後每晚臨睡前用艾條灸藥餅10～15分鐘，每3天換藥1次，6次為1個療程。

（五）火針療法（2）

1. 取穴　主穴：會陰、曲骨、三陰交、腎俞。

2. 治法　每次取2～3穴，穴區常規消毒後，以細火針在酒精燈上燒紅點刺，曲骨、會陰不宜過深。隔日1次或

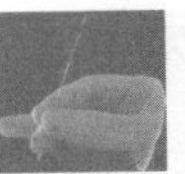

每週2次，10次為1個療程。

（六）肛針療法

1. 取穴　主穴：篡間穴。肛門周圍11點和1點，距肛緣3分處，即「篡間」穴。

2. 治法　患者取截石位或側臥位，屈膝成35°，肛門暴露於外。會陰三角處以紅汞液消毒，行肛門指診，探摸前列腺體，同時右手進針，入穴4～5寸許（勿刺入直腸），至針下沉滯有阻力（刺入腺體），即刺中穴位。捻轉針體以助得氣。

配用626脈衝醫療機，電量強弱以患者能耐受為度。留針30分鐘，每日針1次，5次為1個療程。對病情嚴重者可配服濟生腎氣丸（湯）。

（七）針灸療法

1. 取穴　主穴：百會、中極、次髎、三陰交、陰陵泉。

2. 治法　囑患者側臥，用30號毫針。百會穴向前平刺1寸左右，捻轉行針，得氣後靜留針直至全部操作結束後出針。次髎直刺約1.5寸，得氣後用震顫法持續行針10分鐘出針。然後囑患者仰臥，取中極使針感向會陰部放射，再針三陰交和陰陵泉，得氣後接用G6805型治療儀，斷續波通電30分鐘，強度以自覺舒適為度。二穴在電針治療期間，中極穴上同時加用艾條灸15～20分鐘，溫度以溫熱而不燙為宜。

乳腺炎

概　述

急性乳腺炎是由細菌感染所致的急性乳房化膿性炎症，多見於初產、產後2～6週哺乳婦女。本病相當於中醫的「乳癰」。

病因病機

過食肥脂厚味，使胃腸鬱熱；心情鬱悶，生氣易怒，使肝氣鬱結；乳頭破損，外邪侵入致使乳腺脈絡瘀阻，排乳不暢，熱毒與積乳相搏而成癰腫。

辨證分型

1. 鬱乳期

乳房腫脹，皮膚稍紅，觸痛，有腫塊。排乳不暢，惡寒發熱，周身酸痛，口渴喜飲，便秘，苔黃，脈弦數。

2. 化膿期

乳房腫塊增大變軟，皮膚鮮紅，疼痛劇烈，高熱，苔黃，脈弦數。

3. 破潰期

膿出，或排膿不暢，或形成乳漏。

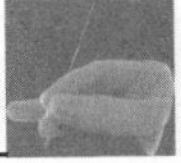

臨床表現

患病乳腺腫脹疼痛，局部硬結觸痛，皮膚發紅，患側腋下淋巴結腫大。多在數天內化膿。可伴高熱、寒戰、食慾不佳等症狀。

辨證施治

【法則】

清熱排膿，通乳消腫。

【取穴】

主穴：阿是穴。**配穴**：天宗穴（患側穴位）。

阿是穴為乳房膿腫並有明顯壓痛處。

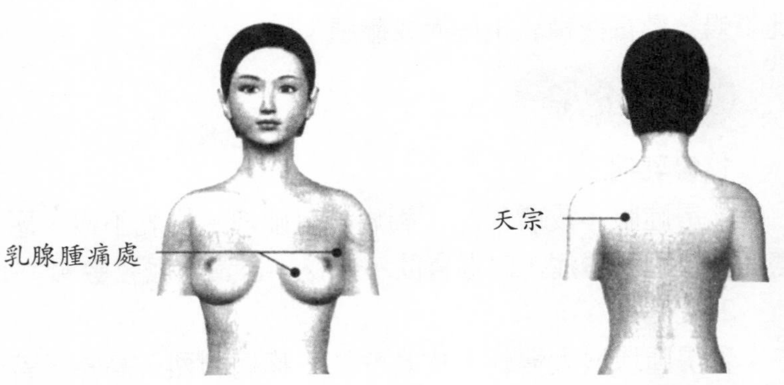

【操作】

皮膚常規消毒。選0.3～0.35mm毫針，用酒精燈把針尖燒紅，快速點刺乳房膿腫中央處3針，膿腫周圍上下左右4針，使膿汁盡數排出，如果排膿不暢，可拔火罐輔助排膿。然後，消毒覆蓋紗布。天宗穴用微火針散刺或刺血後拔火罐。

【按語】

借溫熱之火力，以熱排毒散結，消腫，通病灶經氣，疏通局部血脈。天宗穴是治療乳癰之經驗要穴。一般一次治癒，不留瘢痕。

驗　案

柳某，女，28歲，大學教師。右乳房患乳癰4月餘，經手術切開，傷口久不癒合。患者為初產婦，於哺乳4月時因擠壓右側乳房而出現乳房腫痛發硬，經在某大學醫務室輸液治療。症狀逐漸加重，並出現發熱，體溫高達39度。後又加服中藥，病情仍無好轉。13天後在某醫院穿刺抽出膿液，遂採取手術切開引流。術後症狀逐漸消失，唯切口久不癒合，時流膿水及乳汁。

檢查：右乳房外上方有一約0.5cm寬的刀口，內色淡白，流濫膿液。

診斷：乳癰潰破後遺症。

治則：用中等火針點刺漏口3針，再用細火針在漏口四周點刺4針。用此法共治6次而癒。

未成膿時，病灶局部微火針點刺、刺血，或天宗處、肩井處刺血，效果皆很理想。

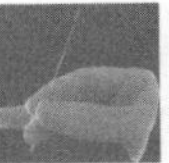

中醫百家

（一）挑治療法

1. 取穴　主穴：阿是穴。阿是穴位置：位於肩胛間區，特別多見於第5～7胸椎旁開1.5寸處。為粟粒狀紅色小點，略帶光澤，一般不高出皮膚，無明顯壓痛，壓之不褪色。少則數個，多則數十個。

2. 治法　每次選阿是穴數個，最好選患乳腺炎側背部之反應點，常規消毒後，用三棱針逐個挑治，針深1.5mm，隨即用手在治療區擠出少量血液。亦可用三棱針呈三角形形點刺三針，即拔火罐，留罐15～30分鐘。每日1～2次。

（二）刺血療法（1）

1. 取穴　主穴：附分、膏肓、魄戶、神堂、譩譆。配穴：大椎、陶道。

2. 治法　主穴視其病灶所在部位選穴。

乳中型：膏肓、魄戶、神堂；乳上型：膏肓、魄戶、附分；乳下型：膏肓、神堂、譩譆，皆取患側穴。畏寒發熱者加取配穴。定穴後作常規消毒，每穴放血三滴。刺血後，讓患者側身臥床，囑其屈曲患側上肢肘關節，將前臂壓於身下，以手麻木為度。對有明顯乳汁滯留者，可令患者坐在椅上，術者坐於患者患側，以左手托其患乳，右手按其乳上，有節律地震盪其乳，至乳汁流空為度。上法均每日1次。

（三）刺血療法（2）

1. 取穴　主穴：膏肓。

2. 治法　先觀察患者乳房腫塊的數量及所處部位。然後讓患者俯伏坐位，取患側膏肓穴。如腫塊位於乳頭以上就在膏肓穴直上方1寸處取穴；如在乳頭以下，就在膏肓穴下方1寸處取穴；在左方或右方者依此類推。穴位常規消毒後，用三棱針點刺放血，兩穴各放血3滴，然後速讓患者上床側臥，將患側上肢壓在身下，以壓麻患側上肢為度。雙側有腫塊者，間隔1小時後再在另一側施術。

（四）體針療法

1. 取穴　主穴：肩井、天宗。配穴：足三里、曲池、膻中、中脘。

2. 治法　主穴可獨取一穴，亦可合用，據症情加配穴。肩井僅用患側，以28號2寸毫針，深刺進針1.0～1.2寸（注意不要傷及肺尖），用捻轉加小提插（切忌大幅度提搗）手法，加強刺激，直至患者能耐受的最大強度，留針。天宗，直刺至骨，大幅度提插捻轉，使針感最好能向整個肩胛和乳房部放散。餘穴均用瀉法。留針20～30分鐘。留針期間可用艾捲灸針柄和病灶部位。每日1～2次。

（五）刺血療法（3）

1. 取穴　主穴：阿是穴。位於患側背部與乳房病灶相對應點。

2. 治法　患者倒坐於椅上，暴露背部。在阿是穴區消

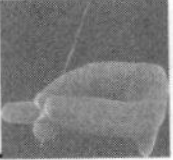

毒後，先以三棱針點刺多下，然後以2寸直徑之火罐對準穴位拔上，10分鐘後取下，消毒覆蓋。隔3天1次。

（六）穴位雷射照射療法

1. 取穴　主穴：膻中、乳根、足三里、阿是穴。配穴：分兩組。①肩井、少澤。②梁丘、合谷。阿是穴位置：患乳腫脹、硬結最明顯處。

2. 治法　主穴每次必取，配穴據症酌加，每次用一組，二組交替。以氦—氖雷射治療儀，波長6328λ，輸出功率達7mW，光斑直徑4mm，照射面積12.56mm^2，每穴照射5分鐘。每日治療2～3次。

（七）腕踝針療法

1. 取穴　主穴：上2。

2. 治法　僅取患側，針體與皮膚成30度角刺入，進皮後將針放平，針尖指向肘方向，進針1.4寸，用膠布固定針柄留針1～3小時。每日1次，不計療程。

（八）穴位注射療法

1. 取穴　主穴：郄門、肩井、郄上。郄上穴位置：伸時仰掌，腕橫紋與肘橫紋速線上中1/3交界處兩筋間。

2. 治法　藥液：10%葡萄糖注射液、0.25%鹽酸普魯卡因注射液、0.5%安乃近、丹參注射液。

每次僅取一主穴，或固定使用，或交替輪用。郄門穴，用10%葡萄糖注射液。以5號齒科針頭垂直刺入穴位深約0.8～1.2寸，得氣並回抽無血後，在2～3分鐘內將

8～10mL升藥液注入穴中。肩井穴，用0.25％鹽酸普魯卡因2mL與0.5％安乃近1mL混合液，進針得氣後全部注入穴中。郄上穴，用丹參注射液。將針頭垂直略向上刺入，深約2mL，並作強刺激，使針感向上傳導，再快速推入藥液4mL。上述穴位，郄門、肩井取患側，郄上取對側穴，每日1次，4次為1個療程。

（九）指針療法

1. 取穴　主穴：阿是穴、肩井、肺俞、膺窗、乳根。配穴：內關、郄門。阿是穴位置：背部壓痛點。

2. 治法　主穴均取，配穴選一穴。按先背後胸、自上而下的順序，用食指或中指頂端按壓穴區，使局部有脹感或向乳房放散，然後以右手四指併攏拍擊患側上臂內側肌肉附著處，使局部潮紅或青紫，最後囑患者擠去奶汁。每日1次，3次為1個療程。

（十）皮膚針療法

1. 取穴　主穴：分兩組。①骶椎部、頸後部、乳房痛區。②乳根、膻中、期門、乳房痛區。配穴：發熱加合谷、委中，腋下淋巴結腫大加肩井、曲池。

2. 治法　每次取一組主穴，可交替應用，亦可固定一組，據症加配穴。用皮膚針叩刺，第①組穴宜用中等強度及頻率彈刺；第②組穴重叩為主，叩至皮膚發紅並有輕微出血為止。乳房痛區可以閃火法加拔火罐，留罐15～20分鐘，腋下淋巴腫大局部亦可加罐。配穴叩打法同第②組穴法。每日1～2次，3～5次為1個療程。

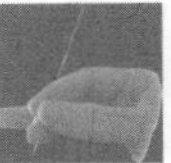

乳腺增生

概　述

乳腺增生也稱乳腺小葉增生和乳房囊性增生病，以乳房脹痛和多發性乳房腫塊為主要特點。本病為婦女多發病，多在月經前期加重。常見於30～50歲之間。本病確切病因不明，可能與卵巢功能失調有關。本病是一種乳腺間質良性增生性疾病，現代醫學多採用雄激素或手術治療，尚無特效療法。

中醫將其歸為「乳癖」範疇。

病因病機

該病多因惱怒傷肝，肝氣鬱結，氣血不暢，乳絡瘀滯而致；或因體弱血虧或房事過勞，傷及肝腎，陰虛虧虛，乳絡失養而致。

辨證分型

1. 肝鬱氣滯

乳房脹痛，有腫塊，生氣時加重，伴脅脹胸悶，小腹脹痛，月經不調，苔白脈弦。

2. 肝腎虧虛

乳房脹痛，有腫塊，伴頭暈，耳鳴，腰酸腿軟，月經量少色淡，舌淡脈。

辨證施治

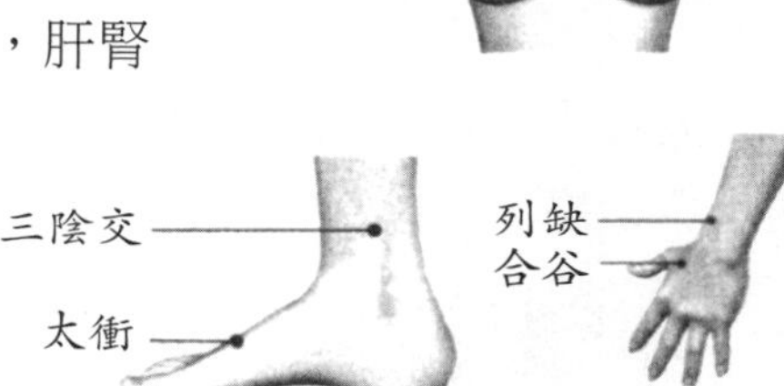

【治則】

疏肝解鬱，活血散結。

【取穴】

主穴：乳癖穴。**配穴**：肝鬱氣滯加合谷、太衝穴，肝腎虧虛加列缺、三陰交穴。

乳癖穴在乳房內增生結節處。

【操作】

皮膚常規消毒。一隻手將乳房內增生腫塊固定，另一隻手將1寸0.3mm毫針針尖用酒精燈燒紅，快速散刺乳房腫塊處3～5下，快進快出，不留針。消毒後覆蓋創可貼。配穴用微火針點刺或1寸0.25mm毫針捻轉平瀉平補法，可以留針30分鐘。

【按語】

借溫熱之火力，以熱活血散結，祛瘀消腫，通病灶經氣，疏通局部血脈。合谷、太衝穴理氣行血，疏肝解鬱；列缺通任脈（交會穴），善於清熱養陰，三陰交善於滋養肝脾腎，調理氣血，是治療婦女病之要穴。一般一次痛止，五次治癒，不留瘢痕。

名家驗案

章某，女，41歲。主訴左乳內側生一硬結，已數年之

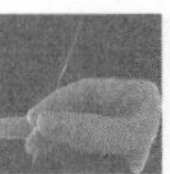

久，開始如棗大，近年來因易怒，情志抑鬱逐漸增大如胡桃，下方亦生小結數枚，有壓痛，推之可移動，恐生惡性腫瘤，即去XX醫院檢查，否認惡性腫瘤，診為「乳腺增生」。

辨證：肝鬱氣滯，氣血凝聚所致，治以疏泄肝膽，溫通經絡，調和氣血。

取穴：照海、足臨泣。局部火針點刺，每核點刺3～5針。

療效：1次後壓痛消失。八次後則核消而癒（賀普仁・針灸治痛）。

中醫百家

（一）火針療法

1. 取穴　主穴：增生局部、阿是穴。配穴取足臨泣，月經不調者加關元。

2. 治法　以中號火針點刺乳房壓痛點、增生條索狀硬結中心及周圍3～5針，再以細火針點刺足臨泣、關元，每天1次，10天為1個療程。

（二）針挑療法

1. 取穴　主穴：肩井、天宗、至陽、阿是穴。如肝鬱氣滯為主者加肝俞、膽俞，如痰濁凝結為主加肺俞；肝腎陰虛明顯者加腎俞、三焦俞。

2. 治法　根據辨證，選好穴位後，皮膚常規消毒，用無菌三棱針尖刺入皮膚後，再向上挑起，針尖上翹，針柄下沉，以持針手為支點，動作幅度不宜太大。如能挑出少量皮下纖維或皮下脂肪小體則療效更佳。

（三）耳針療法

1. 取穴　主穴：乳腺、內分泌。配穴：神門、交感、皮質下、子宮。乳腺穴位置：對耳輪部，與屏上切跡同一水平處（即胸穴）下方。

2. 治法　主穴皆取，配穴酌加。病變在單側者，針1側耳，兩耳交替；病變在雙側者，兩耳均取。耳穴探得敏感點後，即速刺入，待有脹痛等得氣感後留針。留針時間2～3小時。亦可用耳穴壓丸法，即以王不留行子貼壓上述穴位，每日按壓3～4次，每次4～5分鐘。針刺每日1次，10次為1個療程，療程間隔3～5天；耳壓於月經前15天開始治療，每隔3天換貼1次，連續3個月經週期為1個療程。一般要1～4個療程。

（四）截根療法

1. 取穴　主穴：肩井、大椎、肝俞。器械：無菌醫用縫合針線、持針器、鑷子、一次性5mL注射器等。

2. 治法　患者俯臥在床上，並儘量低頭，穴位皮膚常規消毒，用0.5%普魯卡因適量，在穴位皮下做小丘樣浸潤麻醉，以左手拇指、食指用力將穴位皮膚捏緊，使該部肌膚突起，然後用右手持帶線針，從二指中間刺過該部之皮膚，將線首尾相併，用力向外一拉，使穴位處皮膚成一個創口，並帶出白色纖維數根，擠出血3～5滴，用酒精棉球按壓，膠布固定，每穴操作同上。10天治療1次，3次為1個療程。

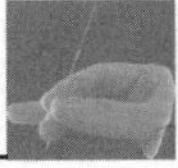

（五）艾灸療法

1. 取穴　主穴：乳中（患側）、足三里。配穴：太衝、氣海、太谿。

2. 治法　以主穴為主，效不顯時加配穴。用艾條灸，每次灸20～40分鐘。肝鬱氣滯者，以患者感局部舒適為宜，灸時可略短；衝任不調者，火力要足，灸時要長，灸後患者感胸內發熱及下肢有熱感為佳。每日灸治1次，10次為1個療程。停灸3天，繼續下1個療程。

（六）圍刺療法

1. 取穴　主穴：阿是穴。

2. 治法　常規消毒，用28～30號2寸毫針5根，找準增生結，在中間先刺一針，與皮膚垂直，以刺到增生結中心為宜，不宜過深（否則易刺傷肺部，引起氣胸）；其餘4根針用圍刺的方法，與皮膚呈45°角，向增生結中心斜刺，間隔5分鐘行針1次。用平補平瀉手法，留針30分鐘。

圍刺的順序是：以增生結為中心分為12個點，第1次刺3點、6點、9點、12點，第2次刺2點、5點、8點、11點，第3次刺1點、4點、7點、10點，第4～6次與第1～3次重複。每次針刺稍避開上次針孔，針孔排成圓狀。病程長者隔日1次，短者每日1次，6次為1個療程，療程間休3天，進行下1個療程。

第七章

五官科病症

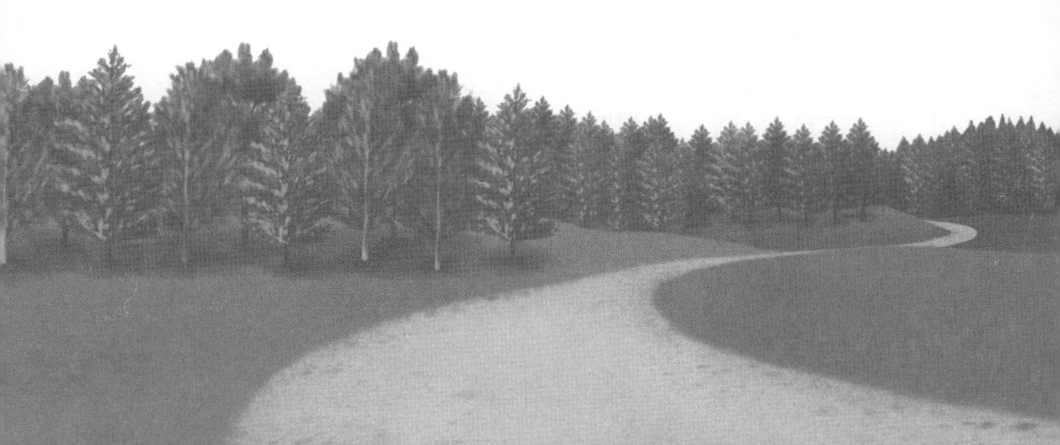

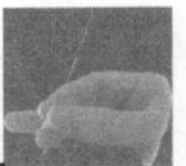

翼狀胬肉

概　述

翼狀胬肉該病指目內眥胬內橫貫白睛，侵攀黑睛的眼病。常見於成人，經數月或教年，始侵入黑睛，遮蓋瞳神。中醫將其稱為胬肉攀睛。

病因病機

該病多因心肺二經風熱壅盛，或恣食辛熱食物，脾胃積熱，或過勞縱慾，耗損真陰，氣血瘀滯而導致。

臨床表現

眼內眥部赤脈叢生，漸漸增厚為胬內，似昆蟲翼狀，色白或微黃，間夾血絲，逐漸伸展，橫貫白睛，漸侵黑睛。

辨證施治

【治則】

消瘀通絡。

【取穴】

主穴：阿是穴。**配穴：**合谷、太衝、風池（雙側）。

阿是穴在胬肉根部。

【操作】

先用0.5%的地卡因5cm滴入眼結膜上，進行局部麻

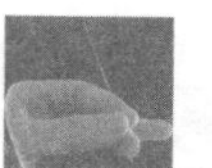

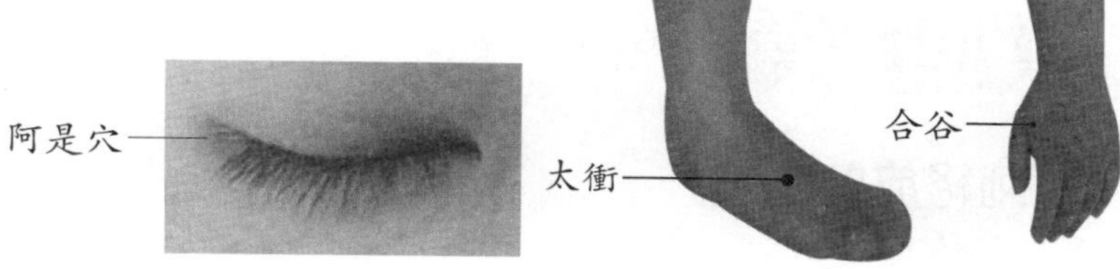

醉，用開眼器暴露胬內部。用微火針，把針尖部燒至通紅，在胬肉部快速點烙，一般1～2針即可。微火針點刺合谷、太衝、風池三穴。隔3～5天1次，3～5次為1個療程。

治療期間可以適當用氯黴素眼液點眼。

【按語】

微火針治療，借火針灼熱之力，燒斷胬肉生長之根，以阻斷氣血通路，使胬肉萎縮。並且操作簡便，不易復發。注意操作時要淺點，要準確，以胬肉根部為主，施術時輕重適中。恰中黏膜內小血管，不要過重，停留時間過長則傷及角膜。不要急於求成，一般需要治療2～3個療程。

名家驗案

張某，男，28歲。左眼內眥胬肉攀睛已5年，經常紅腫，分泌物多，視力模糊。雖然經常用眼藥水治療，但無效。食慾、二便正常，面黃，舌質紅，少量白苔，脈滑數。

診斷為胬肉攀睛。

取穴：阿是穴（紅肉處）。平頭火針治療6次，症減大半。休針1週後，再刺6次。視力恢復，胬肉消失90%（賀普仁・針具針法.）。

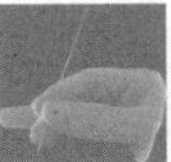

中醫百家

刺絡放血療法

1. 取穴　主穴：少澤、肝俞。

2. 治法　少澤放血：手太陽小腸經的支脈經頰部到眼外角，另一支脈從頰部走入眼眶的下部，經鼻至眼內角。故手太陽小腸經少澤主治眼內外眥的病變。此外，心與小腸相表裏，小腸經井穴少澤放血，具有清瀉心火的作用。故《百症賦》載：「攀睛攻少澤肝俞之所。」臨床上，取患側少澤穴，用三棱針點刺放血3～5滴，治療翼狀胬肉頗有療效。

肝俞放血：肝俞穴放血具有清肝明目、涼血祛瘀的作用，用三棱針點刺兩側肝俞穴，並拔火罐5分鐘，使其出血1～2mL，隔日1次，並與少澤放血同用（張鷗・刺絡放血療法在眼科疾病中的應用〔J〕.中國針灸，1998，7.）。

慢性鼻炎

概　述

慢性鼻炎是指經常出現鼻塞，流涕，嗅覺減退為主證的一種慢性鼻部疾患。本病屬中醫鼻淵範疇。

辨證分型

1. 肺虛寒凝

鼻塞流涕，常在冷天加重，氣短懶言，自汗，面色䀭白，四肢不溫，舌淡苔白，脈細。多因肺氣不足，風寒襲肺所致。

2. 肺陰不足

鼻塞乾燥，乾咳無痰，咽喉乾癢，舌紅少苔，脈細數。多因感受風熱或寒邪，蘊而化熱，灼傷肺津所致。

臨床表現

該病鼻塞或左或右交替出現，或呈持續性，鼻內分泌物增多，也有鼻部乾燥而疼痛者，嗅覺常常減退。鼻檢時可見鼻黏膜充血，鼻甲腫脹，鼻腔有分泌物積聚，對血管收縮劑敏感（單純性鼻炎）；或見鼻黏膜呈暗紅色肥大腫脹而硬，對血管收縮劑不敏感，鼻塞較重，分泌物多（肥大性鼻炎）；或鼻腔乾燥，鼻甲縮少，見黃綠色痂皮（萎縮性鼻炎）。

辨證施治

【治則】

清熱解毒，祛風通竅。

【取穴】

主穴：上星、迎香。

配穴：加風池、合谷、列缺（雙側）。

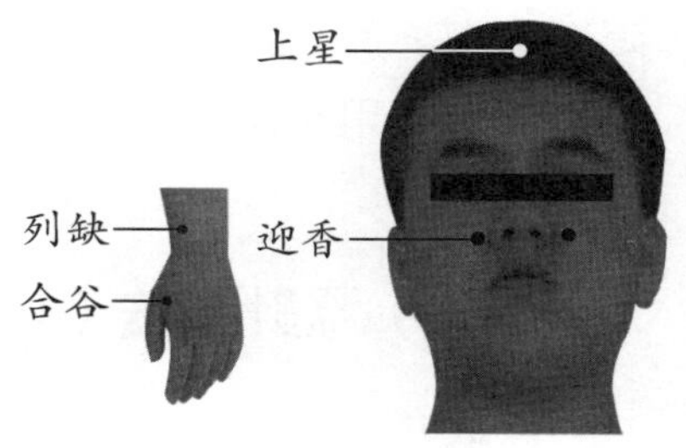

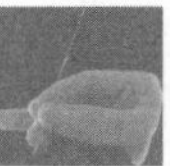

【操作】

迎香施微火針點刺2～3針，淺點；配合微火針點刺風池、上星、合谷、列缺穴，深度0.1～0.2寸。隔日1次。5次為1個療程。

【按語】

中國醫學認為，外感風熱邪毒，或風寒久鬱致肺失清肅，肝經邪熱，循經上犯，移熱於鼻而形成急性鼻淵，溫熱邪毒久蘊傷及脾胃，樞機失利，停聚竇內又可轉成慢性。故施微火針點刺，具有清熱解毒，祛風通竅作用，而效佳。

中醫百家

（一）針灸療法

1. 取穴　主穴：印堂。

2. 治法　取印堂，快速進針，捻轉得氣後針尖退至皮下，沿皮下向鼻根捻轉透刺4～6分，得氣後繼續捻轉10～20秒鐘，鼻根部呈持續性酸重脹感覺後留針30～40分鐘，每隔10分鐘捻針1次，以加強刺激。透刺時，如左側鼻塞，針尖稍偏向左側，右側鼻塞，針尖稍偏向右側；如兩側鼻塞，透刺時先稍偏向一側，後再稍偏向另一側，得氣後留針。用艾條溫和灸鼻根部30～40分鐘，上述方法隔日1次。

（二）溫針療法（1）

1. 取穴　主穴：足三里、三陰交、迎香。配穴：口禾髎、合谷、鼻通。鼻通穴位置：鼻唇溝上端盡處，鼻骨下凹陷中。

2. 治法　主穴每次均取，酌加配穴1～2個。足三里、三陰交，針刺得氣後，於針柄上置1寸長之艾條段，點燃，燃盡後再加二段。迎香穴，斜刺進針，透針至夾鼻通穴，作撚轉加小幅度提插，使鼻腔內有明顯之酸脹感。餘穴，針至局部得氣。留針30分鐘。每日1次，每20次為1個療程。療程間隔3～5天。

（三）溫針療法（2）

1. 取穴　主穴：下關穴。在顴弓下緣凹陷處，當下頜骨髁狀突的前方，閉口取穴。

2. 治法　取28號3寸毫針，經常規消毒後，直刺入下關穴約2寸左右，得氣後取長約0.5寸的艾條套在針柄上灸之，共灸兩壯。每次只取一側穴，兩側穴位交替，每日1次，10次為1個療程。每療程之間間隔3天。治療2個療程觀察療效。

（四）耳穴埋針療法

1. 取穴　主穴：內鼻、內分泌。

2. 治法　每次取1穴，細心尋找敏感點。然後用26～30號0.5～1.0寸長毫針，刺入敏感點，直達軟骨膜，深約1～2分。刺入後，按順時針方向撚轉幾次，使針感明顯，然後用膠布固定，帶針5～7天（夏季2～3天），換針1次。每次雙側穴，2個主穴輪換。5次為1個療程。療程間隔10天。

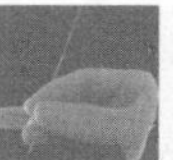

（五）穴位電療療法

1. 取穴　主穴：迎香。

2. 治法　用經絡磁電治療儀（脈衝電組）進行治療。該儀器輸出電壓高擋為0～600V，低擋為0～100V，以輸出調節器控制，脈衝頻率為50Hz。首先將兩塊硬幣大之金屬電極分別置於兩側迎香穴，下置10層紗布濕墊（墊較極片稍大），然後撥動輸出旋鈕，至患者感到有電流刺激，有抽動、按壓（如按摩）、蟻走感，強度以患者可耐受為佳。通電20～30分鐘，每日1～2次，10～20次為1個療程，療程間休息3天。

（六）艾灸療法

1. 取穴　主穴：列缺、迎香穴。

2. 治法　用艾條灸雙側迎香、列缺穴，每穴7～8分鐘，每日1次，兩組穴位交替應用。灸迎香穴時採取仰臥位，並用紙片遮住眼睛。

鼻　衄

概　述

鼻衄即鼻中出血，是多種疾病的合併症。可因鼻部損傷及臟腑功能失調而引起。

病因病機

多因鼻部血管損傷，血溢外出。

臨床表現

鼻口出血。

辨證施治

【治則】

灼絡斷流，祛風止血。

【取穴】

主穴：阿是穴。**配穴：**上星、風府、陰郄。

阿是穴在鼻口出血點。

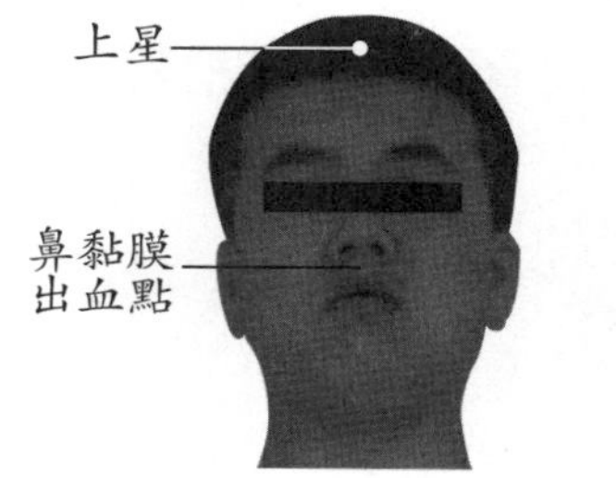

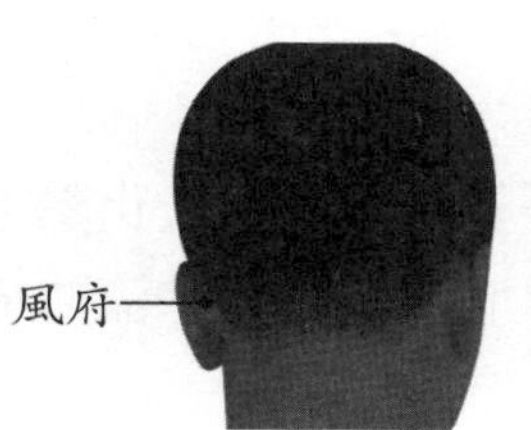

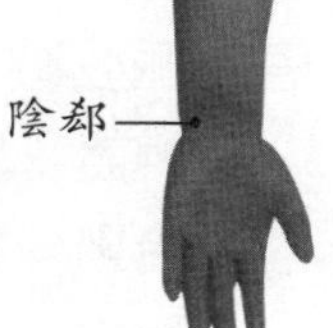

【操作】

查清鼻內出血點。先用腎上腺素或止血敏注射液紗布條填塞鼻腔壓迫止血，待其出血之勢緩和後，再用平頭火針輕灼其出血部位的表面，用力要均勻，不要過深，以出血部位結痂為度。

用微火針快速點刺上星、風府、陰郄三穴，淺點透皮即可。

【按語】

火針止血法取其「急則治其標」的應急措施。它可迅速凝結黏膜出血點，而達止血目的。

效驗法：艾灸雙足隱白或湧泉穴30分鐘至1小時，效果亦佳。

名家驗案

劉某，女，42歲，昨日突然感心中不適，繼而鮮血從口鼻中衄出。當即用冷水淋頭而止。下午稍活動後衄血又發，出血量多，不止，感頭脹頭痛，煩悶，大便乾燥，小便黃赤，月經正常。聲息正常，面蒼黃，舌質稍紫，無苔，脈弦數。

辨證：肝鬱不舒，鬱久化熱上沖，迫血妄行。

治則：平肝瀉火，清熱涼血。

取穴：少商。

刺法：以中等火針速刺法，點刺少商穴，並擠出少量血液。1次而癒。

慢性咽炎

概　述

慢性咽炎多見咽乾不適、異物感或輕度疼痛、乾咳、噁心，咽部充血呈暗紅色，咽後壁可見淋巴濾泡等症。慢性咽炎是咽黏膜慢性炎症，因咽部分泌物增多，常見清嗓動作，吐白色痰液。

中醫將其歸為「咽喉腫痛」範疇。

病因病機

本病多因肺腎陰虧，陰液不能上潤咽喉，致使陰虛生內熱，虛火上灼咽喉而發。

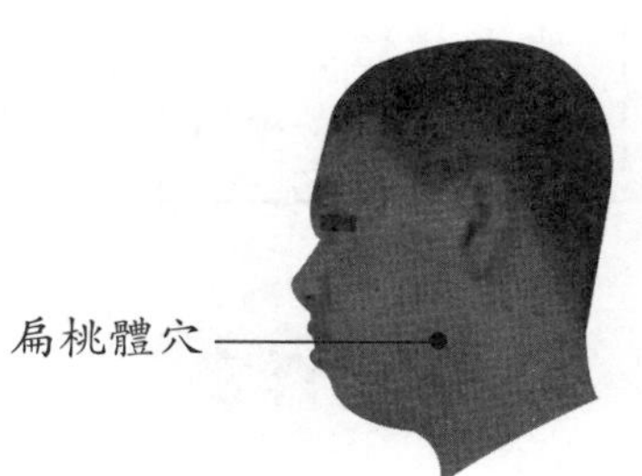

辨證施治

【治則】

滋陰清熱，清咽利喉。

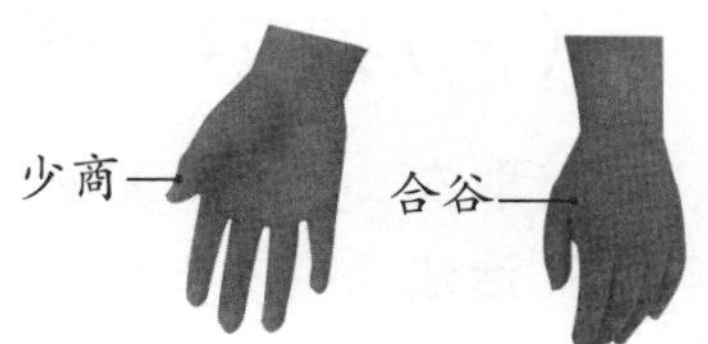

【取穴】

主穴：阿是穴，**配穴**：照海、合谷、少商，均取雙側。

阿是穴為咽後壁淋巴濾泡處。

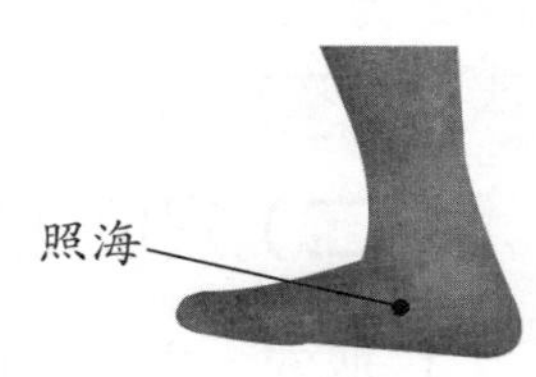

【操作】

選用 0.35mm 2 寸毫針在酒精燈

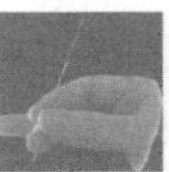

上把針尖燒紅，點刺咽後壁淋巴濾泡處，每次在左、右、後壁各取1～2點，淺刺點到即可。合谷、照海，微火針點刺2～3針，深度0.1～0.3寸，不留針。少商穴毫針點刺放血5～8滴。

【按語】

用火針溫熱之力，「以熱瀉熱」解毒消腫。點刺咽後壁病灶處，活血散瘀，疏通局部氣血，促進咽部黏膜修復；點刺合谷、照海穴能瀉火育陰，清熱涼血；少商是手太陰肺經之井穴，點刺放血能清肺熱而利咽喉。

急慢性扁桃體炎可以用火針直接點刺喉核處（腫大扁桃體），效果亦佳。若嚴重並且伴高熱者，配合點刺大椎、少商穴放血，效果奇佳。

中醫百家

（一）穴位敷貼療法

1. 取穴　主穴：天突。

2. 治法　每次僅取1穴。用市售之傷濕止痛膏剪成直徑2公分之圓片，局部用75%酒精消毒後貼敷。每日換帖1次，10次為1個療程。

（二）穴位注射療法（1）

1. 取穴　主穴：扁桃體穴。扁桃體穴位置：下頜角下緣頸總動脈轉動前方。

2. 治法　藥液：當歸注射液2mL。患者取坐位，頭略仰，用5號齒科針頭快速進針，進針得氣，使針感放射到咽喉部，回抽無血，將藥液推入雙側穴位各1mL。隔日1次，10次為1個療程，療程間隔5天。

（三）穴位注射療法（2）

1. 取穴　主穴：分兩組。①太衝、太谿。②行間、人迎、合谷、扶突、天鼎、照海。配穴：異物感明顯加天突，舌根僵硬加廉泉，心煩噁心加內關。

2. 治法　藥液：注射用水或複方丹參注射液，任選一種。主穴第①組用於穴位注射，第②組及配穴用於針刺。先針刺，合谷、照海取雙側，餘取單側。行常規刺法，平補平瀉，留針20分鐘，其間行針2～3次。除合谷繼續留針，餘穴屆時均取針。然後在主穴每組中選1～2穴，均僅取一側穴。以配有5號齒科長針頭之注射器，抽吸1～2mL藥液，快速刺入緩慢提插至得氣（太衝穴最好能引出肢體有輕度熱感）後，回抽無血，再緩緩注入藥液，每穴1mL，使有明顯脹憋感。可令患者休息數分鐘，再出合谷穴之針。3～5天1次，5次為1個療程。

（四）穴位電療療法

1. 取穴　主穴：風池、天突、扶突、大椎。配穴：阿是穴。阿是穴位置：雙頸三角區。

2. 治法　先取主穴。用電療機治療。將電極板置雙風池穴，向下向外側移動，移至雙頸三角區時加大電量。至

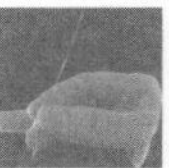

整個咽部有流水樣麻木感及咽部緊縮感、舒適感，再點狀送電2～4分鐘。其感應電量為5～7V。然後，以3～4V電量負極置天突穴，正極置大椎穴，點狀送電2～4分鐘，將負極分別移至雙側扶突穴點狀送電1～2分鐘。上法每日1次。如治療5次無明顯療效，取配穴，外敷中藥（山豆根、威靈仙各10g，共為粗粉，以溫鹽水濕潤紗布包裹），用直流電導入10～20分鐘。亦每日1次。上述方法10次為1個療程。

（五）耳穴壓丸療法

1. 取穴　主穴：咽喉、緣中、神門、肺、腎上腺、對屏尖。配穴：心、枕、腎、皮質下、支氣管。

2. 治法　主穴每次取3～5穴，酌加1～2個配穴。探測到敏感點後，以王不留行或磁珠（180～380Gs磁場強度）貼敷，每次1側耳，雙側交替。令患者每日自行按壓3～4次，每次每穴1分鐘。隔日換貼1次，5～10次為1個療程。

（六）穴位雷射照射療法

1. 取穴　主穴：廉泉、天突、人迎。配穴：實熱加尺澤、合谷；陰虛加魚際、太谿。

2. 治法　主穴均取，配穴據症加1～2穴。以氦—氖雷射儀行穴位照射，波長6328λ，輸出功率1.7～3.0mW，功率密度為9600mW / Cm^2。以光導纖維傳遞光束，光纖芯徑＜200um，直接對準穴位，光斑直徑1.5mm，每穴照射3分鐘。每日或隔日1次，10次為1個療程，療程間隔3～5天。

急、慢性扁桃體炎

概　述

急、慢性扁桃體炎發病部位在咽喉部兩側的喉核處。主要表現為喉核紅腫疼痛，表面或有黃白色膿性分泌物。

中醫將其稱為「乳蛾」、「喉蛾」。

臨床表現

咽喉疼痛，喉核紅腫，或可有黃白色膿點，可兼有全身症狀。

辨證施治

【治則】

清熱解毒，消腫止痛。

【取穴】

主穴：阿是穴（喉核處）。**配穴：**急性期加大椎或少商；慢性期加足三里、內庭。

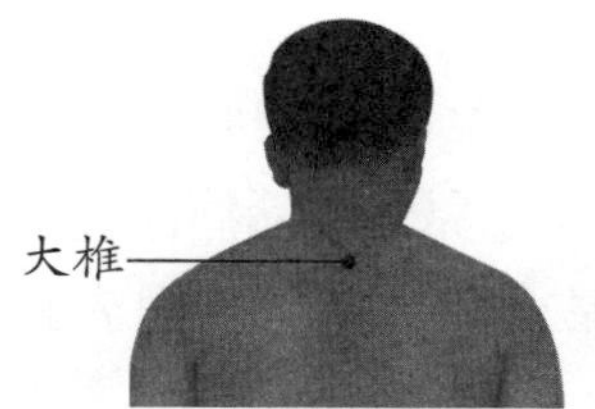

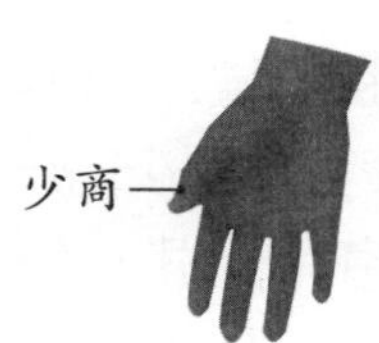

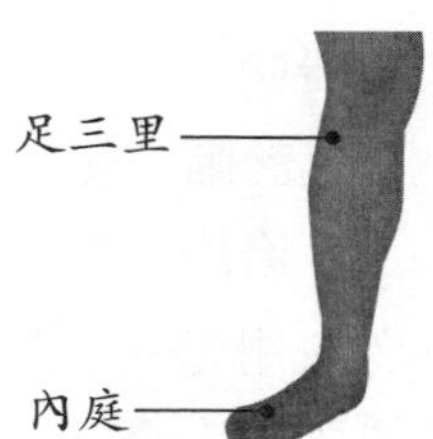

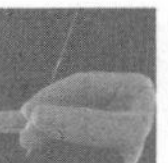

【操作】

患者坐位仰頭，張口，術者立於一側，左手持壓舌板壓於舌面，右手持3寸長細火針，燒紅針尖，迅速點灼腫大之喉核處。若有膿點則灼其膿點，視喉核腫之大小可連刺3～5針，慢性病則隔日治療1次，至喉核縮至正常大小為止。在火針操作時，要求動作迅速準確，快進疾出。在治療小兒扁桃體炎時，要有助手固定頭部，且需用壓舌板充分暴露喉核，以便於操作。

急性期加大椎或少商點刺放血；慢性期加微火針點刺足三里、內庭。

【按語】

扁桃體是人體防禦外邪的第一門戶，外邪侵襲，其首先為病。故該病乃為常見多發病。火針治療該病，以火散毒，祛熱散結，療效顯著。

驗　案

馬某，男，13歲。其家屬述，患兒自幼時有扁桃體炎，反覆發作。每年需住院幾次，病重時則有神昏一抽搐。本次來診源於感冒而起，現發熱，體溫達38.1℃，吞咽困難，咳嗽，吐黃痰。檢查：扁桃體充血，Ⅱ度腫大，以右側為重，上面有少許分泌物。舌質紅，苔薄黃微膩，脈滑數。

診斷：慢性扁桃體炎急性發作。

治療：先用三棱針點刺少商出血，患兒當即咽痛減輕。然後用壓舌板壓下患兒舌根，充分暴露扁桃體，用粗火針速刺左右各3針，針後出惡血少許。又囑患兒家屬回家用吳茱萸研末醋調成膏貼雙側湧泉穴，內服清熱解毒之中藥。共治3次而癒。後讓患兒貼吳茱萸膏月餘，自此半年餘扁桃體炎未發作。

中醫百家

（一）針刺按摩療法

1. 取穴　主穴：雙側扁桃穴。配穴：大椎（雙側）、魚際、曲池、合谷、太谿。

2. 治法　一般情況扁桃體紅腫結塊疼痛，吞咽困難者，首先按摩雙側扁桃穴1分鐘，然後針瀉雙側魚際穴（滎主身熱，乳蛾多由實火、虛火所致，同時好針刺，比少商痛苦小。故習慣用它）即可。若發熱者在這兩穴基礎上加大椎、雙曲池、雙合谷，針刺用瀉法，若屬腎陰虧耗、虛火上炎，不能上潤者加補太谿，瀉魚際。

（二）刺血療法

1. 取穴　主穴：尺澤穴（雙側）。

2. 治法　伸肘，在尺澤穴處尋找血絡，常規消毒後，用3號三棱針快速點刺放血，出血量在3～5mL為宜。每日1次。隸屬肺經實熱證。依「實則瀉其子」之原則，故瀉手太陽之水穴尺澤。

（三）燈火灸療法

1. 取穴　主穴：雙側耳和髎。

2. 治法　患者端坐，選取雙側和髎穴。常規消毒後，

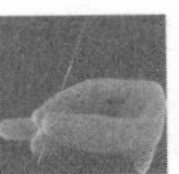

用燈芯草一根蘸以麻油，點燃後迅速在穴位皮膚上灸之，一點即起，火灸部位即起微紅的小疱。不癒者可隔日再行上法治療1次。和髎穴屬三焦經穴，為手足少陽、手太陽之會，具有主治熱病、咽喉痛、頷腫之功。在耳和髎穴施用燈火灸法有疏風解表退熱、消腫止痛之功。

（四）刺絡拔罐療法

1. 取穴　主穴：大椎。配穴：少商、足三里。

2. 治法　患者取坐位低頭。大椎穴常規消毒後，用三棱針點刺，然後在其左右上下距0.5寸處各刺1針，用閃火法拔罐，留罐10～15分鐘，穴位出血約1～2mL為宜，足三里平補平瀉，留針10～15分鐘，少商點刺出血。隔日1次，治療3次統計療效。

（五）耳輪放血療法

1. 取穴　主穴：雙耳輪1、輪2、輪3。

2. 治法　令患者端坐或囑其家人將患兒抱好，並請助手將患兒頭部相對固定。先將雙側耳輪用75%酒精常規消毒。術者將待刺之耳輪輕輕揉捏充血。左手固定耳輪穴位，右手拇指、食指挾住三棱針體，中指尖抵在三棱針鋒尖上1分處，迅速點刺後立即出針，並擠出血液5～7滴。依次點刺，然後用消毒乾棉球壓在各耳輪穴上。治療完畢，再觀察20至30分鐘並測體溫1次。一般點刺放血後15分鐘體溫下降0.5～1℃，如有夾雜證者，下降後仍回升。

（六）針刺療法

1. 取穴　主穴：扁桃穴（雙側下頜角前下0.5寸處）。配穴：內庭穴。

2. 治法　患者仰臥位。依患者年齡，嬰幼兒及兒童可選用30號1.5寸毫針，成年人可用28號2寸毫針，局部常規消毒。扁桃穴（宜快速進針，針尖指向咽部，使針感達到咽部且有酸困脹之感）、內庭穴均用瀉法，留針20分鐘，每日1次。

內耳眩暈病

概　述

內耳眩暈病亦稱梅尼埃病。係內耳膜迷迷路積水所致的一種內耳病變。眩是眼目昏花，暈是頭腦旋轉，二者同時並現，統稱眩暈。

中醫將其歸為「眩暈症」範疇。

病因病機

該病多因心脾氣血不足，不能上榮於腦；或肝腎陰精虧乏，肝陽上亢，上擾清空，跌仆所致頭部損傷，瘀血阻滯等；或恣食肥甘或勞倦太過，七情過極等損及脾胃，健運失司，中阻氣機，清陽不升，濁陰不降，發為眩暈。

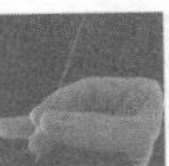

臨床表現

突然發作的眩暈（具有四周景物或自身的旋轉或搖晃的錯覺），伴噁心嘔吐，面色蒼白，出汗、水平性或水平兼旋轉性眼球震顫以及間歇性或持續性耳鳴、聽力障礙等。

辨證施治

【治則】

升清降濁，化痰開竅。

【取穴】

主穴：風池、太陽。**配穴：**內關、合谷、豐隆（均取雙側）。

【操作】

皮膚常規消毒。用微火針點刺風池、太陽、合谷、豐隆穴2～3針，深度0.2～0.5寸，疾進快出；內關用毫針針刺，平補平瀉法。

【按語】

風池通於陽維，又為手足少陽之交會，能疏理三焦氣機，通導清陽上升；內關通於陰維，為手厥陰之絡，手厥陰與手少陽相表裏，故取之能利氣降濁，和胃止嘔；合谷為手陽明之原，取此乃宗「頭面合谷收」之旨；加胃絡豐隆，滌化痰濁。

頭暈嚴重者酌情微火針淺刺百會、四神聰、神庭、攢竹、絲竹空。另外，扎針前儘量先整復頸椎，常會收到意想不到的效果。

【古籍輯錄】

《針灸甲乙經·卷之十》：「風眩善嘔，煩滿，神庭主之。」類似內耳眩暈病。

宋·竇材曾記錄針灸治療重症眩暈一則：「一人頭風發則旋暈，嘔吐數日不食，余為針風府穴。」並配合藥物而「永不發」。

中醫百家

（一）體針療法

1. 取穴　主穴：照海、完骨。配穴：太衝、內關。

2. 治法　主穴可僅取1穴，2穴單獨用或交替取，配穴酌加1～2穴。照海向內踝下直刺0.5寸～1.0寸，以出現放射樣或酸脹針感即可，完骨穴，進針後向同側眼外眥方向直刺0.5寸～2.0寸，以耳內出現放射樣或酸脹針感為度。配穴，常規針法，得氣即止。留針20～30分鐘，每日1次，10次為1個療程。

（二）穴位注射療法

1. 取穴　主穴：陽陵泉。

2. 治法　藥液：654–2注射液。以2mL注射器，5號齒科針頭抽取藥液1mL（含10mg），快速刺入穴區，緩慢送針至有得氣感，待局部酸脹感或有麻電感向下肢傳導，回

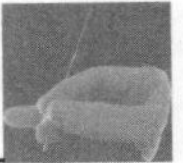

抽無血，每穴注入藥液5mg（0.5mL），每日1次，3次為1個療程，療程間隔3日。

（三）針刺療法

1. 取穴　主穴：太衝、合谷、內關、足三里、阿是穴、三陰交。配穴：百會、豐隆、聽宮、列缺。阿是穴位置：係右肋下壓痛處。位於右肋弓下，離劍突0.5寸、1.5寸、2.5寸處。

2. 治法　取主穴為主，每次取3～4穴；如不能制止，酌加配穴。阿是穴，針刺得氣後，將針柄作圓形擺動15～20週。餘穴均深刺，採用捻轉結合提插之法，持續運針1～2分鐘；常用穴，可施瀉法，備用穴平補平瀉，留針30分鐘。如眩暈仍未能控制，可繼續留針。每隔5～10分鐘運針1次。日針1～2次。

（四）艾灸療法

1. 取穴　主穴：百會。配穴：足三里。

2. 治法　器械：艾絨、竹質壓舌板、彎剪、線香、凡士林、火柴、龍膽紫。

取準百會穴，左耳鳴可偏左0.5cm，右耳鳴偏右0.5cm，用龍膽紫作標記。剪去約1cm見方的頭髮，暴露穴位，抹少許凡士林。囑患者低坐矮凳，術者坐在其正後方較高位置上。取艾絨做成黃豆大小的上尖下圓灸炷，首次兩壯合併放在百會穴上，用線香點燃，當燃至1/2，或者患者訴三極時（患者感覺灼痛，向術者訴痛，稱一極），即用壓舌板將其壓滅，留下殘絨。以後一壯接一壯加在前次殘絨上，每個艾炷燃至無煙（此刻最熱）壓滅。燃完一壯壓一壯，壓力由輕到重，每次壓灸25～50壯，使患者自覺有熱力從頭皮滲入腦內的舒適之感。施灸後，即針足三里，以捻轉結合提插行瀉法，留針15分鐘。

（五）針刺療法（2）

1. 取穴　主穴：上星、百會。配穴：神門、安眠。安眠位置：三陰交上2寸，脛骨內側緣。

2. 治法　以主穴為主，症情重者加配穴。均用4寸長之毫針，先平刺上星，直透至百會穴再另取一針從百會透達枕外粗隆。以患者有頭皮酸脹感及頭腦有清醒感為佳。神門穴，以4寸毫針刺入0.5寸，有針感後，提針至皮下，再向上平刺4寸。以患者肘部有酸脹感為度。安眠穴，沿皮下向上平刺4寸，以患者感足三里處有微熱為宜。每日1次，6～7次為1個療程，療程間隔2～3日。

（六）耳穴壓丸療法

1. 取穴　主穴：內耳、緣中、肝、腎。配穴：神門、賁門、三焦、太陽、交感。

2. 治法　主穴每次必取，配穴隨症而加。先以探捧在穴區尋得反應點，並在反應上作好標記，然後用王不留或磁珠（380Gs磁場強度）置於膠布上（膠布面積每塊mm×7mm），貼在所選之穴。當即按壓2～3分鐘，以充血為度。之後，囑患者每日按壓3～5次，每次按壓分鐘，隔天換貼1次。

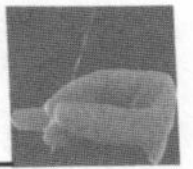

（七）綜合療法

1. 取穴　主穴：暈聽區。配穴：肝陽上亢加百會，氣血虧虛加足三里，腎虛加關元、腎俞，痰濕加中脘、風府、印堂。

2. 治法　主穴為主，據症加配穴。暈聽區雙側均取，以28號毫針刺入，快速撚轉1～3分鐘（頻率200次／分），留針30分鐘，每隔10分鐘運針1次。百會穴隔薑灸3～6壯；足三里常規針法，針後隔鹽灸3～6壯，關元、腎俞穴隔鹽灸3～6壯；中脘、風府穴用常規針法，印堂用艾條灸10～15分鐘。配穴留針亦為30分鐘。每日1次，7～10次為1個療程。

顳下頜關節紊亂症

概　述

顳下頜關節紊亂症亦稱顳下頜關節功能障
是口腔臨床常見的多發病之一。以關節彈響
過大或過小，開口形偏或扭曲，關節絞鎖
可伴耳鳴、頭暈、頭痛等症。病程較長
於20～40歲之青壯年。

病因病機

本病多因咬合不當，或寒

發。也可以因外傷導致咬合關係紊亂而發疼痛。

辨證分型

1. 外邪侵襲

遇冷熱刺激引起下頜關節疼痛，活動時加重，張口困難，常伴彈響，舌紅苔白，脈浮。

2. 瘀血阻絡

下頜關節疼痛，活動加重，伴有彈響，局部壓痛，舌青紫，苔白，脈澀。

3. 肝腎虧虛

下頜關節疼痛，張口困難，伴有彈響，頭暈耳鳴，腰膝酸軟，舌紅苔薄，脈細。

辨證施治

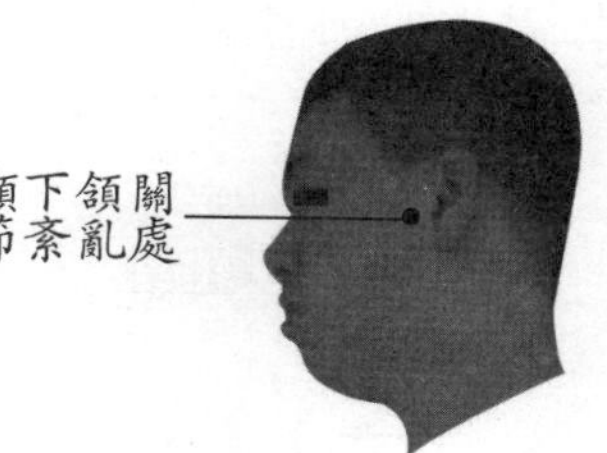

【治則】

祛邪散瘀，益氣行血。

【取穴】

主穴：阿是穴（筋結穴）。

配穴：合谷（取健側）。肝腎虧虛者加太谿、太衝，均取雙側。

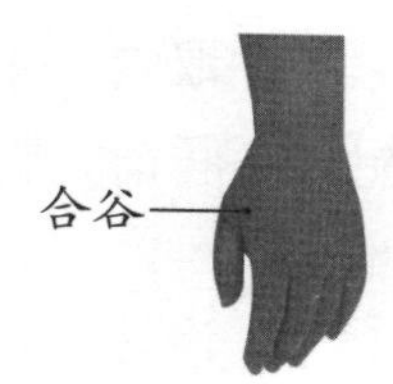

阿是穴在下頜關節最疼痛處。

【操作】

首先注意用手法整復顳下頜關節：

術者用一隻手大魚際的掌根部按壓在患側顳下頜關節部處，另一手的掌根部按住健側的下頜關節處，緩緩地用力向患側擠按，力度宜逐漸加大，同時，讓患者在張口位

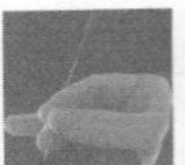

下慢慢地閉合3～6次，多可以整復下頜關節。

若整復後仍有疼痛，用微火針快速點刺下頜關節處筋結穴2～3針，深度0.1～0.3寸，不留針；合谷穴用1寸0.25mm毫針針刺，使「氣至病所」。

【按語】

火針直透病灶，祛邪散瘀迅速，經氣運行暢通，筋經得以濡養。合谷穴，皆手陽明經穴，多氣多血，善通面部經絡；肝腎虧虛，太衝、太谿二穴配合，能滋補肝腎，濡潤筋骨及關節；合谷、太衝二穴乃是「四關」穴，擅長通利關節而止痛。

在臨床上，筆者多用下拉上端復位法或患側推法，即可達到病癒的目的。

中醫百家

（一）針灸療法

1. 取穴 主穴：聽宮、聽會、下關、阿是穴、頰車。配穴：肝俞、腎俞、足三里、合谷。阿是穴位置：病損局部。

2. 治法 每次取主穴2～3穴，酌加配穴1～2穴。以28號1.5～2寸毫針，進針得氣後施平補平瀉法。然後留針，用1寸長之艾條段置於主穴之針柄上，從下端點燃，燃完為止，如患者覺太燙，可在下方置一硬紙片。阿是穴不針，用艾條1根，燃著後作雀啄或回旋灸法，每次4～5

分鐘，局部潮紅為宜。每次留針15～20分鐘。每日1次，10次為1個療程，停治4～5天，繼續下1個療程。

（二）指針療法

1. 取穴　主穴：阿是穴。配穴：下關、頰車、翳風、完骨、風池、合谷。阿是穴位置：咀嚼肌群的起點或止點。

2. 治法　令患者側臥或坐位，在患處塗以少許松節油或液體石蠟，醫者用80～110次／分的頻率依次點揉下關、頰車、翳風、完骨、風池、合谷；繼以一手拇指指腹固定於阿是穴，另一手拇指腹側順著咀嚼肌群肌纖維走行方向來回行按壓動作。

指壓強度以患者能承受為宜，反覆按壓5分鐘後再重複點壓以上穴位。每次10分鐘，每日或隔日1次，5次為1個療程。

（三）針刺按摩療法

1. 取穴　主穴：下關、嚼中、聽宮。配穴：通里、太陽、足三里、合谷。嚼中穴位置：下關穴與頰車穴連線之中點。

2. 治法　以主穴為主，酌取配穴，每次選3～4穴。患者取臥位或坐位，先直刺入，用輕微的手法撚轉提插，至得氣後，即以中強刺激，作平補平瀉手法1～2分鐘，使針感強烈。留針30分鐘，每5～10分鐘行針1次，手法同上。去針後，再在壓痛明顯處按摩1～3分鐘。每日1次，10次為1個療程。

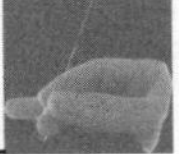

（四）穴位注射療法

1. 取穴　主穴：下關、聽宮。配穴：合谷、三間、內庭。

2. 治法　藥液：複方當歸注射液。每次選一側主穴，執筆式持注射器刺入穴位，進針深度0.5～1.0寸，上下提插，得氣後推進藥液0.5mL。餘穴用毫針刺，進針1.0～1.5寸，據症用補瀉法，留針15～20分鐘。主穴可交替注射，隔日1次，5次為1個療程，療程間隔3天。

（五）穴位雷射照射療法

1. 取穴　主穴：下關、合谷。

2. 治法　以小功率氦—氖雷射治療儀進行照射，2穴均取。光源距照射穴區距離為70～80cm，垂直照射，劑量多用8mV，少數可加至10mV。每穴照射8～10分鐘。每日1次，10日為1個療程，療程間隔3～5天。

（六）耳針療法

1. 取穴　主穴：顳頜點。配穴：面頰、上頜、下頜、三焦、肝、膽。顳頜點位置：位於對耳屏處耳軟骨彎曲部的外緣突出點（對屏尖區）。

2. 治法　一般僅取主穴，如效不顯，酌加配穴。探得敏感點後用30號5分針，直刺進針，即有明顯疼痛，疼痛癒明顯，效果癒好，如無疼痛感，可在原位提針，使針尖略移位，直至探索到疼痛點為止。針刺病痛一側，如兩側疼痛，可針雙側。留針20分鐘，中間捻針1次，強度以各人耐受情況決定。亦可以用0.7cm × 0.7cm正方形小膠布，內置王不留行子或磁珠1粒，貼於該穴，即行按壓，患者感覺明顯疼痛為佳，無疼痛，可在原位做前、後、上、下移動，探索到疼痛為止，按壓時間15～20分鐘。據病痛情況取一側或兩側。配穴每次取3～4穴，用上述耳穴壓丸法。耳針和壓丸均為隔2天1次，3次為1個療程。

（七）刺血拔罐療法

1. 取穴　主穴：患側下關穴。

2. 治法　患者取側臥位，患側面部朝上。常規消毒後，術者手持細三棱針對準下關穴，直刺3～6針，深度1～2mm。刺後取一小號玻璃火罐，用閃火法吸拔於針刺處，出血約5～10mL，10分鐘後起罐，擦淨瘀血。隔日治療1次。

（八）小針刀療法

1. 取穴　主穴：下關、頰車。

2. 治法　小寬針針具為特製的劍形鋼針，有6種不同型號。用於頭面部的為3號針（長11cm，寬0.35cm，厚0.18cm）。主穴均取，常規消毒後醫者用右手拇指、食指捏住針體，小指頂住針柄，中指、無名指扶住針體，針尖與皮膚呈90°角刺入。其中，下關約刺入0.5～1寸，頰車刺入0.5～0.8寸。出針後，速用閃火法在針孔處拔罐1分鐘左右，拔出瘀血約1mL。用消毒紗布拭擦血跡並按揉穴位各1分鐘。然後沿顴弓下與顴弓平行按摩3分鐘，再沿咀嚼肌的走行上下輕推12次。7天治療1次，5次為1個療程。

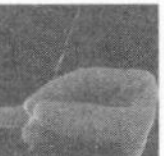

急性腮腺炎

概　述

流行性腮腺炎為腮腺病毒引起的小兒常見的急性傳染病。臨床上以腮腺腫大和疼痛為主要特徵。起病急，發熱，輕度不適，食慾減退，偶見頭痛、嘔吐等症狀。成人尚可出現睾丸炎等併發症。

中醫稱之為「痄腮」。

病因病機

本病多因感受風溫邪毒而引起。

辨證分型

1. 溫毒在表

畏寒發熱，頭痛輕咳，耳下腮腺酸痛、腫脹，咀嚼不利，邊緣不清，舌苔薄白微黃，脈浮數。

2. 熱毒蘊結

高熱頭痛，煩渴，食慾不振，或嘔吐，神疲，腮腫、疼痛、灼熱，伴咽喉腫痛，咀嚼不便，大便秘結，尿赤，舌苔薄黃，脈滑數。

3. 邪毒內陷

腮腫，頭痛，壯熱，嘔吐，甚至驚厥，抽搐，煩躁，少數伴有一側或兩側睾丸腫痛，少腹拘攣，尿赤，舌絳紅，脈細數。

辨證施治

清熱排毒，消腫止痛。

【取穴】

分兩組：①主穴：阿是穴。配穴：取合谷、少商。②主穴：角孫穴。配穴：取少商、少澤。

阿是穴在腮腺腫痛最明顯處。

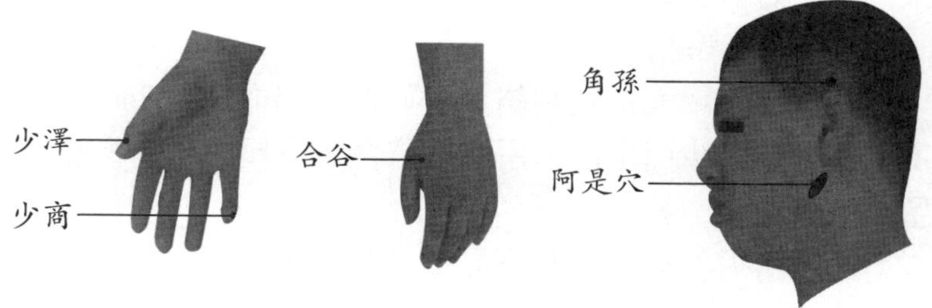

【操作】

皮膚常規消毒。第1天，腮腺腫痛最明顯處，以微火針快速散刺2～4針，深度0.3～0.5寸，不留針；合谷穴，用微火針點刺或用1寸0.25mm毫針針刺撚轉瀉法，留針30分鐘，少商點刺放血。第2天，微火針快速點刺角孫穴2～3針，深度透皮即可，少商、少澤點刺放血。

【按語】

微火針，「以熱治熱」，消腫排毒迅速，並且創面微小。合谷，手陽明經原穴，疏風解表，清熱解毒，少商，手太陰經井穴，點刺放血，可以清熱涼血，鎮驚除煩，少澤，手太陽經井穴，可以清熱涼血，清心除煩，並且還能

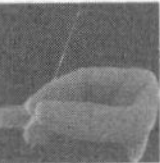

通利下焦熱毒。

名家驗案

李某，女，12歲。左耳下漫腫4天伴發熱，於1992年4月17日來診。患兒4天前即發現左耳下腫脹疼痛，繼之出現高熱，體溫高達39.2℃，經肌注、口服抗生素無效而來診。檢查：左耳下漫腫，皮色尚正常，邊緣不清，質地較硬，觸痛。伴有張口困難，咳嗽，吐白痰。發熱無汗，咽痛，納呆，大便乾3日未行。舌質紅，苔黃厚膩，脈浮數。

診斷：為痄腮。

治療：先用大椎穴刺絡拔罐放血，出血量約2mL。再用三棱針點刺少商出血。用毫針瀉合谷、尺澤，補復溜，留針10分鐘。

最後用火針點刺左耳下漫腫部位4針。患兒當即可張口不覺痛甚，休息半小時後體溫降至37.8度。囑患兒家屬配合內服清熱解毒之中藥2劑，並注意多飲水。共治療4次而癒。

熱重者加大椎放血；睾丸腫痛者加大敦放血；昏迷者加針刺人中；驚厥者加十宣放血。

本病患者要注意隔離，防傳染，並且要積極綜合治療。

中醫百家

（一）耳穴壓丸療法

1. 取穴　主穴：腮腺。配穴：耳尖。

2. 預防法　先在被預防者的耳尖穴用細三棱針點刺出血1～2滴，然後將王不留行貼壓於腮腺穴上，每日自行按壓2次，每次50下。3～4天換貼1次，7天為1個療程。

（二）燈火灸療法

1. 取穴　主穴：角孫。配穴：耳尖（耳穴）、列缺。

2. 治法　以主穴為主，效不顯時改取配穴，每次僅取一穴。一側患病點灸患側穴，雙側者灸兩側。以燈心草1根，一端蘸以菜油，點燃後，對準穴位，迅速點灸。以發出清脆的「叭」的一聲即可。注意燈芯蘸油時不可過多，以免燃燒時，油滴下燙傷；點燃時燈芯與皮膚不能接觸太緊，防止灼傷皮表。施灸後穴位處可見一綠豆大的白疱，囑患者勿抓破，白疱可自行消退。每日1次，5次為1個療程。

（三）敷貼療法

1. 取穴　主穴：合谷、翳風、角孫。配穴：頰車、曲池。

2. 治法　一般只取主穴，配穴據症情酌加。先刺患側（或嚴重一側）穴，再刺對側；先刺手部穴位，再刺頭面部。快速進針，迅速捻轉結合小提插運針十餘下，強刺激

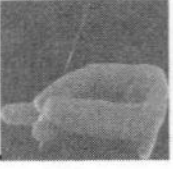

不留針。針後，於患部貼敷搗爛成泥狀的鮮蛇莓（全草）或仙人掌，上復襯以油紙或塑料薄膜之敷料，並用膠布固定。每天換藥1次，連敷1～4次。

少澤，手太陽經井穴，可以清熱涼血，清心除煩，並且還能通利下焦熱毒。

（四）線香灸療法

1. 取穴　主穴：角孫、翳風。

2. 治法　選用雙側角孫穴，用75%酒精消毒，將線香（即室內用衛生香）點著，對準穴位迅速點灸焠灼，以患者局部有短暫燒灼感為度，又於兩翳風穴線香點灸。每日1～2次，於3天左右痊癒。

（五）皮膚針療法

1. 取穴　主穴：手三里、溫溜。配穴：頸椎1～5、阿是穴。

2. 治法　主穴指手陽明經線手三里至溫溜段，用七星針由上而下以中刺激手法循經叩刺3～5遍。療效不顯者可在頸椎1～5兩側皮區各連續叩打3行，在腮腺局部腫脹處環形叩打2～3圈，每次5分鐘。每日1次。

（六）耳針療法

1. 取穴　主穴：屏尖、面頰。配穴：腎上腺、胃、胰膽、對屏尖。

2. 治法　主穴屏尖每次必取，如效不顯可酌加1～2個配穴。屏尖穴針法，常規消毒後，以左手拇指、食指挾持耳屏，拇指指切耳屏尖上緣，右手持30號1寸長不銹鋼毫針垂直刺入，深度以不刺透屏尖穴內側皮膚為度，捻轉得氣後急速出針。

餘穴採用捻入法進針，留針60～120分鐘，每30分鐘運針1次，反覆運針2次後起針。每次取一側耳穴，兩耳交替，每日1次，不計療程以癒為期。

（七）拔罐療法

1. 取穴　主穴：身柱、阿是穴。

2. 治法　刺絡拔罐法：先令患兒取正坐位，以1.0～1.5寸30號毫針刺入阿是穴，深約0.8～1.0寸，得氣後用捻轉瀉法，行針半分鐘後即取針，用消毒棉球輕壓不使流血。接著囑患兒伏臥，在身柱穴常規消毒後，用小三棱針點刺，一點即出，隨之以雙拇指擠壓針孔，出血一滴。

根據年齡大小，選擇合適口徑的罐具，在身柱穴上吸拔。留罐7～10分鐘（以局部皮膚紅潤為度）。隔日治療1次，不計療程。

麥粒腫

概　述

麥粒腫是生於眼瞼邊緣的局限性小結，形似麥粒，易於潰膿的一種眼病，又名偷針。本病現代醫學也稱麥粒腫。

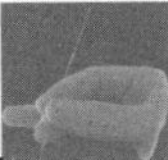

病因病機

該病多因素體虛弱，風熱外侵，脾胃濕熱上攻而致。分未成膿腫和已成膿腫。

臨床表現

初起胞瞼微癢微痛，微紅腫，繼之形成局限性硬結，並有壓痛，部分患者可有耳前或頷下腫核，全身症狀輕微。輕者數日自消，重者經3–5日於瞼緣見黃白色膿點，形如麥粒，膿出腫消。

辨證施治

【治則】

清熱解毒，化瘀消腫。

【取穴】

主穴：阿是穴。**配穴：**合谷、風池（雙側）。

【操作】

患者仰臥位，術者用左手固定準備刺的麥粒腫結節處，右手持微火針，把針尖燒紅，快速準確地刺入小結中，一般一針即可。如已潰膿，針後可輕輕擠壓使膿排出。針後注意保持針孔清潔。合谷、風池穴用微火針點刺或用毫針撚轉瀉法，留針30分鐘。

【按語】

微火針治療成膿期，創口小，易排膿，癒合快，不留疤，優於手術切開。注意眼部衛生，預防本病。

驗　案

李某，男，20歲，大學生。左上眼瞼局部紅腫1週餘。患者於1週前發現左上眼瞼內有一小結，微痛，逐漸加重，經熱敷無效至今，來診。

檢查：左上眼瞼見一約0.3cm × 0.3cm的結節，紅腫，頂尖有膿點。

診斷：麥粒腫（成膿期）。

治則：用微火針點刺膿點1針，擠出少量膿液，1次而癒。

> 該病初起時，可局部熱敷或配合太陽、耳尖放血，多可治癒。已成膿者，切忌自行擠壓，以免膿毒擴散。

中醫百家

刺絡放血療法

1. 取穴　主穴：背部陽性反應點。

2. 治法　背部反應點放血。在第3～9胸椎兩側旁開3寸之內，尋找形似丘疹的反應點，局部消毒後用注射針頭或三棱針刺入1mm左右，挑破皮膚，並挑斷肌纖維，加拔火罐5分鐘，使其出血1～2mL。每次選用兩個反應點，每日1次，經1～3次治療都可治癒。本法可單獨使用，也可配合耳尖放血。

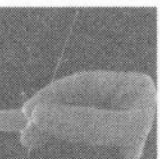

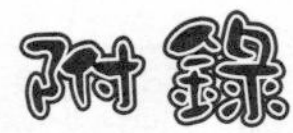

附錄 30例微火針病例

1. 頭痛（血管收縮性頭痛）

周某，男，45歲，農民。1999年6月8日初診。

主訴：前頭痛3年餘。

病史：3年前騎摩托車外出感受風寒，出現前頭痛。3年來，頭痛纏綿不癒，曾先後用中西藥物及針灸治療，均未見效。現前額部酸痛，拘緊，惡寒喜暖，遇冷加重，轉頭時頭痛加劇。痛時用手輕輕叩擊局部，頭痛可稍緩解。

檢查：神清體健，反應敏捷，面色正常，雙側瞳孔等大同圓，對光反射存在。舌質淡紅，苔薄白，脈浮弦。

診斷：頭痛（血管收縮性頭痛），風寒襲絡型。

治療：祛風散寒，溫經止痛。

取穴：前額經筋結節點（壓痛點）、風池、攢竹、太陽、合谷。

操作：上述5穴微火針點刺，每穴1～3下，隔日施治1次。經上述方法施治施治1次後，頭痛明顯減輕，2次後疼痛基本消失，3次後痊癒。觀察1月餘，再未復發。

按語：患者因風寒侵襲經筋，致使氣血凝滯，經氣運行不暢所致。寒邪凝於經絡未去，故頭痛纏綿不癒；寒性收引，故頭痛拘緊，寒邪易傷陽氣，故頭痛遇冷加劇，得熱緩解。故治宜祛風散寒，溫經止痛。頭維乃足陽明、足少陽和陽維脈之會穴，配合應用風池、攢竹微火針點刺可以疏通頭面部之經氣，達到祛風散寒、溫經止痛之目的。微火針點刺頭面部經筋筋結點（壓痛點），消結解筋，疏通經脈，更配合合谷穴，善於通調頭面經脈氣血，有較強的溫經散寒之力。諸穴合用，使寒邪得除，經氣得通，故

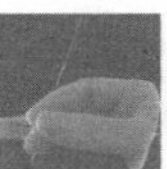

頭痛癒也。

作者將微針刺法改為微火針點刺，每次均即刻見效，療效頗佳，且遠期效果也好。作者用該法治療6例頭痛（風寒型）患者，皆在2～3次針刺後即痊癒，且療效鞏固。

2. 中風（腦血栓）

李某，男，67歲，退休幹部。2002年5月21日初診。

主訴：左側半身不遂，左上肢疼痛3月。

病史：患高血壓18年。3個月前因勞累過度而發生左側半身不遂。經某市醫院治療後病情穩定，曾用針灸治療，但左側半身不遂未見好轉。現症：左半身不遂，左上肢疼痛明顯，日夜不能入眠，其痛與天氣變化無關，手背浮腫。

檢查：神志清楚，面色少華，無口眼喎斜，血壓：17.3/12kPa（130/90mmHg），左上肢肌力Ⅱ級，左下肢肌力Ⅲ級，右側上下肢肌力正常。舌質淡，舌體胖大，苔薄白，脈沉無力。頭部CT（電腦斷層掃描）診斷為腦血栓。

診斷：中風（腦血栓），氣虛阻絡型。

治則：益氣通絡，活血止痛。

取穴：背部取穴：大椎、至陽、筋縮、命門、腰陽關，五臟俞加膈俞；頭部取穴：百會、上星、四神聰、健側筋結點、風池；上肢取穴：患肢筋結點、肩髃、曲池、合谷、外關、後谿；下肢取穴：患肢筋結點、環跳、陽陵泉、伏兔、足三里、承山、崑崙、申脈對照海、太衝。

操作：首取背部大椎等穴，以微火針點刺後，繼用火

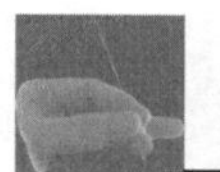

罐拔五臟俞加膈俞，以助陽開痹，取頭部百會、上星、四神聰、風池，以潛陽通脈，醒神開竅，取患側上肢手陽明經穴為主，並查找筋結點（僵硬點或壓痛點），施行微火針點刺2次後，上肢可以抬舉，手指握力增強，疼痛明顯減輕。

繼用此法針治1次，疼痛基本消失。以後取上述諸穴，治療其半身不遂，偶用十二井穴、中脘及關元，施治8次後，生活能自理。隔日1次。（注：患側用微火針點刺，健側用微針捻轉補法。）

按語：疼痛是半身不遂常伴發的症狀，其本質是因陽氣不足導致經筋瘀結、經脈阻滯的表現。故在治療時，應本著「急則治其標，緩則治其本」的原則進行治療。取督脈諸穴以助陽氣，督脈乃諸陽經之總綱。查找筋結點以消散之，取陽明經穴以通調氣血，取陽維之交會穴外關、督脈之交會穴後谿以疏通陽脈，最後達開痹通絡，諸症緩解。 在疼痛得到控制後，再用五臟俞配以膈俞、上下肢等穴，以補益經脈氣血，使經筋功能恢復，而使半身不遂之機體恢復正常。

3. 腸澼（潰瘍性結腸炎）

張某，女，34歲，教師。2003年1月23日初診。

主訴：右側下腹痛，有時大便帶有膿血已1年。

病史：1年來時常腹痛，以夏秋較重，大便中時有膿血，於瀋陽某醫院住院治療，鏡檢乙狀結腸，有25cm長一段腸黏膜糜爛，有部分息肉，診為潰瘍性結腸炎。欲進行手術治療，患者堅決不同意而採用保守療法，病情好轉

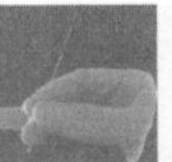

而出院，1年間反覆住院3次，但病始終未癒。

檢查：患者神志清楚，面色黃，體瘦弱，舌質淡紅，苔白膩，脈細。觸診：腹平軟，右下腹有壓痛。

診斷：腸癖（潰瘍性結腸炎），脾失健運型。

治療：健脾利濕，散寒止痛。

取穴：天樞、右下腹筋結點（壓痛點）、大腸俞、足三里、神闕。

操作：神闕用隔鹽灸法，艾捲灸每次10～20分鐘，以患者自覺腹內有溫暖感為度。天樞、右下腹筋結點（壓痛點）、大腸俞，施行微火針點刺法，每穴1～3下，針後可以拔火罐10分鐘；足三里採用微針刺之。隔日施治1次，5次後停針3天再治。

臨床施治15次後，腹痛消失，大便正常，告之痊癒。2年後隨訪未見復發。

按語：潰瘍性結腸炎屬中醫腸癖範疇，病在下焦，寒濕滯於大腸，發為該病。證係脾不健運，水濕內停，中焦受阻，濕從寒化，寒濕內蘊於大腸，氣機受阻，氣血與腸中濁穢之物相搏，脾胃虛衰，統攝無權，故腹痛、時而便血。取天樞、大腸俞以益氣固腸，化濕止瀉；右下腹筋結點（壓痛點）微火針散刺之，解筋消瘀、化濕散寒，直達病灶；足三里以調運升降，理胃補腸，止瀉攝血；隔鹽灸神闕以溫經益脾，散寒止痛，諸穴合用，而奏佳效。

4. 腰痛（腰椎骨質增生）

齊某，男，58歲，微機員。2001年1月19日初診。

主訴：腰痛，右側疼較為明顯，已2月餘。

病史：患者腰痛約2年，腰痛時輕時重，近時期工作較忙，房間較冷，每日坐時較長，腰部疼痛並出現沉墜感，因此腰痛比以前加重。在醫院檢查尿常規正常，經X光攝影檢查，診斷：腰痛（腰椎骨質增生），腎虛型。

治療：強腰補腎，通經活絡。

取穴：腰椎3～5旁筋結點（壓痛點）、腎俞、大腸俞、環跳、陽陵泉、絕骨、足內外踝後下方筋結點。

操作：微火針點刺法，配合腰部穴拔火罐。施治5次，症狀完全消失，痊癒。

按語：腰椎骨質增生，是中老年人常見的慢性病。該病起病較緩慢，常因受涼、受濕或勞累而誘發。中醫將其歸之於腰痛範疇，其因源於腎虛。如《諸病源候論》日：「腎主腰腳，三陰三陽十二經，奇經八脈，有貫腎絡於脊者……。」該患者年邁氣血虛衰，腎陽不足，寒濕內侵，脈絡受阻，故腰痛腰麻。微火針點刺之，能快速補腎助元，疏筋散瘀，通經活絡，標本兼治。微火針點刺對腰椎骨質增生本身，雖無作用，但對因增生所引起的臨床症狀，治療效果是肯定的，絕大部分患者，透過治療可以迅速緩解症狀，直至症狀消失。

5. 行痹（風濕性關節炎）

王某，男，56歲，農民。1999年6月9日初診。

主訴：全身關節游走性疼痛2年，近半年加重。

病史：2年前因下河洗澡受涼，後來逐漸出現兩側肘、膝關節酸痛，每值天陰、下雨時加劇，全身關節均疼痛，無一固定部位，但以兩膝關節症狀較重。現在兩膝、

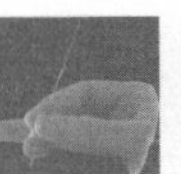

兩肘關節，即便在夏季晴天，亦不敢著薄衣。雖經中西藥及針灸多次治療，效果不顯著，故前來求醫。

檢查：呈慢性病容，身體較瘦，四肢活動正常，兩膝關節略腫脹。舌苔白，兩脈弦緊。

診斷：行痹（風濕性關節炎）。

治則：疏通經絡，調和營衛。

取穴：華佗夾脊穴、大腸俞及八髎附近筋結點、關節周圍筋結點（壓痛點）、八風八邪。

操作：微火針點刺法，首先點刺上述華佗夾脊穴，並在腰骶部大腸俞、八髎部位查找筋結點（壓痛點）後微火針散刺之，然後拔火罐。隔日施治1次。

經過2次治療後，全身關節輕鬆溫熱，疼痛減輕，經4次治療後疼痛明顯好轉，經7次治療後，基本痊癒。

按語：患者為衛氣不固，腠理空虛，風寒濕邪乘虛侵襲經筋，致使經絡受阻而發為行痹。因經中西藥及針灸治療，效果不顯著，而改用微火針療法，找筋結點（壓痛點），以純陽之火，直刺病所，並用背部華佗夾脊穴以補益陽氣，疏通周身經氣，扶正祛邪。配合八髎、八風八邪以增強風寒濕邪的排出。治療風濕痹症方法很多，各有所長，但以微火針療法較為簡便快捷，並且不用藥物，甚得患者歡迎。

6. 中風（多發性腦梗塞）

袁某，女，63歲，退休職工。2003年5月11日初診。

主訴：右側半身不遂，語言不清5月餘。

病史：患者5個月前，晨起突覺右側半身不遂、頭暈，語言不清，到本市某醫院做CT檢查，診斷：多發性腦梗塞。住院治療2個月，病情穩定，出院。

檢查：患者神志清楚，語言蹇澀，舌質紫紅，苔白膩，脈弦。右上肢肩關節能微動，肘關節和腕關節只可略活動，拇食無名指能微動，肱二、三頭肌腱反射（±），膝腱反射（+），巴氏徵（±）。血壓：150 / 110mmHg。

診斷：中風（多發性腦梗塞），肝陽上亢型。

治則：平肝潛陽，通經活絡。

取穴：舌部，患肢筋結點（僵硬處）、肩髃、曲池、合谷、外關、環跳、陽陵泉、崑崙、照海、太衝。

操作：首先：微針點刺舌部；然後微火針點刺患肢筋結點（僵硬處）、肩髃、曲池、合谷、外關、環跳、陽陵泉、崑崙、太衝。健側上下肢穴用微針捻轉補法。艾灸關元30分鐘。隔日施治1次。第1次治療時使用了雙側風池、雙委中刺血拔火罐療法。

第1次針後，上肢活動即明顯好轉，手指活動幅度見增大。施治共7次，語言及四肢活動基本正常。

按語：重用陽明經穴以補益氣血。因血虛則不能濡潤肝木，精虛則失於滋養，以至陰虛火旺，肝陽上亢，經筋缺乏濡養，乃成痿躄。又重用少陽經穴以補肝疏筋，佐以太衝、照海養陰平肝，補益經筋。灸關元是補腎固本，益氣生血。舌針直通腦竅。諸穴合用，共奏強筋益髓，補益氣血，疏通經絡。

7. 腰痛（急性腰扭傷）

鞠某，男，26歲，工人。2005年9月7日就診。

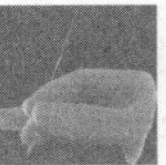

主訴：左側腰部劇痛3天。

病史：素患風濕性腰痛，3天前因打乒乓球不慎扭傷腰部，疼痛劇烈，俯仰活動受限。曾在某按摩診所按摩、服活血止痛藥無效而來診。

檢查：左側腰部緊張，局部無紅腫，但壓痛明顯，膀胱經承山穴附近有壓痛點。

診斷：腰痛（急性腰扭傷），瘀血阻滯型。

治則：疏理經筋，疏通經脈，散瘀止痛。

取穴：左側腰部筋結點（壓痛點）、承山（雙）。

操作：微火針散刺法，針後拔火罐，留10分鐘。

施治1次後腰痛緩解，活動自如。隔日復診時仍有壓痛反應，用微針刺健側攢竹穴，讓其活動腰部後症狀消失，痊癒。隨訪2個月，未見腰痛。

按語：腰在經屬太陽，在髒屬腎。又為衝任督帶之要會，因用力不均扭傷，則氣血瘀滯，經絡閉阻而劇痛。急治其標，取腰部筋結點（壓痛點）微火針直接散刺，散瘀消結，迅速疏理經筋；承山主治腰痛，腰痛時常有筋結點（壓痛點），針刺之，腰痛癒。扭傷劇痛後，氣血瘀滯，經微火針治療，瘀祛絡通，風濕亦隨之而去。

8. 頭痛（神經性頭痛）

周某，女，31歲，職員。2004年9月18日就診。

主訴：右側頭痛5年。

病史：患者5年前出現右側頭痛、時輕時重，不明原因，每日昏昏沉沉，影響生活、工作。曾作腦血流圖報告「神經緊張度增高」。飲食尚可，大便秘，經用中西藥、針灸治療無效來診。

檢查：面色潮紅，語言爽朗。舌質紅，苔膩，脈象弦細。血壓110 / 75mmHg。耳上顳部及枕部風池附近經筋出現多處筋結點（壓痛點），肝經之太衝、行間中間經筋出現筋結點（壓痛點）。

診斷：頭痛（神經性頭痛），邪擾少陽。

治則：舒肝利膽，降火熄風，疏筋通經。

取穴：患側頭部筋結點（壓痛點）、合谷、太衝。

操作：微火針散刺頭部筋結點（壓痛點），風池附近筋結點可以散刺後拔火罐出血，合谷（健）、支溝（雙）、太衝（雙）微針刺瀉法，留針30分鐘。每5分鐘捻轉行針1次。

一診後頭痛頭暈明顯減輕，昏沉消失。二診後頭痛基本消失。三診便秘解。四診全身鬆快，頭痛症狀消失而癒。隨訪數月，頭痛未作。

按語：肝膽火熾，上沖清竅則頭痛頭昏，橫犯胃腸則便秘。病機主要在膽經，病位在頭。微火針散刺，以熱瀉熱，疏筋散結，微針用瀉法，疏肝利膽，降火通經自癒。該患以前針灸，頭痛針頭，只配合谷，雖當時止痛，針後如故。可見循經辨證取穴，釜底抽薪，諸症俱解。

9. 中風後遺症（腦血栓）

蕭某，男，50歲，公務員。2001年5月12日初診。

主訴：右半身不遂4月餘，右手指伸屈不靈，麻木。

病史：4月前某夜，在睡眠醒後，突然發現右半身偏癱，經中西藥治療後，神志很快恢復正常，亦無語言障

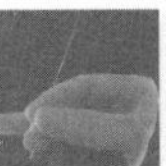

礙。但右上肢仍然動作不靈，右手麻木。

檢查：神志清晰，行路略有遲鈍，右上肢上舉困難，右手指伸屈不自如，寫字困難，痛溫覺遲鈍。舌質淡潤，苔微白，脈沉細無力。

診斷：中風後遺症（腦血栓），中經絡型。

治則：通調經氣，舒筋活絡。

取穴：左側頭部筋結點（壓痛點）、內關、肩髃、曲池、合谷、後谿（右）。

操作：微火針散刺療法，隔日施治1次，6次1個療程。

經2次治療後，患者右上肢活動較治療前明顯自如，感覺亦有恢復。1個療程後基本痊癒

按語：中風後遺症多為本虛標實，患者為中經絡，病本為氣血兩虛，筋脈失養。病標為瘀阻經絡，經氣不暢。該病程緩、標病急解，故取頭部筋結點（壓痛點）以疏筋通經，活血散瘀，取手陽明經穴以補益氣血，活血化瘀；內關以行氣和營通絡，並加用後谿（交會穴）通督復陽，舒筋活絡。微火針以較強之力予以刺激，藉以收到更佳作用，使患肢較快得以恢復功能。

10. 偏頭痛（血管性頭痛）

愛德華，男，41歲，英國人。2004年3月15日初診。

主訴：偏頭痛6年餘。

病史：自6年前，始發偏頭痛，時輕時重，時左時右，發無定時，每次持續2～6分鐘，偶爾可達1～2小時，疼痛欲裂，伴同側眼部肌肉抽搐，坐臥不寧，甚為痛苦。曾在英、美等國就醫，均診斷為血管性頭痛。經多方

治療均未獲根除。既往長期夜寐不安，易醒、多夢，心悸，心煩易怒，神疲，經行提前，色淡，時有赤白帶下。

檢查：神志清楚，語言流暢，形體消瘦，面色無華，神疲倦怠，行動自如。舌質紅、苔黃，脈弦細。

診斷：偏頭痛（血管性頭痛），心血虧虛型。

治則：補血養心，滋腎疏肝。

取穴：頭部筋結點（壓痛點）、風池、心俞、肝俞、腎俞；內關、太衝（雙）。

操作：頭部筋結點（壓痛點）、風池，微火針散刺法；心俞、肝俞、腎俞微火針點刺法；內關、太衝微針刺瀉法。隔日針刺1次。5次為1療程。

施治1次後，頭痛明顯減輕；針至第5次後，諸症消失，便自動停止治療。1個月後，病情又發，但疼痛較前減輕，後又堅持治療1個療程，諸症悉平。隨訪療效鞏固。

按語：頭痛原因較為複雜，該例由於長期夜寐不安，心悸多夢，面色無華，乃為心血虧虛之症。心血不足則不能上榮腦髓，絡脈空虛而頭痛。頭部筋結點及風池，微火針散刺疏筋散結，祛風通經；針補內關、心俞，為治本之法，以養心血，安心神。患者頭痛在側，脈弦細無力，乃兼肝陽亢逆之象，針刺太衝、肝俞、風池，為治病之標。用腎俞滋水涵木，標本兼治，使陰陽平衡，頭痛祛除。

11. 腰痛（慢性盆腔炎）

鄒某，女，35歲，護士。2001年3月10日就診。

主訴：腰骶痛6年餘。

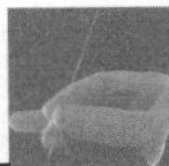

病史：患者6年前分娩後腰骶疼痛。納可，便常，月經正常，白帶多。每上班長時間站立後腰骶痛加重，即需臥床休息方可。曾按風濕、勞損等治療無效，來診。

檢查：面色萎黃，語言清晰，舌質淡紅，苔薄白，脈象沉緩。督脈命門穴及八髎附近觸摸有筋結點（壓痛點），帶脈及足臨泣處觸摸有筋結點（壓痛點）。

診斷：腰骶痛，邪客帶脈。

治則：疏筋散結，通經導氣。

取穴：命門穴及八髎附近筋結點（壓痛點），帶脈及足臨泣處筋結點（壓痛點），中極。

操作：微火針散刺法，配合針後拔火罐。

施治1次後，腰即不痛、活動自如，筋結點仍有壓痛。二診腰感稍乏，白帶減少，三診壓痛反應減輕，繼針2次後反應消失而癒。經訪數月，腰未再痛。

按語：《靈樞・經別》：「帶脈總束諸脈，使不妄行，如人束帶而前垂，故名。婦人惡露隨帶而下，故謂之帶脈。」腰痛既非風濕、勞損、外傷等所致，可考慮帶脈約束功能失職。查腰骶痛，白帶多；帶脈穴及帶脈的交會穴足臨泣附近觸摸有筋結點（壓痛點）。因而病機在帶脈，病位在腰。治則疏筋散結，通經導氣，微火針祛邪散瘀力強，證速隨針消散。

12. 脫　肛

蕭某，女，15歲。2001年12月5日初診。

主訴：幼年脫肛，至今。

病史：幼年患腸炎，遷延日久不癒而致脫肛。10年來，每次大便時肛門即脫垂，其長度約2.8cm，便後不能自行回納，需以手托之幫助納入。每日大便2～3次，便後下墜感十分突出。雖經中西醫多種方法治療，效果不佳，兼見氣短、乏力。

檢查：形體消瘦，舌苔薄白，脈象細弱。

診斷：脫肛，中氣下陷型。

治則：補中益氣，升陽舉陷。

取穴：長強、大腸俞、百會、關元、氣海、足三里。

操作：長強、大腸俞、百會，微火針輕輕散刺，溫補法；足三里，微針刺捻轉補法，留針30分鐘；關元、氣海，艾條灸之，施治30分鐘。

2診時自述肛門脫垂縮小。連續施治3次後，僅用關元、氣海、足三里，艾條灸之，施治30分鐘。又連續治療5次，脫出之肛門回納。痊癒。

按語：脫肛多因瀉痢日久或大病之後，元氣虧耗，致使中氣下陷，督任虧損，收攝無力，大便時肛門重墜有物脫出。穴取長強以固督脈加強肛門括約肌的約束功能，取百會以升下陷之氣，大腸俞以調理大腸功能，關元、氣海以培補元陽之氣，足三里健脾補中，諸穴相伍，其效果相得益彰。

13. 扭傷（踝關節軟組織扭傷）

楊某，男，21歲，戰士，2008年3月19日初診。

主訴：左足扭傷1週餘。

病史：1週前參加足球賽時，不慎扭傷左足，當時疼痛、腫脹較重，行動不便。經服西藥及外敷藥物，稍有好

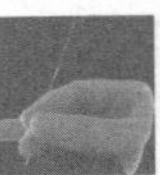

轉，疼痛始終未能消失，轉我科針灸治療。

檢查：左足外踝周圍腫脹、瘀紫，外踝前下緣壓痛明顯，踝關節背屈、蹠屈困難。

診斷：左足扭傷（踝關節軟組織損傷），血瘀型。

治療：活血化瘀，疏筋通經。

取穴：外踝前下方筋結點（壓痛點）、陽陵泉穴至絕骨之間筋結點（壓痛點）、陽池（右）。

操作：陽陵泉穴至絕骨之間筋結點（壓痛點），施行易經筋推拿手法疏散之；外踝前下方筋結點（壓痛點），用微火針散刺，拔火罐出血；然後，微針刺陽池（右），留針30分鐘，隔5分鐘行針1次，同時令其活動患肢。

一診後疼痛大減。

二診：現僅覺隱痛，腫脹明顯消退，行走較為方便。

經施治3次後疼痛基本消失，可以跑步活動，均無受限。

按語：該法首先採用循經理筋導氣手法和微火針散刺法以消散經筋瘀結，疏通經脈，消腫止痛；微針刺右陽池是 同名經相應交叉取穴法，是根據中醫學理論基礎：「病在下者，取之上。」手少陽三焦經與足少陽膽經為同名之經，陽池（手少陽經）與患部的丘墟（足少陽經）相對應，兩者又「同氣相求」，根據《內經》中巨刺的原則，「左病治右，右病治左」而引申為該法。 踝關節軟組織扭傷後，局部出血凝滯，經筋瘀結，經脈不通，氣血運行不暢，而出現疼痛、腫脹及活動受限。採用該套治法，可促進局部氣血流通，筋結消散，經脈通暢，通則不痛，而達消腫止痛之目的。

筆者常用此法，治療踝關節扭傷。療效甚佳。並且多數在1～4次獲癒。

14. 哮喘（支氣管哮喘）

紀某，男，75歲，軍隊離休幹部。1996年9月12日初診。

主訴：胸悶，氣促，呼吸困難，夜不能平臥1週。

病史：咳嗽，喘促20年餘。每年多秋冬發病，春夏則好轉。近日來，因心情不舒暢，病狀逐漸加重。現在終日胸悶，氣促、呼吸困難，不能平臥，夜間更甚。過去服中西藥後症狀有所好轉，如今服藥療效轉差。患者要求針灸試一試。

檢查：患者極度瘦弱，呈慢性病容，胸呈桶狀，吸氣短促，呼氣延長，說話費力，坐臥不安。叩診兩胸部呈明顯鼓音，聽診兩肺呈現明顯哮鳴音。舌苔白膩，兩脈沉細無力。

診斷：哮喘（支氣管哮喘），肺腎兩虛型。

治則：調補肺腎，理氣平喘。

取穴：肺俞、腎俞、氣海、孔最。

操作：肺俞、腎俞，施行微火針散刺法，配合拔火罐；孔最、氣海，艾條灸之，施治30分鐘；隔日施治1次。

第1次治療後患者症狀便明顯減輕，經2次治療後便可以平臥，喘促明顯減輕。

按語：患者喘促日久，肺氣受損，母病及子，累及於腎，肺腎兩虛，則演愈重。用微火針散刺，其刺激量較大，補腎虛理肺氣，療效多滿意；氣海，艾條灸之以補下

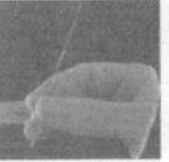

元；孔最，艾條灸之以宣肺平喘。使下焦腎氣得以培益，上焦肺氣得以調理，故收到良好之療效。

15. 腰腿痛（腰椎間盤突出症）

王某，女，45歲。2005年3月12日初診。

主訴：腰痛伴雙下肢麻木，活動受限半月餘。

病史：患者半月前因彎腰搬東西不慎，導致腰痛伴雙下肢麻木，活動受限。在省人民醫院做CT掃描，診斷為腰椎4、5椎間盤髓核脫出，壓迫椎體之相應上下邊緣。住院治療1個月，無好轉，且腰痛加重而出院。他人介紹來診。

檢查：神清語明，面色萎黃，全身消瘦，舌紅，苔白厚，脈沉細。腰椎4、5橫突間壓痛明顯，下肢發涼，足趾活動欠佳。

診斷：腰腿痛（腰間盤突出症）。

治則：壯腎固髓，活血化瘀，疏筋散結，通經止痛。

取穴：腎俞、腰椎L3、4、5、S1橫突間筋結點（壓痛點）、大腸俞、環跳、陽陵泉、懸鐘、外踝前後筋結點。

操作：首先，易經筋推拿手法疏理腰腿部經筋，然後施行微火針散刺法，配合拔火罐出血更好。

施治1次後腰痛緩解，雙下肢麻木感好轉，有人扶持可下地行走，肌力增強。隔日施治1次。4診後腰痛基本消失，雙下肢無異常感覺。停止治療回家休息。

按語：該症以腰痛為主，逐漸加重，伴雙下肢麻木，活動受限。其病機與腎和骨髓有關。治療以強腰腎，補骨生髓為主。用腎俞、絕骨以強腎補骨生髓，採用疏筋通經手法和微火針散刺法施治，以迅速消瘀散結，通經止痛。如配合刺血拔火罐治療，療效很快即可顯現。

16. 痛痺（坐骨神經痛）

王某，男，38歲，軍人。1992年10月15日來診。

主訴：右腿痛2天。

病史：患者2天前在工作時遇雨，全身淋濕，晚上回宿舍自覺全身發冷，右腿冰涼麻痛，夜間痛甚，曾服止痛片未緩解，第2天腿痛不已，行走困難。第3天右腿持續性疼痛，陣發性加劇，不能屈伸，疼痛由臀部向大腿後外側放射性串痛，不能站立，步履艱難。來我科針灸治療。

檢查：攙扶來診，痛苦面容，呻吟不已，舌苔淡膩，右腰椎4、5橫突外觸摸用筋結點（壓痛點）、臀部觸摸用多處筋結點（明顯壓痛點），疼痛向大腿後外側放散。直腿抬高試驗（—）。腰椎X光正側位像無異常所見。

診斷：痛痺（坐骨神經痛）

治則：疏風散寒，疏筋通脈，消結止痛。

取穴：腰椎3、4棘突旁筋結點（壓痛點）、臀部筋結點（壓痛點）、陽陵泉、外踝周圍筋結點。

操作：微火針散刺法，配合筋結點刺血拔火罐療法。

施治完後立刻能站立，感覺腰腿輕鬆，行走如故，腿痛消失。1次臨床治癒。

按語：患者因冒雨感受風寒，使風寒濕邪侵襲人體腰腿足少陽、足太陽經筋，以致氣血阻滯，不通則痛，首先，取經筋瘀滯結點，微火針散刺，疏散風寒濕邪，配合筋結點刺血拔火罐，無邪不摧。陽陵泉，筋之會穴，取其

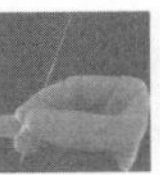

擅能疏筋止痛。《針灸甲乙經》日：「髀痹引膝股外廉痛，不仁、筋急，陽陵泉主之。」《長桑君天星秘訣歌》：「冷風濕痹針何處，先取環跳次陽陵。」環跳為足少陽與足太陽之會穴，陽陵泉為八會穴之一，筋會陽陵，兩穴上下配伍應用，可起到疏筋通脈，除痹止痛的功效。

17. 痛痹（坐骨神經痛）

姜某，女，32歲，打字員。2002年1月5日初診。

主訴：左側臀部及腿後外側針刺樣疼痛1月餘，近5天加重。

病史：患者1月前因洗涼水澡後出現左腿疼痛，5天前受寒後加重，其家屬送其去本市兩家醫院治療，痛勢不減，故來求治。

檢查：患者痛苦面容，呻吟不已，左側臀部及大腿後外側刺痛並向小腿、足踝部放散，左環跳、殷門處經筋壓痛明顯，左下肢活動受限，直腿抬高試驗（+）。舌淡，苔薄白，脈浮緊。

診斷：痛痹（坐骨神經痛），風寒型。

治則：祛風散寒，疏筋通脈，除痹止痛。

取穴：左環跳和殷門經筋壓痛點，肱橈肌腹筋結點（左手三里）。

操作：針對左環跳和殷門經筋壓痛點施行微火針散刺法，配合刺血拔火罐法。然後，用易經筋推拿手法按揉、彈撥、推擦（左）肱橈肌腹筋結點，注意指力力透手三陽經。施治後患者即感疼痛基本消失，僅遺留小腿脹感。二診治療同上，諸症俱消。

按語：該病為原發性坐骨神經痛，屬中醫「痹證」範疇。其病為風寒濕邪（寒邪為主）侵犯足太陽、足少陽經並留滯於臀腿膝處經筋所致。筆者透過微火針散刺寒濕之邪所侵經筋，以純陽之力直透病灶，散其邪，施針處配合拔火罐出血，每每療效出奇明顯。

18. 落　枕

李某，男，21歲，戰士。2005年11月2日初診。

主訴：左側頸項強痛，活動受限3小時。

病史：今日晨感覺左側頸項酸楚強痛。並向同側肩背、上肢擴散，不能向右側回顧。前來就診。

檢查：向右側扭頭時，左側百勞穴附近有明顯牽拉痛，觸摸有筋結點（壓痛點），伴肌緊張。外觀未見異常。舌淡，苔薄白，脈弦細。

診斷：落枕。

治則：疏筋通經，散瘀止痛。

取穴：頸部筋結點（壓痛點）、後谿（雙側）。

操作：首先微火針散刺頸部筋結點（壓痛點），拔火罐；後微針刺後谿，行捻轉瀉法，留針20分鐘，同時令活動頸部。僅針1次，痛止病除，活動自如。

按語：後谿為手太陽小腸經腧穴，八大交會穴之一，通督脈，具有宣通陽氣，通絡止痛之功。頸部筋結點施行微火針散刺，以求快速祛風散寒、解筋通絡、活血止痛之效。兩者相互促進，共收疏筋通經、祛風散邪、活血止痛之功，故落枕之疾，針到病除妙用也。

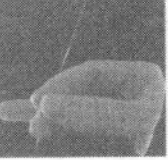

19. 咳喘（慢性氣管炎）

程某，女，63歲，首長家屬。於1996年3月22日初診。

主訴：咳嗽痰喘30年餘。

病史：30年來每年秋冬時節咳喘發作頻繁，近1年來病情加重，咳嗽劇烈，痰白量多，動則氣短，易感冒，畏寒肢冷，腰酸腿軟，心悸多汗，食慾欠佳，體乏無力。經中西醫藥物治療，症狀時輕時重。

檢查：神疲倦怠，語聲低微，目前病情緩解，咳喘減輕，身體瘦弱，舌淡苔薄白，脈沉細。

診斷：咳喘（慢性氣管炎），肺腎陽虛、寒痰伏肺型。

治則：扶正祛邪，溫陽散寒，宣肺平喘。

取穴：大椎穴附近筋結點（壓痛點）、風門、肺俞、心俞，腎俞、氣海、內關。

操作：大椎、風門、肺俞、心俞、腎俞，施行微火針散刺法，外加閃火罐；氣海，艾條灸30分鐘；內關微針刺，行溫補法。隔日施治1次。10次為1個療程。1個療程後食量大增，精神體力明顯好轉，又連續治療1個療程，咳嗽基本消失，體重增加。當年冬季隨訪，咳喘病已癒，身體較前強壯，尚能從事家務勞動。

按語：喘咳病久治不癒，冬寒易發，屬於肺腎雙虛、正虛邪實的特點，採用微火針散刺法，外加閃火罐，解表散寒，宣肺化痰，溫腎益肺；大椎穴附近筋結點（壓痛點），微火針散刺消散之，振陽通脈，祛邪平喘；微針刺內關行溫補法，其為八大交會穴之一，通陰維，能達寬胸理氣、疏理三焦之功效。艾灸氣海穴以補益腎元，肺腎雙補，納氣平喘。諸法合用，療效甚佳。此法對各種類型的喘咳均有一定療效，而對於虛寒型者效果更佳。

20. 痛　經

魯某，女，25歲，未婚。1995年1月9日初診。

主訴：月經來潮腹痛1年餘，近2天加重。

病史：13歲初潮，經期先後不定，經量正常。自去年經期因生氣食冷飯，出現小腹隱痛，以後逢月經來潮便小腹墜痛，經量時多時少，血色暗紫夾有血塊，經行不暢，伴脅痛乳脹，煩躁易怒。此症逐次加重，如今月經來潮時小腹疼痛難忍。經市某醫院多次診治不見好轉，每來潮時一日口服4～8片去痛片，腹墜痛方略有緩解。這次月經來潮2天，持續性劇烈疼痛不止，伴有頭脹，口苦咽乾，胸脅悶滿，兩乳發脹，小腹墜痛，經量少，色紫黯黏稠，便秘。經別人介紹前來針灸治療。

檢查：面紅目赤，呻吟，滿頭大汗，不能直腰，攙扶來診。小腹拒按，舌質暗紅，苔黃脈弦數有力。

診斷：痛經，肝鬱氣滯型。

治則：疏肝解鬱，理氣止痛。

取穴：肝俞、八髎附近筋結點（壓痛點）、中極、內關、公孫。

配穴：太衝。

操作：肝俞、八髎附近筋結點、中極，微火針散刺後拔火罐；微針刺雙內關（針感往上傳導為佳）、公孫穴

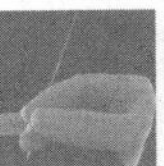

（針感傳向趾頭或沿大腿內側傳向小腹為佳）0.5寸深，採用捻轉瀉法，留針30分鐘。

經1次治療後小腹脹痛明顯好轉，心情舒暢。第2次治療後上述諸症均已減輕，腹痛消失。第3次來診時，自述腹部稍有隱痛，頭微脹，僅取雙太衝穴微針刺瀉法。諸症消失，痛經已止。隨訪未復發。

按語：患者因生氣係屬七情所傷，鬱怒則傷肝，致肝氣不舒，氣機不利，氣滯血瘀，阻於胞宮所致。八脈交會穴之一公孫，通衝任，可理氣活血，調理衝任以達散瘀止痛之功效。奇經八脈中的任脈、衝脈皆起於胞中，衝任二脈為女子月經生育至關重要。任脈與六陰經有聯繫，有「陰脈之海」之稱，具有調節全身陰經之氣作用；衝脈有「十二經之海」、「血海」之稱。具有涵蓄十二經氣血的作用。因此取公孫與通陰維之八脈交會穴內關穴靈龜八法應用，不但通調衝脈、任脈經氣正常運行，而且對十二經之氣運行都直接或間接發生密切聯繫，並使「血海」起到溢蓄雙向調節作用。八髎穴善於調理下焦疾病，臨床診治婦科病中經常發現八髎附近有筋結點（壓痛點），消散之病症即可改善；中極屬任脈經穴，通於胞宮，可調理衝任，疏通胞脈之功效。肝俞有舒肝解鬱、調理氣血作用，可以與足厥陰肝經原穴太衝配合。太衝、中極配伍應用亦可調血通經止痛。

21. 癃閉（前列腺肥大）

孫某，男，72歲。1998年8月13日初診。

主訴：未解小便1天半。

病史：1998年8月13日晨5時，小便時淋漓不盡，然後至今上午10時未再解小便，來求針灸診治。

檢查：患者痛苦面容，膀胱明顯膨脹，舌紅苔黃，脈弦數。彩超提示「前列腺肥大」。

診斷：癃閉（前列腺肥大），濕熱下注。

治療：疏筋解痙， 清熱利濕，開關通閉。

取穴：會陰內筋結點，足五里（雙）附近筋結點，內外至陰。

操作：會陰區筋結點，首先用易經筋推拿手法疏解，然後用微火針輕輕點刺會陰穴左右；足五里（雙）附近筋結點，用微針散刺0.5～0.8寸，行提插瀉法，不留針。內外至陰位於足小趾甲根部內外側0.1寸，微針刺之，留針30分鐘（撥針時令其出血）。

患者於施治5分鐘後，立即解出大量小便。查膀胱脹滿疼痛消失，異常舒服。令其回家觀察，1小時後又自動解出大量小便。第2天來診時，患者非常高興，要求多治療幾次。最後治療7次排尿異常順暢，告癒。

按語：癃閉以排尿困難，小腹脹滿，膀胱內積尿液而不能排出為特徵。老年前列腺肥大者極易發生。病勢緩，小便不利，點滴而下者謂之「癃」；病勢急，小便不通，欲溲不下者謂之「閉」。該患者小便不通已1天近半，證屬尿閉。針刺用穴很多，如關元、氣海、中極、三陰交、陰陵泉經常應用。然而，筆者在治療此證中側重易經筋療法，首先疏解前列腺外會陰區經筋結節穴，然後疏解腹股溝區足厥陰經筋結節點，疏解過陰器之經筋。內外至陰位於足小趾甲根部內外側0.1寸，為足太陽經筋和足少陰經

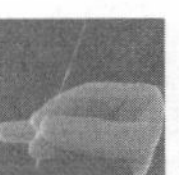

筋之末端筋頭，微針刺之，能迅速疏通二通道，並且清利腎與膀胱之濕熱，開關通閉。

22. 胃脘痛（慢性淺表性萎縮性胃炎）

李某，女，58歲。1999年11月15日初診。

主訴：胃脘痛5年，近1月加重。

病史：5年前因工作壓力大出現胃脘脹滿疼痛，伴兩脅脹滿，近1月來心情不舒暢而加重。就診時胃脘脹痛，連及兩脅，燒心，嘔惡，進食極少，失眠多夢。

檢查：神疲，體瘦，胃脘壓痛。苔薄黃，脈細。胃鏡檢查提示為慢性淺表性萎縮性胃炎。

診斷：胃脘痛（慢性淺表性萎縮性胃炎），脾虛肝鬱型。

治則：補脾益胃，養血生肌，疏肝理氣。

取穴：三脘附近筋結點（壓痛點），脾俞、胃俞，內關、足三里、公孫。

操作：三脘附近筋結點（壓痛點），脾俞、胃俞，微火針散刺法配合拔火罐；內關、足三里、公孫，微針刺，進針得氣後，調整針尖方向，用手指導引，引氣沿經上行，直達胃部，守氣留針。30分鐘後起針。隔日施治1次。

二診：胃脹痛明顯減輕，仍有輕度噁心。上述方法連續治療5次。胃脘痛消失，脹滿、噯氣飯後有之，食慾改善。又隔日治療5次，臨床症狀消失停針。醫囑繼續口服猴頭菌片1～3個月。

按語：慢性萎縮性胃炎，目前尚無特殊療法，一般僅採用對症治療。本病在中醫學中屬「胃脘痛」、「痞滿」等範疇，發生與脾、胃、肝經的關係較為密切，病機多為肝胃不和，脾胃虛弱、虛寒及胃陰不足等，治療以補益氣血，疏導經氣，調和脾胃為根本方針。微火針散刺脾胃俞穴及募穴，疏散筋結點（壓痛點），驅寒邪，通經脈，調補脾胃氣血。直通病所，療效尤佳。另外，微針刺內關、足三里、公孫三穴，多求針感傳導，氣至病所，《靈樞·九針十二原》中載：「刺之要，氣至而有效。」

23. 虛勞（無脈症）

王某，女，45歲，農民。1997年2月21日初診。

主訴：頭暈，雙目暗黑，乏力，欲跌1年餘。

病史：該患者於1年前開始出現頭暈，偶爾雙目暗黑，經某醫院診斷貧血，進行治療，未見明顯好轉。1月前症狀加重，脈搏、血壓均測不出。在省醫院神經科做腦電圖檢查提示：兩側血管充盈力差，腦血流量減少。上肢未測出血壓，兩橈動脈未觸及，診斷為「無脈症」。用煙酸、維生素B群等治療無效，慕名來針灸治療。

檢查：面色蒼白，消瘦，四肢微顫，乏力，雙手不能持物。舌質淡，苔薄白，寸口脈無。

診斷：虛勞（無脈症），氣虛型。

治則：培補脾腎，溫通經脈。

取穴：大椎，膏肓、心俞、膈俞、脾俞（雙），中脘、氣海。

配穴：內關、公孫、足三里（均取雙側）

操作：大椎，膏肓、心俞、膈俞、脾俞（雙），微火

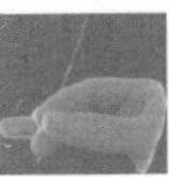

針點刺後拔火罐；中脘、氣海，艾條灸之30分鐘；內關、公孫、足三里，微針刺捻轉溫補法。隔日1次，5次為1個療程。

治療1個療程後，雙目暗黑減輕，眩仆及四肢顫亦好轉。第2療程後，四肢較前有力，眩仆及雙目暗黑消失。停針，醫囑口服複方阿膠漿1～3個月。

按語：古人對「虛勞」論述，謂「人之虛，不屬於氣，即屬於血，五臟六腑莫能外焉，而獨立脾腎焉」。血為水穀之精氣所化生，統於脾，藏於肝，主於心，行於脈，環周不息，營養全身。

脾主運化，屬土，為「萬物之母，後天之本」，脾虛則精微不能化生。腎為生化之源，先天之本，腎陽不足，則氣血滲灌無權。脾腎兩虛，諸恙乃生。筆者取大椎、膏肓、心俞、膈俞、脾俞穴，以調補脾腎氣血，溫通經脈而獲效矣。

24. 肩痹（肩周炎）

蕭某，女，52歲，2005年9月初診。

主訴：右肩部疼痛、手臂抬舉困難1月餘。

病史：該患者於1月前因提重物後出現右肩部疼痛、臂前外緣疼痛，夜間痛尤甚。自覺肩部寒涼、遇風寒則加重，得熱則痛減。曾自拔火罐，效果不佳。來我科求治。

檢查：右肩臂不能抬起，被動抬舉疼痛難忍。舌質紅，瘀斑，苔白，舌體略大，脈弦緊有力。右肩關節X片顯示未見異常。

診斷：肩痹（肩周炎），經筋受損型。

治則：疏筋通脈，活血散瘀，祛邪止痛。

取穴：肩部周圍筋結點（壓痛點）、聽宮、合谷、魚際。

操作：首先用易經筋推拿法疏理頸肩臂經筋3～5遍，然後將肩部周圍筋結點（壓痛點）用微火針散刺後拔火罐出血；聽宮、合谷用微針刺捻轉瀉法，留針20分鐘。囑咐患者舉臂、抬肩，自覺疼痛明顯減輕，患者肩部各方向主動活動已無明顯受限。隔日來診時，當臂後伸或過度外展時，尚覺肩前痛。複又如上法治之。再囑其活動肩部，已不疼痛。痊癒。

按語：此乃勞損傷及經筋，尤以手太陰經筋、手陽明經筋為主，致經筋瘀結，經脈氣血不通而發「肩痹證」。治以疏理經筋，疏通經脈，活血散瘀，病則自癒也。在治療上首先循經疏理相關受損經筋，然後，微火針直刺肩部筋結點（壓痛點）。另外，此病邪在手太陰與手陽明經筋，取手陽明經之原穴合谷，瀉之可通絡止痛，配合經驗效穴聽宮，行針得法，故而取得非常滿意的療效。

25. 頸背痛（肩胛提肌損傷）

蕭某，男，32歲，職員。2002年11月12日初診。

主訴：左側頸部及左背疼痛5天。

病史：該患者於5天前受涼後感覺左側頸部連及左側肩胛牽拉樣疼痛，導致頭頸活動受限，並向左側傾斜。來診。

檢查：頭部向左斜，頸部活動受限，左側肩胛內上緣有明顯筋結點（壓痛點），左頸根部筋結點（壓痛點）及

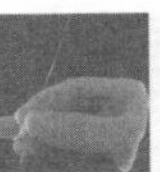

左枕骨下筋結點（壓痛點），舌苔，脈象均正常。

診斷：頸背痛（肩胛提肌損傷），寒濕型。

治則：溫筋通脈，散寒除濕，祛瘀止痛。

取穴：頸背部筋結點（壓痛點），合谷、後谿（均取左側）。

操作：首先，用易經筋推拿手法疏理頸肩背部經筋；將頸背部筋結點施行微火針散刺法後拔火罐，出血更換；合谷、後谿（左）微針刺平補平瀉，留針30分鐘。

第1次施治後感覺疼痛明顯減輕，第2次治療後頸部活動正常，已無傾斜，疼痛消失，治癒。

按語：長期電腦前工作，頸肩背部經筋勞損，寒濕邪乘虛入侵，流注頸肩部經絡，氣血阻滯，不通則痛，發為痹證。合谷穴為手陽明經原穴善於調理頭頸面部氣血，散寒解表；後谿穴是手太陽經穴，並為八脈交會穴之一，通督脈，善於通陽祛邪，通經止痛，調理頸肩背部經筋。頸部（病灶）筋結點為局部取穴，微火針直刺，溫通經絡，散寒除濕，解筋消結，立見功效。

26. 眩暈證（腦供血不足型）

趙某，男，58歲，幹部。2006年7月15日初診。

主訴：眩暈、頭痛2年餘，加重1月。

病史：該患者2年前無明顯原因自覺眩暈、頭痛，曾去醫院檢查確診「腦供血不足」，服用中西藥物治療，時輕時重。近1月眩暈加甚，頭痛，視物不清，胸悶心悸，耳鳴，乏力，走路不穩。曾因頭昏而跌倒。介紹來診。

檢查：體瘦神疲，顏面黃白，語聲低。脈細數，舌質淡，苔白。血壓正常，腦血流圖提示：椎—基底動脈血管緊張度增高，彈性減弱。X光片檢查提示「頸椎生理彎曲改變，輕度骨質增生」。

診斷：眩暈證（腦供血不足型）。

治則：疏筋通脈，補益氣血。

取穴：頸部筋結點（壓痛點）、風池、合谷、太衝、內關、公孫。

操作：首先用易經筋推拿手法疏理頭頸部經筋並且整復頸椎關節，用微火針點刺頭頸部筋結點及風池（雙）；微針刺太衝、公孫、內關、合谷，平補平瀉。留針30分鐘。

上述方法施治後，眩暈、頭痛立刻減輕。

二診：治法同上。眩暈、頭痛顯著減輕，視物較前清晰，神氣振作。

三診：僅做推拿及微針刺治法。狀態良好，臨床治癒。

按語：該病乃由頸筋損傷，導致氣血瘀滯，不能上榮於腦，發為眩暈、頭痛。又久病傷氣，氣血不足，導致脾腎虧虛之標實本虛症。臨床治療中，首先用推拿手法疏理頭頸部經筋並且整理頸椎關節，以及微火針點刺筋結點、風池穴，以疏通頸部經脈，使氣血運行暢通，直達腦竅，恢復腦部血液循環。內關、公孫兩穴靈龜八法相配，寬胸理氣，補益心脾；合谷、太衝兩穴「四關」相配，疏通氣血，疏肝理氣，散瘀止痛。諸法相配，立竿見影。

27. 頭痛（腦震盪後遺症）

李某，男，23歲，農民。2002年9月12日初診。

主訴：頭痛、眩暈3月餘。

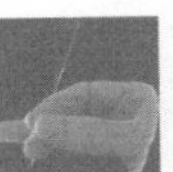

病史：該患者於3月前因頭部被擊傷，昏仆於地，醒後即感頭痛目眩，噁心嘔吐，下肢運動不便。曾於某醫院檢查，診斷為腦震盪，經西醫住院治療1個月未見明顯好轉。出院後時而嘔吐，睡眠欠佳，記憶力減退，近日頭痛加劇，頭脹欲裂。

檢查：腳步不穩，神疲腦呆，面晦無華。舌質紫暗，舌苔薄黃，脈象細澀。

診斷：頭痛（腦震盪後遺症），瘀血頭痛型。

治則：疏筋散結，活血化瘀，行氣止痛。

取穴：頭頸部筋結點（壓痛點）、風府、風池、百會、四神聰、合谷（雙），太衝（雙），絕骨（雙）。

操作：將頭頸部筋結點、風府用微火針散刺，風池、百會、四神聰微針散刺後令其出血。

註：風池附近可以拔火罐出血。合谷、太衝、絕骨微針刺捻轉瀉法，留針30分鐘。隔日1次，5次為1療程。

二診：頭痛、眩暈均減輕，近兩日未嘔吐。同上法取穴施治。共治療7次，頭痛完全控制，肢體運動恢復正常，記憶力大增，睡眠良好。隨訪1年，未見復發，治癒。

按語：臨床治療中，筆者以頭頸部瘀結經筋病灶為腧，直接以純陽之針散刺之，快速消結散瘀，疏筋止痛；風池、百會、四神聰微針散刺後令其出血，以活血化瘀，減輕顱內壓，醒腦安神；絕骨屬足少陽經，髓之會穴，善於利腦益髓；微針刺合谷、太衝，「四關」通利，以通調氣血，平肝潛陽。遠近呼應，上下溝通，使其瘀血頭痛迎刃而解。

28. 痹證（脊柱炎）

王某，女，43歲，職員。2003年2月11日初診。

主訴：腰背痛8年餘。

病史：該患者於6年前自覺脊背痛、倦怠，繼則挺胸伸腰受限，並且背痛加劇，不能仰臥，伴有口渴、頭暈、納差、大便欠暢，小便清頻。脊椎X光片提示：類風濕性脊椎炎。因久經治療效差而來診。

檢查：精神萎靡，面色少華，脊背掣痛，手指關節微腫痛。舌絳苔少，脈象細緊。

診斷：痹證（類風濕性脊柱炎），骨痹。

治則：振陽通脈， 補益氣血，扶脾益腎。

取穴：華佗夾脊穴、奇經八脈八大交會穴、神闕。

配穴：委中、水溝。

操作：華佗夾脊穴微火針快速點刺0.3～0.5寸後，閃拔火罐；奇經八脈八大交會穴微火針點刺，透皮即可；水溝穴行平補平瀉法，留針30分鐘；委中穴用微針散刺後拔火罐，留10分鐘。神闕用艾條灸之30分鐘。隔日1次，6次為1個療程。

經上述方法施治1個療程後，症減痛差，脊背較前稍能伸展，精神轉佳，納增，渴止，二便無異，舌質略絳，苔薄，脈弦細。第2個療程治法如前，加中藥口服，湯方：黃蓍60g、炒白芍50g、西洋參20g、當歸30g、牡蠣20g、炙甘草20g。

經上述方法施治3個療程，症狀明顯減輕，脊痛基本消失，傴背顯著減輕，面有血色，肌肉漸豐滿、舌淡紅，

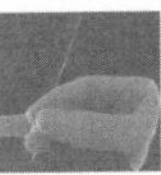

苔薄白，脈略滑。停針，醫囑繼續口服中藥1個月。觀察3年，療效穩定。

按語：該例屬中醫學之骨痹範疇，係脾腎陰陽兩虧，氣血不足，復受風寒濕邪羈留督脈為患。

經上述診治，陰復陽振，血氣漸充，故予針灸兼施，以善其後。

29. 皮痹（硬皮病）

洪某，男，47歲，大學老師。2003年3月7日初診。

主訴：右前臂橈側皮膚逐漸變硬1年半。

病史：該 患者於1年半前發現右前臂橈側皮膚呈條索狀變硬、增厚，毛孔變粗，膚色淡紅，局部痛覺、觸覺減退，到我部皮膚科就診，確診為「硬皮病」。經藥物治療，效果不佳。介紹來診。

檢查：右前臂皮膚增厚變硬，色澤淡黃，呈點、片，條索狀分佈，肌膚略有不仁。舌胖嫩，苔薄白，脈沉細。

診斷：皮痹（硬皮病），肺腎氣虛型。

治則：溫陽和衛，活血通痹。

取穴：局部病灶結節點，肺俞、氣海、合谷。

操作：將局部病灶結節點施行微火針散刺法，透皮即可，之後在其上拔火罐。肺俞用微火針點刺之；合谷微針刺捻轉留針，使氣至病所；氣海行艾灸法，約30分鐘。隔日1次。

經上述方法治療1個月。其硬皮消失，其他亦佳。

按語：此患局限性硬皮病，與中醫之皮痹近似。其因肺腎氣虛，腠理失密，衛外不固，風寒濕邪乘虛入侵，阻

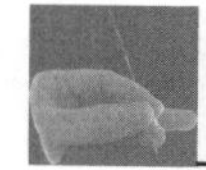

遏皮膜，致營衛失和，氣滯血瘀，皮閉不通而成。肺主皮毛，因肺氣虛，皮受邪擾而閉阻，失去氣血榮潤，致皮部變硬增厚，毳毛悉脫；舌胖嫩、脈沉細，為虛寒之徵。故用溫陽和衛、活血宣痹之治法。肺俞用微火針刺之，溫益肺氣，得陽以化陰寒，宣通皮膜；氣海艾灸之，壯益腎元，資溫煦以通經脈，調和營衛；局部病灶結節點施行微火針散刺法，以散瘀行血，通經宣閉，溫陽和衛，解筋散寒，活血通痹。經此標本兼顧、微火針與灸並施，迅速恢復肺腎陽氣，皮部之邪實消散，皮痹得痊。

30. 肩凝症（肩周炎）

蕭某，男，57歲，軍人。2003年1月初診。

主訴：右肩周疼痛3個月，近期活動受限。

病史：患者於3個月前因幹活後突發右肩周疼痛，受涼或上臂活動時疼痛加劇，繼而出現右上肢活動受限，生活不能自理，經市某醫院針灸按摩治療後，療效不顯，故求治之。

檢查：右肩關節疼痛於上臂抬舉時加劇，並伴刺痛。右上肢活動度：上舉80°，外展60°，屈肘內收時手達左鎖骨內緣，背屈後伸時觸及骶部，右肩前、肩後、肩峰下（稱肩3穴）壓痛明顯。舌淡，苔白，脈緩。

診斷：肩凝症（肩周炎），風寒型。

治則：祛風散寒，疏筋通脈，散瘀止痛。

取穴：右肩前、肩後、肩峰下（稱肩3穴）筋結點（壓痛點）、左肩平穴（足三里穴下1寸左右）。

操作：首先用易經筋推拿療法疏散右肩臂相關經筋，

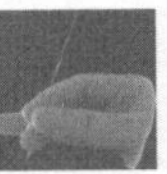

改善粘連關節；之後用微火針散刺療法施治於肩3穴筋結點（壓痛點），針後拔火罐出血。局部治療完畢後，選取左側肩平穴，施以微針刺之，得氣後囑患者活動肩部，留針30分鐘，其間提插撚轉行針3次，並囑患者不時的活動上臂。隔日1次，6次為1個療程。

初治後，病人自覺上臂輕鬆，能上舉140°，疼痛明顯減輕，患者和旁人皆服。經過1個療程治療後疼痛基本消失，功能障礙明顯改善，右上肢活動近如常人：上舉180°，外展90°，內收能觸及左肩，後伸觸及背部胸椎水平。

按語：肩凝症多為寒濕邪侵犯肩部之陽經脈所致。筆者首先用易經筋推拿療法疏理右肩臂相關經筋，配合局部肩關節周圍筋結點（壓痛點）行微火針散刺之，突出局部治療，直達病灶，祛除阻絡之寒濕之邪，疏筋通脈，散瘀止痛；再選取經驗效穴肩平穴治療肩凝症，該穴位於足陽明多氣多血之經，三陽經之病可先從陽明論治，且手陽明經筋「繞肩胛」，其病則「肩不舉」《靈樞・經筋》）。左肩平穴刺之可疏通陽明經氣，治療肩周疼痛和上臂內收、上舉受限者療效甚佳。

主要參考文獻

1 吳農榮．火針治療急性淋巴管炎18例〔J〕．新中醫，1988：3。

2 牟治修．針刺加火罐治療急性腰扭傷112例〔J〕．湖北中醫雜誌，1982：6。

3 馮純禮．腰痛針腹治療358例的初步觀察〔J〕．中國針灸，1982：1。

4 王長海．腕踝針治療急性腰扭傷56例臨床觀察〔J〕．中國針灸，1997：9。

5 喬艾樂．針刺治療急性淋巴管炎40例〔J〕．中國針灸，1997：8。

6 董敖齊．針刺拔罐治療急性腰扭傷117例〔J〕．浙江中醫雜誌，1984：4。

7 王淑琴．郄穴刺血治療急性淋巴管炎〔J〕．中國針灸，1982：2。

8 李丕清．針刺治療淋巴管炎21例療效小結〔J〕．新中醫，1989：6。

9 楊金安．指針加隔薑灸治療急性腰部肌肉扭傷166例〔J〕．中醫雜誌，1983：9。

10 朱阿林．電針治療軟組織炎的療效觀察〔J〕．中華外科雜誌，1960：2。

11 李宇俊．刺絡拔罐加藥條灸治療腰肌扭傷60例〔J〕．雲南中醫雜誌，1984：6。

12 錢夕伍．芒針治療子宮脫垂111例療效觀察〔J〕．江蘇

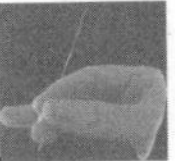

中醫雜誌，1983：4。
13 傅振幹．針刺合谷透後谿為主治療急性腰扭傷臨床觀察〔J〕．按摩與導引，1989：6。
14 盛麗．火針治療子宮肌瘤50例臨床觀察〔J〕．中國針灸，1998：3。
15 文成泰．針刺久留針治療子宮脫垂87例〔J〕．陝西中醫，1985：3。
16 張志華．針灸治療子宮脫垂60例臨床觀察〔J〕．湖北中醫雜誌，1981：3。
17 姚康義．針灸治療子宮脫垂27例臨床觀察〔J〕．中國針灸，1981：2。
18 高永清．穴位埋線加服中藥治療子宮脫垂80例〔J〕．中國針灸，1995：4。
19 畢福高．針刺環上穴治療子宮脫垂285例療效觀察〔J〕．新醫藥學雜誌，1975：11。
20 焦國瑞．針灸臨床經驗輯要〔M〕。北京：人民衛生出版社，1981。
21 李 敏．電針治療子宮肌瘤〔J〕．針灸臨床雜誌，1996：5。
22 韓少傑．針刺治療子宮肌瘤78例〔J〕．中國針灸，1991：5。
23 于素珍．針刺背俞穴治療痛經28例〔J〕．內蒙古中醫藥，1985：1。
24 田鳳鳴．針刺承山穴痛經立止〔J〕．河北中醫，1985：6。
25 王 麗．針刺治療子宮肌瘤346例臨床觀察〔J〕．中國針灸，1986：1。

26 李天榮．針刺治療子宮肌瘤20例〔J〕．山西中醫，1988：2。

27 楊毅芝．痛經散貼穴治療痛經35例〔J〕．江蘇中醫，1990：2。

28 劉世忠．耳穴貼壓治療痛經1000例療效觀察〔J〕．中國針灸，1993：6。

29 趙寶文．針刺承山穴對痔瘡疼痛100例止痛效果的觀察〔J〕．中國針灸，1986：2。

30 張育勤．針刺治療49例痛經療效觀察〔J〕．中醫雜誌，1983：8。

31 梁淑娟．梅花針治療痛經106例〔J〕．中國針灸，1987：4。

32 劉洪範．穴位割治法治療痔瘡患者357例〔J〕．新中醫，1984：11。

33 張春景．挑刺加拔罐法治痔80例〔J〕．陝西中醫，1990：2。

34 丁道伍．針刺二白穴治療痔瘡99例〔J〕．中國針灸，1985：1。

35 金安德．針灸治療兒童虛性脫肛67例〔J〕．中國針灸，1985：6。

36 石建民．艾灸百會、長強穴治療小兒脫肛〔J〕．黑龍江中醫藥，1988：4。

37 楊森．艾條溫和灸治療脫肛〔J〕．中國針灸，1989：5。

38 周洵清．艾灸百會穴治療小兒脫肛〔J〕．四川中醫，1987：1。

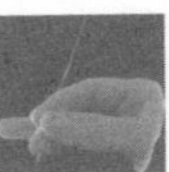

39 夏信箴．艾灸配合穴位埋線治療脫肛150例〔J〕．中國針灸，1991：6。

40 蕭俊芳．艾灸加耳針治療脫肛〔J〕．針灸臨床雜誌，1997：8。

41 李懷仁．耳穴按壓治療痔瘡53例〔J〕．中國針灸，1987：5。

42 高琪瑜．針灸治療脫肛62例觀察〔J〕．中國針灸，1986：6。

43 趙爾康．針灸治療陽痿症之奇驗〔J〕．針灸雜誌，1935：3。

44 姜延錄．陽痿穴針刺及長強穴封閉治療陽痿症250例臨床觀察〔J〕．中國針灸，1988：2。

45 薛耀鐘．針刺及穴位注射治療陽萎22例〔J〕．中級醫刊，1982：7。

46 任留江．針刺舉陽穴為主治療陽萎28例臨床觀察〔J〕．中國針灸，1991：5。

47 翟文德．針灸治療陽痿164例療效觀察〔J〕．中國針灸，1988：3。

48 崔雲．中藥穴位注射治療陽痿的臨床觀察〔J〕．上海中醫藥雜誌，1990：11。

49 楊日和．起陽、會陰穴治療陽痿的臨床觀察〔J〕．福建中醫藥，1989：5。

50 于海逸．針灸刀針刺八髎穴治療陽痿臨床觀察〔J〕．中國針灸，1997：9。

51 秦鎬珍．溫針治療顳下頜關節紊亂綜合徵40例〔J〕．中醫雜誌，1983：8。

52 黃志明．艾灸治療顳頜關節功能紊亂症〔J〕．浙江中醫雜誌，1981：9。

53 淩澤詒．針刺和耳壓治療顳頜關節功能紊亂症〔J〕．四川中醫，1989：1。

54 李士哲．雷射治療顳頜關節紊亂綜合徵22例〔J〕．陝西中醫，1984：7。

55 洪正友．指壓法治療顳下頜關節功能紊亂綜合徵50例〔J〕．遼寧中醫雜誌，1989：5。

56 王風儀．艾灸關元穴治療陽痿12例報告〔J〕．中國針灸，1983：1。

57 褚成炎．三陰交埋針治療陽痿證31例〔J〕．中國針灸，1984：2。

58 常萬安．三叉神經痛的針刺療法〔J〕．中級醫刊，1953：11。

59 張天戈．654–2穴位注射治療三叉神經痛75例〔J〕．中國針灸，1981：2。

60 趙抗民．穴位注射針加刺治療顳頜關節紊亂綜合徵86例療效觀察〔J〕．中國針灸，1992：4。

61 張紅英．小寬針治療顳下頜關節功能紊亂症73例〔J〕．上海針灸雜誌，1997：1。

62 李綺芳．針刺治療三叉神經痛33例〔J〕．雲南中醫雜誌，1981：1。

63 劉士傑．全息療法治療三叉神經痛86例〔J〕．山東中醫雜誌，1989：5。

64 袁明澤．一穴多針治療原發性三叉神經痛85例〔J〕．中國針灸，1996：4。

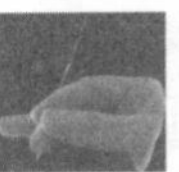

65 高洪寶．點刺放血治療三叉神經痛30例初步觀察〔J〕．中級醫刊，1983：11。
66 朱美芳．刺絡拔罐療法治療原發性三叉神經痛的臨床應用〔J〕．貴陽中醫學院學報，1985：3。
67 張瑞光．穴位注射治療三叉神經痛〔J〕．山東中醫雜誌，1987：1。
68 邵殿華．電針麻醉治療三叉神經痛33例〔J〕．四川中醫，1987：11。
69 劉莉雲．耳穴壓豆預防流行性腮腺炎2000例觀察〔J〕．中醫藥信息，1987：1。
70 梅 星．梅花針治療腮腺炎100例〔J〕．中國針灸，1990：3。
71 張 新．針刺加拔罐治療痄腮〔J〕．上海針灸雜誌，1988：1。
72 劉桂良．挑針治療三叉神經痛49例〔J〕．安徽中醫學院學報，1987：2。
73 胡德華．燈火灸角孫治療腮腺炎334例〔J〕．湖北中醫雜誌，1988：6。
74 崔保珍．銀針針刺局部放血法治療慢性咽炎〔J〕．河北中醫，1984：2。
75 汪賀媛．傷濕止痛膏貼天突穴治療慢性咽炎100例〔J〕．浙江中醫雜誌，1986：1。
76 李桂菊．當歸注射液穴位注射治療慢性咽炎〔J〕．中醫研究，1989：1。
77 班 勇．耳壓治療慢性咽炎32例〔J〕．中西醫結合雜誌，1989：7。

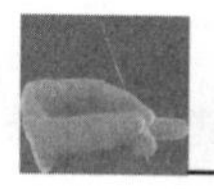

78 王木琴．針刺治療面神經麻痹100例〔J〕．中國針灸，1986：4。

79 張福臨．「透穴針尾加電療法」治療面神經麻痹〔J〕．湖南中醫學院學報，1986：1。

80 蔣文誠．穴位割治敷藥療法治療周圍性面神經麻痹〔J〕．江西中醫藥，1983：5。

81 李志明．針柄上燒艾治療周圍性面癱170例療效觀察〔J〕．中國針灸，1983：5。

82 張瑞英．溫針治療面神經麻痹57例〔J〕．山東中醫雜誌，1982：6。

83 周稚鵬．穴位針刺加紅外線照射治療周圍性面癱54例報告〔J〕．中醫雜誌，1984：4。

84 張鳴九．針灸治療492例周圍性面神經麻痹〔J〕．江蘇中醫雜誌，1980：1。

85 張玉南．針刺「膝四」、「大橫」穴治療急性闌尾炎750例〔J〕．新中醫，1985：3。

86 揚同山．針罐結合治療急性闌尾炎50例〔J〕．針灸學報，1990、3。

87 李志明．葦管器灸耳道治療周圍性面神經麻痹臨床觀察〔J〕．中醫雜誌，1982：12。

88 虞成英．透刺滯針牽拉法治療難治性重症面癱療效觀察〔J〕．中國針灸，1997：8。

89 張生理．以注射用水注入耳穴治療闌尾炎80例的臨床觀察〔J〕．中國針灸，1985：2。

90 劉國升．刺絡拔罐法治療急性闌尾炎46例臨床觀察〔J〕．中國針灸，1993：6。

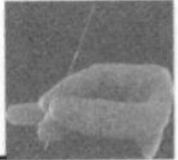

91 韓鐵山．蒸餾水封閉闌尾穴治療單純性闌尾炎97例療效觀察〔J〕．中國針灸，1990：5。

92 于震．中西醫結合治療急性腸梗阻（附76例報告）〔J〕．哈爾濱中醫，1961：9。

93 李林章．針刺治療急性腸梗阻18例〔J〕．中國針灸，1992：3。

94 黃山林．天樞穴封閉治療小兒蛔蟲性腸梗阻42例〔J〕．中國針灸，1992：3。

95 李廼澤．穴位注射治療急性腸梗阻50例初步報告〔J〕．天津醫藥雜誌，1965：4。

96 李世祥．丁香敷臍治療麻痹性腸梗阻〔J〕．中醫雜誌，1988：11。

97 李海強．電針治療粘連性腸梗阻32例〔J〕．四川中醫，2001：4。

98 何金森．針刺治療甲狀腺機能亢進的臨床研究〔J〕．上海針灸雜誌，1983：2。

99 朱慧寶．穴位注射治療內分泌突眼50例臨床觀察〔J〕．中國針灸，1987：3。

100 廖方正．灸法治療甲狀腺機能亢進30例〔J〕．成都中醫學院學報，1987：1。

101 胡軍．針藥結合治療甲亢47例臨床觀察〔J〕．實用中西醫結合雜誌，1994：2。

102 黃柳和．挑筋割脂埋線療法治療甲亢〔J〕．中國針灸，1995：1。

103 白雲恒．針刺對應點治療急性關節扭挫傷1000例〔J〕．中國針灸，1983：4。

104 彭澤芳．針灸治療軟組織扭挫傷100例分析〔J〕．中國針灸，1994：1。

105 姚光晨．針刺扭傷穴治療扭傷150例臨床觀察〔J〕．中醫藥學報，1988：1。

106 牟治修．針刺陽池穴治療急性踝關節扭傷31例〔J〕．中國針灸，1985：6。

107 楊中奕．溫針治療急性四肢關節軟組織扭傷151例〔J〕．中國針灸，1990：2。

108 仲躋尚．眼針治療軟組織損傷302例〔J〕．中國針灸，1990：3。

109 郭佳士．皮下針治療扭傷282例〔J〕．江蘇中醫雜誌，1984：1。

110 陳金楠．局部放血加火罐治療軟組織損傷50例〔J〕．河南中醫，1987：2。

111 張行金．針刺拔罐治癒50例腕、踝關節急性扭傷〔J〕．江西中醫藥，1984：6。

112 楊通禮．針刺加揉按法治療腱鞘囊腫50例〔J〕．新中醫，1984：4。

113 恒健生．三棱針治療腱鞘囊腫83例〔J〕．上海針灸雜誌，1988：3。

114 由福山．火針治療腱鞘囊腫200例〔J〕．中國針灸，1990：4。

115 趙連發．針刺加封閉治療腱鞘囊腫療效確切〔J〕．中級醫刊，1994：4。

116 張允英．溫針加拔罐治療腱鞘囊腫21例〔J〕．陝西中醫，1992：2。

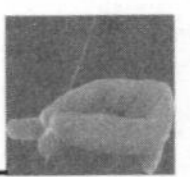

117 蔣幼光．針刺治療乾性坐骨神經痛100例臨床觀察〔J〕．中醫雜誌，1983：10。

118 王秀珍．刺血治療坐骨神經痛100例療效分析〔J〕．中醫雜誌，1982：10。

119 劉榮平針灸加火罐治療坐骨神經痛108例觀察〔J〕．中國針灸，．1986：6。

120 保祥．針刺加灸治療腱鞘囊腫78例療效觀察〔J〕．中國針灸，1997：2。

121 俞國瑛．恢刺法治療腱鞘囊46例〔J〕．中國針灸，1996：10。

122 薛 浩．梅花針及拔火罐治療落枕100例〔J〕．四川中醫，1988：1。

123 李延芳．針刺加火罐治療落枕100例〔J〕．中國針灸，1984：4。

124 駱漢成．針刺內關穴治療落枕50例〔J〕．中級醫刊，1990：10。

125 趙福成．針刺陽陵泉治療落枕95例初步觀察〔J〕．貴陽中醫學院學報，1990：2。

126 馬輝明．針刺後谿穴治療落枕215例〔J〕．中國針灸，1984：5。

127 周用浩．指掐內關透外關治療落枕效果好——附72例分析〔J〕．新中醫，1983：7。

128 葉羅超．指按治療落枕150例〔J〕．按摩與導引，1986：2。

129 夏金陵．綠豆耳穴粘貼按壓法治療落枕〔J〕．中醫雜誌，1985：5。

130 劉 蓉 . 針刺肩井穴為主治療落枕〔J〕. 中國針灸，1999：10。

131 王守平 . 養老穴治療落枕〔J〕. 中國針灸，2000：6。

132 馬成福 . 鬆頸穴治療落枕 108 例〔J〕. 中國針灸，1996：12。

133 邵翠姣 . 針刺健側手三里治療落枕 84 例〔J〕. 中國針灸，1999：10。

134 蔡曉剛 . 獨針八脈交會穴治療落枕 167 例〔J〕. 上海針灸雜誌，2000：1。

135 楊三保 . 耳針治療腰部扭傷、痛風 120 例〔J〕. 陝西中醫 ，1981：1。

136 李素仁 . 針刺治療痛風 50 例〔J〕. 四川中醫，1996：11。

137 李兆文 . 刺血療法治療痛風性關節炎 23 例〔J〕. 中國針灸，1993：4。

138 文紹敦 . 火針入血治療痛風 105 例療效觀察〔J〕. 中國針灸，1996：3。

139 潘紅玲 . 梅花針加拔罐治療痛風 39 例療效觀察〔J〕. 針灸臨床雜誌，1997：3。

140 蔡文墨 . 針藥並施治療痛風性關節炎 29 例療效觀察〔J〕. 福建中醫藥，1994：2。

141 文紹敦 . 火針點刺放血治療足痛風 52 例〔J〕. 中國針灸，1993：3。

142 康中財 . 芒針治療胃下垂 42 例療效觀察〔J〕. 河南中醫，1986：1。

143 邊文祥 . 埋線治療胃下垂 80 例〔J〕. 上海中醫藥雜

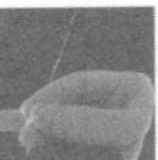

誌，1984：7。

144 郭兆通 . 頭針為主治療胃下垂 158 例療效觀察〔J〕. 中醫雜誌 ，1991：6。

145 田從豁 . 針灸治療慢性胃炎 86 例療效觀察〔J〕. 中醫雜誌 ，1983：6。

146 溫木生 . 敏感穴位埋線治療慢性胃炎和潰瘍病 388 例療效觀察〔J〕. 中國針灸，1988：8。

147 潘紀華 . 耳壓治療慢性胃炎 73 例〔J〕. 陝西中醫，1990：11。

148 王孜龍 . 水罐療法初探〔J〕. 中級醫刊，1988：7。

149 熊雲 . 電熱針治療脾胃虛寒型慢性淺表性胃炎療效觀察〔J〕. 中國針灸，1993：5 。

150 陳興田 . 電針治療胃下垂 176 例〔J〕. 山東醫藥 ，1980：1。

151 殷曉明 . 針刺建里穴治療胃下垂 82 例〔J〕. 浙江中醫雜誌，1980：5。

152 李德益 . 穴位埋線治療十二指腸球部潰瘍 488 例〔J〕. 針灸學報 ，1990：4。

153 張書春 . 維生素 B_1、B_{12} 穴位注射治療胃十二指腸潰瘍病 90 例臨床觀察〔J〕. 中國針灸，1989：3。

154 朱江等 . 針刺治療胃、十二指腸潰瘍的臨床研究〔J〕. 上海針灸雜誌，1983：3。

155 魏振義 . 穴位磁場治療慢性胃炎及潰瘍病 38 例〔J〕. 針灸學報，1990：3。

156 劉益斌 . 穴位拔罐貼藥治療慢性氣管炎 503 例臨床觀察〔J〕. 中國針灸，1989：9。

157 劉 華．化膿灸治療慢性喘息性支氣管炎1087例療效觀察〔J〕．廣西中醫藥，1980：4。

158 商鳳樓．電針督脈穴治療慢性支氣管炎1493例臨床療效觀察〔J〕．中國針灸，1988：8。

159 王海娣．伏天藥餅外貼治療慢性氣管炎139例〔J〕．浙江中醫雜誌，1982：1。

160 鮑慶祥．隔薑灸治療慢支282例療效觀察〔J〕．針灸論文摘要選編，1987。

161 梅忠英．水針治療慢性支氣管炎37例〔J〕．上海針灸雜誌，1985：3。

162 尹淑英．拔罐加穴位注射治療慢性支氣管炎急性發作90例臨床觀察〔J〕．中國針灸，1996：2。

163 范濟平．穴位針刺貼藥治療慢性支氣管炎1280例〔J〕．中國針灸，1990：10。

164 周興隆．白芥子餅貼治慢支4000例〔J〕．安徽中醫臨床雜誌，1996：8。

165 周志傑．啞1～4穴深刺治療頸椎病1337例〔J〕．陝西中醫，1988：9。

166 陳英炎．鈹針輸刺拔罐法治療頸椎綜合症100例〔J〕．雲南中醫雜誌，1984：5。

167 曹淑潤．挑治法治療頸椎病560例〔J〕．中國針灸，1991：11。

168 孫麗筠．穴位藥物注射與扣針拔罐治療頸椎綜合症312例臨床觀察〔J〕．中國針灸，1988：8。

169 高恒法．小針刀加拔罐療法〔J〕．中國針灸，1996：5。

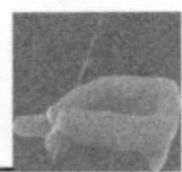

170 馬玉泉．經穴埋線治療結腸炎308例〔J〕．中國中醫信息雜誌，1995：12。

171 吳煥淦．隔藥餅灸治療慢性非特異性結腸炎的臨床和實驗研究〔J〕．中國針灸，1992：1。

172 張曉霞．針灸治療慢性非特異性結腸炎23例〔J〕．中醫雜誌，1997：1。

173 吳材林．針刺為主治療頸椎病136例療效觀察〔J〕．中國針灸，1988：8。

174 林迎春．針刺夾脊配養老治療神經根型頸椎病138例〔J〕．浙江中醫雜誌，1987：2。

175 劉書益．敏感區注射療法治療哮喘持續狀態14例〔J〕．中西醫結合雜誌，1990：1。

176 劉澤光．針刺魚際穴治療支氣管哮喘200例〔J〕．中國針灸，1985：1。

177 劉 敏．穴位注射治療支氣管哮喘30例臨床觀察〔J〕．中國針灸，1997：1。

178 趙懷儒．經穴敷藥治療支氣管哮喘3700例療效觀察〔J〕．中國針灸，1984：4。

179 嚴 芳．針刺加拔罐治療支氣管哮喘54例〔J〕．中國針灸，1989：3。

180 趙世榮．穴位割治法治療支氣管哮喘456例〔J〕．陝西中醫，1989：3。

181 管遵惠．熱針治療哮喘64例臨床觀察〔J〕．中國針灸，1987：1。

182 劉桂良．硫磺灸治療網球肘234例〔J〕．浙江中醫雜誌 ，1982：1。

183 趙桂蘭．溫針灸治療網球肘50例〔J〕．中國針灸，1997：3。

184 何正川．針刺治療風濕性關節炎120例〔J〕．湖北中醫雜誌，1987：2。

185 孫景德．針刺加火罐治療風濕性關節炎300例臨床觀察療效總結〔J〕．中國針灸，1987：7。

186 何尋志．風寒濕痹湯合溫針治療風濕性關節炎124例〔J〕．安徽中醫學院學報，1995：2。

187 張針．襯墊灸治療風濕性關節炎500例〔J〕．雲南中醫中藥雜誌，1997：2。

188 馮文華．隔藥灸治療網球肘50例〔J〕．陝西中醫，1985：1。

189 文益華．七星針加灸治療肱骨外上髁炎〔J〕．四川中醫，1985：10。

190 朱 江．竹管療法治療類風濕性關節炎35例〔J〕．上海針灸雜誌，1991：1。

191 傅國志．針灸治療風濕性、類風濕性關節炎268例〔J〕．長春中醫學院學報，1994：1。

192 金伯華．穴位注射治療痹症650例療效觀察〔J〕．中國針灸，1987：6。

193 羅詩榮．鋪灸治療類風濕性關節炎65例臨床觀察。〔J〕．中國針灸，1988：2。

194 劉繼先．電針圍刺治療神經性皮炎86例〔J〕．上海針灸雜誌，1985：3。

195 王偉明．長期艾灸治癒類風濕性關節4例〔J〕．上海針灸雜誌，1995：5。

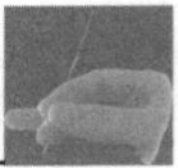

196 黃迪君．麥粒灸加叩刺拔罐法治療類風濕性關節炎120例〔J〕．成都中醫藥大學學報，1996：1。
197 蕭偉．刺血加中藥薰洗為主治療類風濕性關節炎56例〔J〕．中國針灸，1997：8。
198 任長春．刺血為主治療類風濕性關節炎46例臨床觀察〔J〕．中國針灸，任1997：11。
199 王芝文．治療類風濕性關節20例〔J〕．中國針灸，1989：2。
200 李美琪．丁桂散隔薑灸治療腱鞘炎35例〔J〕．南京中醫學院學報，1988：4。
201 高佑霖．針挑法治療彈響指133例的體會〔J〕．新中醫，1986：6。
202 來心平．穴位注射治療腱鞘炎102例〔J〕．上海針灸雜誌，1990：9。
203 謝緒昌．巨刺法治療肩凝症42例。〔J〕．陝西中醫，1986：10。
204 范興中．小針刀治療屈指肌狹窄性腱鞘炎〔J〕．安徽中醫臨床雜誌，1996：8。
205 袁碩．微波針灸治療乳腺增生53例療效觀察〔J〕．中醫雜誌，1987：6。
206 許天兵．針刺結合隔薑灸治療腱鞘炎105例〔J〕．中國針灸，1993：4。
207 蔣利．針刺肩部三穴治療肩周炎100例〔J〕．中國針灸，1985：6。
208 王豔春．肩陵穴治療肩周炎225例臨床療效總結〔J〕．遼寧中醫雜誌，1984：12。

209 繆奇祥．貼棉灸治療銀屑病32例〔J〕．上海針灸雜誌，1998：1。

210 黎國斌．燒針治療屈指肌腱腱鞘炎48例〔J〕．雲南中醫雜誌，1993：6。

211 秦培合．隔薑灸治療指部腱鞘炎50例〔J〕．中國針灸，1992：12。

212 蕭少卿．火針治癒乳痰與乳癖的經驗介紹〔J〕．上海中醫藥雜誌，1958：5。

213 袁碩．針刺治療乳腺增生病110例療效分析〔J〕．中醫雜誌，1983：8。

214 劉西安．三棱針背部挑刺治療乳癰512例〔J〕．湖北中醫雜誌，1986：1。

215 王智松．郄門穴位注射葡萄糖治療急性乳腺〔J〕．實用中西結合雜誌，1990：3。

216 顏美萱．耳針治療乳腺增生症18例療效觀察〔J〕．新醫藥學雜誌 ，1979：4。

217 王喜寬．圍刺法治療乳腺增生133例〔J〕．中國針灸，1997：11。

218 孟昭璞．刺血拔罐法治療肩周炎80例臨床觀察〔J〕．針灸學報，1990：2。

219 許志新．穴位放血治療急性乳腺炎1000例臨床總結〔J〕．中國針灸，1981：1。

220 劉孝經．針刺治療急性乳腺炎的體會〔J〕．新醫藥學雜誌，1974：5。

221 匡仲梁．腕踝針治療急性乳腺炎46例療效觀察〔J〕．中醫雜誌，1982：7。

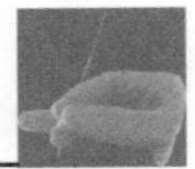

222 王炳炎．郄上穴穴位注射治療急性乳腺炎60例〔J〕．陝西中醫函授，1990：2。

223 張竟波．拔火罐治療急性乳腺炎150例療效觀察〔J〕．江西中醫藥，1983：5。

224 蔡仁方．針灸療法治癒兩例脫疽症介紹〔J〕．中醫雜誌，1959：7。

225 邱自勵．針灸治療血栓閉塞性脈管炎77例〔J〕．上海針灸雜誌，1989：8。

226 吳乃桐．神闕穴敷貼治療前列腺肥大36例〔J〕．上海針灸雜誌，1994：3。

227 別業峰．火針治療前列腺肥大臨床小結〔J〕．中醫藥研究 ，1992：6。

228 黃孟仙．慢性前列腺磁療法〔J〕．中華理療雜誌，1979：3。

229 韓宗華．經外選穴治療慢性前列腺炎30例。〔J〕．浙江中醫雜誌，1988：5。

230 陶正新．針灸治療慢性前列腺炎〔J〕．中醫雜誌，1982：8。

231 魏一鳴．會陽穴注射當歸液治療慢性前列腺炎124例療效觀察〔J〕．中國針灸，1992：6。

232 高洪寶．針灸治療八例血栓閉塞性脈管炎的初步體會〔J〕．上海針灸雜誌，1982：1。

233 蕭鎮祥．穴位注射苯巴比妥鈉治療面肌痙攣100例〔J〕．中國針灸，1982：6。

234 桑福．針灸治療前列腺肥大64例臨床觀察〔J〕．河北中醫，1984：2。

235 姚衛良．針刺治療腎下垂128例分析〔J〕．江蘇中醫雜誌，1981：1。

236 華延齡．針刺治療腎下垂11例〔J〕．浙江中醫雜誌 ，1985：3。

237 張風池．針刺面神經幹治療面肌抽搐八例報告〔J〕．中華口腔科雜誌，1980：1。

238 霍金山．淺刺皮部治療面肌痙攣30例臨床總結〔J〕．中醫雜誌，1983：1。

239 孟慶良．眼針配合頭針治療偏頭痛94例〔J〕．針灸學報，1990：3。

240 李凌山．溫針拔罐法治療面肌痙攣572例療效分析〔J〕．實用中醫藥雜誌，1995：2。

241 孫秀本．耳背靜脈放血治療血管神經性頭痛120例〔J〕．上海針灸雜誌，1988：1。

242 師懷堂．磁圓梅針治療靜脈曲張102例〔J〕．中國針灸，1990：6。

243 錢晴蘭．血管舒縮區治療偏頭痛30例〔J〕．上海針灸雜誌，1996：3。

244 張若芬．運用全息生物論診治頭痛120例療效分析〔J〕．中國針灸，1990：3。

245 王玉明．針刺四關穴為主治療頭痛391例〔J〕．中國針灸，1992：2。

246 蔣映民．風池穴藥物注射治療頭痛82例〔J〕．廣西中醫藥 ，1989：5。

247 周保華．高頻電針治療靜脈曲張295例〔J〕．中國針灸，1992：3。

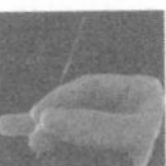

248 王麗美．穴位注射治療下肢靜脈曲張48例〔J〕．中國針灸，1997：10。
249 周德宜．針刺加薰灸治療項部毛囊炎45例〔J〕．中醫雜誌，1982：4。
250 彭玉格．刺絡拔罐法治療急性化膿性感染疾病〔J〕．江西中醫藥，1984：2。
251 蔣作賢．火針加拔罐治療頭面部單發性癤腫30例〔J〕．陝西中醫，1986：2。
252 李紹君．針刺放血治療枕後硬結性毛囊炎〔J〕．河北中醫，1984：4。
253 王廣．火罐加隔薑灸治療背部癰療效觀察〔J〕．中醫雜誌，1996：3。
254 于世禮．針刺肩井治療瘡瘍51例〔J〕．中國針灸，1995：1。
255 唐寒松．艾條灸治療癤腫80例〔J〕．上海針灸雜誌，1988：2。
256 桂金水．以艾灸為主治療硬皮病的探索〔J〕．上海針灸雜誌，1982：1。
257 張永生．針刺治療硬皮病3例療效觀察〔J〕．中國針灸，1992：2．
258 張永生．針刺治療局限性硬皮病30例臨床觀察〔J〕．中國針灸，1995：5。
259 丁素先．挑刺治療慢性復發性毛囊炎〔J〕．中西醫結合雜誌，1985：3。
260 湯加利．梅花針加拔罐治療股外側皮神經炎27例〔J〕．中國針灸，1997：1。

261 林宏．針刺中脘穴為主治療蕁痲疹60例〔J〕．福建中醫藥，1990：4。

262 劉桂彩．後谿穴放血治療蕁痲疹20例〔J〕．中國針灸，1984：2。

263 劉玉玲．神闕穴拔火罐治療蕁痲疹105例〔J〕．中國針灸，1983：2。

264 張和媛．耳針治療蕁痲症42例臨床觀察〔J〕．貴陽中醫學院學報，1987：1。

265 李占東．穴位注射治療頑固性蕁痲疹32例〔J〕．中國針灸，1997：2。

266 朱全軍．刺血加拔罐治療丹毒〔J〕．上海針灸雜誌，1990：3。

267 張和平．粗針治療丹毒39例療效觀察〔J〕．中國針灸，1996：11。

268 鄭少祥．梅花針加走罐法治療股外側皮神經炎31例〔J〕．河南中醫，1987：4。

269 李宇俊．艾條灸揉法治療股外側皮神經炎：附106例臨床治療小結〔J〕．浙江中醫雜誌 ，1988：1。

270 金虹．「圍灸法」治療「蛇丹」16例臨床觀察〔J〕．中國針灸 ，1988：1。

271 劉遠坎．燈火灸八穴治療帶狀疱疹52例〔J〕．陝西中醫 ，1989：9。

272 嚴善餘。首尾循經針刺治療股外側皮神經炎30例〔J〕．中國針灸，1998：1。

273 王木琴．針刺治療帶狀疱疹50例的臨床小結〔J〕．北京中醫，1987：2。

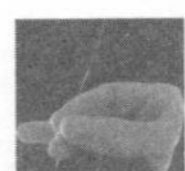

274 張天文．火罐療法治療帶狀疱疹111例〔J〕．中國針灸，1986：2。

275 趙甯俠．圍刺法治療帶狀疱疹40例〔J〕．陝西中醫，1989：9。

276 郭正言．維生素B_{12}雙曲池穴封閉治療帶狀疱疹200例〔J〕．山東醫藥，1983：9。

277 鄭學良．火針治療帶狀疱疹105例〔J〕．中西醫結合雜誌，1988：7。

278 梁 波．回旋灸法治療帶狀疱疹120例〔J〕．陝西中醫，1988：5。

279 孫梅倩．穴位注射維生素B_{12}治療頑固性濕疹50例〔J〕．中國針灸，1986：3。

280 周景珠．針藥並用治療476例濕疹療效總結〔J〕．中級醫刊，1985：1。

281 王少麗．梅花針彈刺法治療濕疹40例〔J〕．江蘇中醫，1998：3。

282 林 凌．自血穴位注射治療全身性濕疹46例臨床觀察〔J〕．中國針灸，1993：9。

283 徐田．刺絡拔罐治療手部頑固性濕疹38例〔J〕．中國針灸，1997：5。

284 魏明豐．「香」灸治療尋常疣臨床觀察〔J〕．針刺研究，1992：4。

285 姬雲海．火針治療尋常疣39例療效觀察〔J〕．江蘇中醫，1992：11。

286 周菊明．針刺母疣法治療多發性尋常疣102例〔J〕．新中醫，1994：7。

287 李雲山．小針刀治療雞眼、尋常疣98例〔J〕．山東中醫雜誌，1996：1。

288 劉桂良．梅花針與癬毒靈治療神經性皮炎〔J〕．浙江中醫學院學報，1985：1。

289 王敏華．皮膚針治療神經性皮炎20例〔J〕．上海針灸雜誌，1990：3。

290 羅玉風．自血穴位注射法治療牛皮癬50例〔J〕．浙江中醫雜誌，1983：8。

291 劉華．小艾炷治神經性皮炎〔J〕．中醫雜誌，1980：2。

292 楊慶林．針灸治療神經性皮炎37例〔J〕．上海針灸雜誌，1987：2。

293 趙福蘊．針刺拔罐治療牛皮癬87例療效觀察〔J〕．北京中醫，1986：2。

294 周允嫻．耳穴割治法治療銀屑病（牛皮癬）13例〔J〕．中國針灸，1985：2。

295 顏喜賢．穴位注射治療銀屑病107例〔J〕．吉林中醫藥，1986：1。

296 高洪寶．圍刺法治療神經性皮炎40例臨床小結〔J〕．吉林中醫藥，1982：1。

297 顧霞仙．針刺治療銀屑病25例療效觀察〔J〕．上海針灸雜誌，1982：3。

298 張連城．針刺放血治療銀屑病250例〔J〕．中國針灸，1991：1。

299 承淡安．中國針灸學〔M〕．北京：人民衛生出版社。

300 賀普仁．針灸三通法〔M〕．北京：科學技術文獻出版社。

301 回克義．火針臨床應用〔M〕．北京：中醫古籍出版社。

國家圖書館出版品預行編目資料

承門易經筋微火針療法 ／ 王占偉　主編
——初版，——臺北市，品冠，2014〔民103.02〕
面；21公分 ——（休閒保健叢書；31）
ISBN　978－986－5734－00－8（平裝）

1. 針灸

413.912　　102025502

承門易經筋微火針療法

主　　編／王占偉
責任編輯／壽亞荷
發 行 人／蔡孟甫
出 版 者／品冠文化出版社
社　　址／台北市北投區（石牌）致遠一路2段12巷1號
電　　話／（02）28233123 · 28236031 · 28236033
傳　　眞／（02）28272069
郵政劃撥／19346241
網　　址／www.dah-jaan.com.tw
E-mail ／ service@dah-jaan.com.tw
承 印 者／傳興印刷有限公司
裝　　訂／承安裝訂有限公司
排 版 者／弘益電腦排版有限公司
授 權 者／遼寧科學技術出版社
初版1刷／2014年（民103年）2月

定價／400元

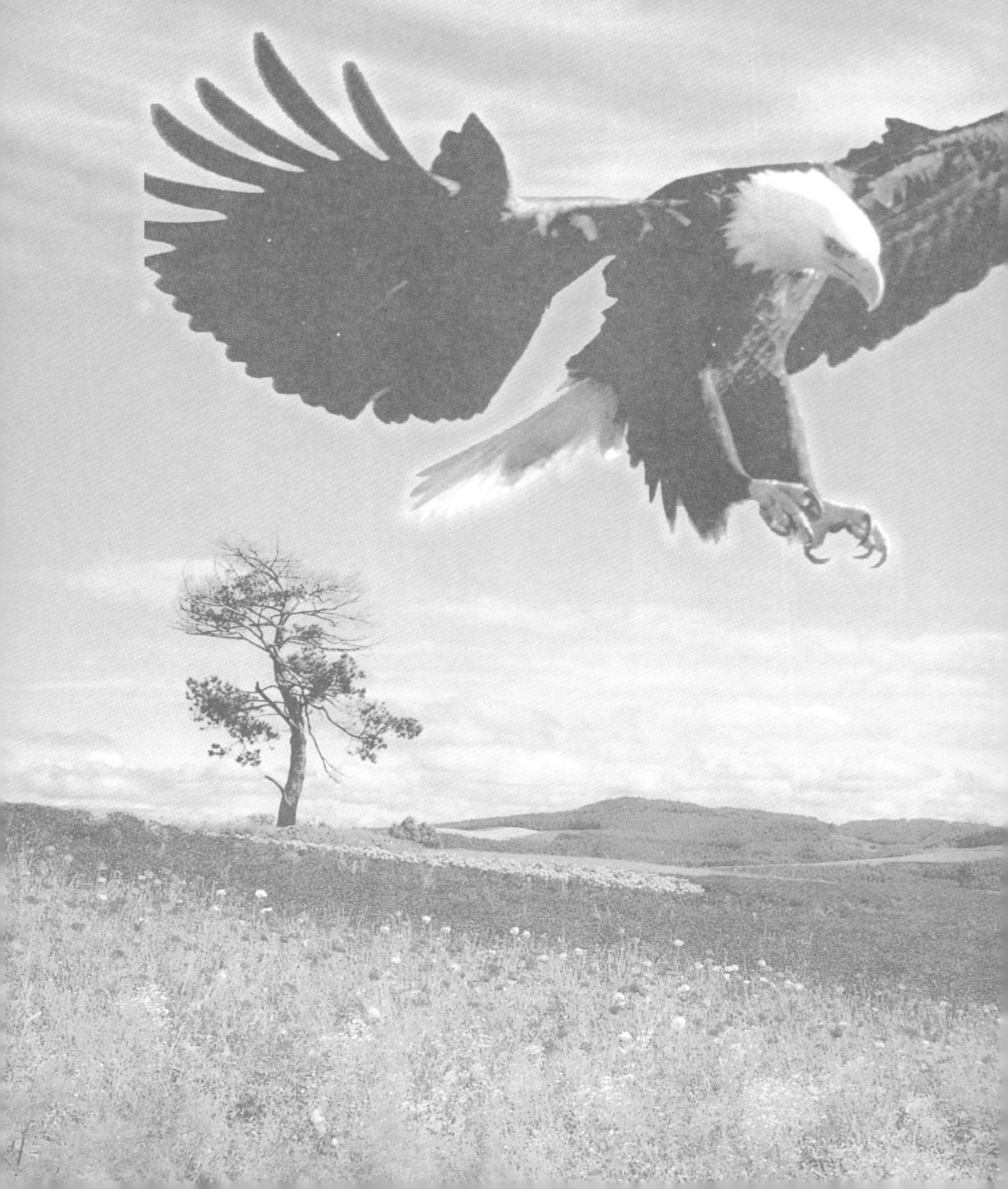

大展好書　好書大展

品嘗好書　冠群可期